Histoire de l'Hôpital Sainte-Anne de Baie-Saint-Paul

Margaret Porter, p.f.m.

Histoire de l'Hôpital Sainte-Anne de Baie-Saint-Paul

Dans Charlevoix tout se berce

Texte édité, augmenté et analysé
par Lucia Ferretti

SEPTENTRION

Pour effectuer une recherche libre par mot-clé à l'intérieur de cet ouvrage, rendez-vous sur notre site Internet au www.septentrion.qc.ca

Les éditions du Septentrion remercient le Conseil des Arts du Canada et la Société de développement des entreprises culturelles du Québec (SODEC) pour le soutien accordé à leur programme d'édition, ainsi que le gouvernement du Québec pour son Programme de crédit d'impôt pour l'édition de livres. Nous reconnaissons également l'aide financière du gouvernement du Canada par l'entremise du Fonds du livre du Canada (FLC) pour nos activités d'édition.

Illustrations de la couverture: Vue de Baie-Saint-Paul en 1914, APFM et excursion des enfants en 1930, APFM.
Illustration de la quatrième de couverture: Sœur Margaret Porter, le docteur Bernard Jean, surintendant, et Eudore Fortin, assistant de sœur Porter, APFM.
Chargée de projet: Sophie Imbeault
Révision: Solange Deschênes
Mise en pages et maquette de couverture: Pierre-Louis Cauchon

Si vous désirez être tenu au courant des publications
des ÉDITIONS DU SEPTENTRION
vous pouvez nous écrire par courrier,
par courriel à sept@septentrion.qc.ca,
par télécopieur au 418 527-4978
ou consulter notre catalogue sur Internet:
www.septentrion.qc.ca

1300, av. Maguire
Québec (Québec)
G1T 1Z3

Dépôt légal:
Bibliothèque et Archives
nationales du Québec, 2014
ISBN papier: 978-2-89448-795-2
ISBN PDF: 978-2-89664-890-0
ISBN EPUB: 978-2-89664-891-7

Diffusion au Canada:
Diffusion Dimedia
539, boul. Lebeau
Saint-Laurent (Québec)
H4N 1S2

Ventes en Europe:
Distribution du Nouveau Monde
30, rue Gay-Lussac
75005 Paris

Avant-propos

Mille en moins. C'est le titre que sœur Margaret Porter avait donné à son histoire de l'Hôpital Sainte-Anne de Baie-Saint-Paul, connu de nos jours comme l'Hôpital de Baie-Saint-Paul. Le livre fut rédigé entre 1975 et 1980. La direction, qui avait commandé ce travail, souhaitait que l'accent soit mis sur la période la plus récente. Car dans les années 1960 et 1970, sous l'impulsion des Petites Franciscaines de Marie, cet établissement a joué un rôle décisif à l'échelle du Québec dans la promotion de l'intégration sociale des personnes vivant avec des incapacités intellectuelles, la création des programmes de réadaptation à leur intention ainsi que la mise sur pied des structures d'accueil destinées à remplacer les hôpitaux psychiatriques. En quelques années, à partir de 1965, près de mille résidents quittèrent l'hôpital.

Sœur Porter, toutefois, craignait pour eux l'incompréhension, les préjugés, les exigences, bref l'hostilité de la société. Certes, elle voulait faire confiance à la « communauté » comme on dit, mais ses appréhensions restaient très fortes. Elle s'est aussi probablement sentie mal outillée pour relater à vif des événements récents alors qu'elle-même avait été prise dans le tourbillon des réformes en tant que directrice de l'école de réadaptation de l'hôpital. Si bien qu'elle a décidé de suivre sa propre inspiration : son livre, elle l'a construit comme une offrande à François d'Assise, un hommage à ses devancières, un mémorial du Charlevoix d'autrefois, et surtout comme une proposition de convertir notre regard sur les personnes vivant avec un handicap intellectuel. Il en résulte un texte très solide sur le plan historique et renversant sur le plan spirituel, mais dans lequel sur le coup la direction de l'établissement n'a pas reconnu ce qu'elle en attendait. L'ouvrage n'a donc pas été édité. Heureusement, une version imprimée en a été publiée en 1984[1].

Pour cette édition, la section sur l'hôpital psychiatrique a été conservée intégralement; les deux autres ont subi des modifications. La période de l'hospice, qui couvre les trente premières années, s'étendait sur presque la moitié du manuscrit, entre autres parce que sœur Porter y voyait une sorte d'âge d'or et que sa source principale, les *Annales*, est en ces débuts particulièrement vivante et riche. En élaguant ce qui ne touche pas directement l'établissement, le texte a pu être amputé environ du quart. Quant à la dernière partie, qui porte sur les changements considérables survenus à partir de 1965, il a fallu la retravailler davantage. Au moment où sœur Porter en rédigeait les chapitres, elle était déjà malade: elle mourut deux mois après avoir mis le point final à son œuvre. Cette section repose pour une part sur ses souvenirs et ceux de ses compagnes. Afin que les lecteurs puissent se faire une idée plus complète de la contribution de l'hôpital au nouveau paradigme qui émerge à cette époque en déficience intellectuelle, j'ai distribué le contenu des deux imposants chapitres originaux en quatre plus petits et inséré à même la trame du texte de sœur Porter plusieurs passages d'un article que j'ai écrit précisément sur ce thème[2]. Ma plume se distingue aisément de la sienne, si aimante et imagée, mais pas moins rigoureuse. Néanmoins, afin de marquer encore la différence entre les deux, toutes mes interventions ont été placées entre crochets, ce qui vaut aussi pour quelques notes infrapaginales dans les autres chapitres. Quant au nouveau sous-titre de ce livre, on découvrira bientôt pourquoi il fut retenu.

1. Margaret PORTER, p.f.m., *Mille en moins. Histoire du Centre hospitalier de Charlevoix (1889-1980)*, Baie-Saint-Paul, [Petites Franciscaines de Marie], imprimé, 1984, 263 p.

2. Lucia FERRETTI, « De l'internement à l'intégration sociale. L'Hôpital Sainte-Anne de Baie-Saint-Paul et l'émergence d'un nouveau paradigme en déficience intellectuelle, 1964-1975 », *Revue d'histoire de l'Amérique française*, 65, 2-3, automne 2011, p. 329-359.

À messire Ambroise Fafard et à tous ceux qui furent les gardiens de la vie spirituelle : prêtres séculiers, religieux montfortains, religieux franciscains.

À mère Marie-Anne-de-Jésus, à ses compagnes fondatrices, à leurs sœurs au dévouement admirable.

Au docteur Euloge Tremblay, à tous les hommes en blanc qui ont voulu reculer les frontières de la maladie, calmer la peur et l'angoisse.

Aux collaborateurs de toute tâche et de tout service.

Aux tendres amis qui habitent l'institution et à ceux qui, après une halte, ont franchi l'escarpe.

Aux citoyens dont la sympathie a suivi l'hospice dans son évolution.

Afin qu'aucun n'ait à soupirer avec Olympio : « Ma maison me regarde et ne me connaît pas ! »

CHAPITRE 1

Pignon sur rue

> Dieu paraît injuste, mais Il ne l'est pas.
> Il demande plus à qui Il donne plus.
> Qui reçoit plus reçoit pour les autres.
> Il n'est ni plus grand, ni meilleur :
> il est plus responsable. Il doit servir plus.
>
> Helder Camara

Selon la ronde des saisons, le paysage charlevoisien déroule ses charmes avec un tel luxe qu'il faudrait ne s'arrêter à rien d'autre que de contempler. Particulièrement à l'automne, Baie-Saint-Paul prend des allures de terre promise et, quand s'enflamment les érables, c'est à en faire perdre le goût d'ailleurs. Tout est mieux ainsi, car ailleurs est tellement loin, tellement difficile d'approche qu'on y pense plusieurs fois avant d'emprunter les chemins de montagnes ou les chemins de grèves. De plus, à cette époque de l'année, chacun songe avec un peu de nostalgie que la navigation n'en a plus pour bien longtemps à donner ses services.

Pays d'autant plus attirant qu'il se révèle inaccessible : s'il est pénible d'aller ailleurs, il ne l'est pas moins de venir ici. La meilleure chose à faire est de se laisser prendre à demeure une fois rendu, c'est même la seule chose à faire pour le nouveau curé, en ce quatrième jour d'octobre 1889. Homme à se retrousser les manches, il a tôt fait de vider les grosses malles à ventre rebondi et de distribuer dans la maison ses effets personnels, ses livres, quelques souvenirs de famille et même, car c'est un tendre, une mallette bombée contenant ses cahiers d'écolier studieux, un morceau d'enfance heureuse qui le suit partout comme une lumière d'aube. Pour le seconder dans son ministère, le nouveau pasteur trouve à ses côtés un admirable vicaire, l'abbé Onésime Lavoie. Les deux prêtres pourront travailler d'autant plus librement que la gouverne domestique du presbytère est assurée par une personne d'expérience. En effet, mademoiselle Henriette Asselin connaît tout de l'art d'être et de vivre de monsieur Ambroise Fafard, puisqu'elle est à son service depuis sa première cure à Inverness.

Monsieur Fafard arrive, monsieur Fafard emménage, toute la vallée respire mieux. Sa réputation l'a précédé et maintenant il est là, on le voit : trapu et fort comme un terrien, réfléchi et réaliste comme un bourgeois, prévoyant et brave comme un marin, clairvoyant comme un prophète. On dit de lui qu'il a le cœur large comme la baie, que son regard fouille les montagnes de l'avenir et que son esprit pratique transforme chacun de ses rêves en un solide bateau.

Les gens regardent leur curé, le curé prend en main sa paroisse, la plus vieille du diocèse, celle qu'on dit être aussi la plus belle avec ses habitations semées en forme de grande croix, topographie lui faisant mériter cette appellation qui intrigue toujours les nouveaux venus, « les quatre villages ». Une belle vieille paroisse en forme de croix qui s'est saignée aux quatre membres afin que soit dispersé le bon monde ici et là dans les limites de la province et même par-delà. Pendant les quarante dernières années, soit depuis 1850, plus de deux cents familles ont quitté la baie en grande partie pour aller coloniser le Saguenay et le Lac-Saint-Jean, ou tout simplement pour renforcer les paroisses d'alentour, ou encore pour se rapprocher des usines et des industries.

Bien avant d'avoir terminé la tournée des quatre villages, monsieur Fafard se rend compte très clairement que de nombreux aménagements physiques manquent à cette fondation datant de deux siècles et plus. Et comme il appartient à cette race d'hommes pour lesquels développement et justice s'apparentent et vont jusqu'à s'identifier, les plans et les projets se pressent et se bousculent dans sa tête. Aqueduc... aqueduc et routes... routes et trottoirs... aqueduc, routes, trottoirs, électricité, téléphone... Allons ! Allons ! Une réalisation à la fois ! Et les grands coups de sa traditionnelle canne scandent le rythme de son cœur qui veut d'abord l'attention aux êtres, l'attention aux besoins personnels des gens.

Baie-Saint-Paul compte environ 3 400 habitants, sa population devrait être le double pour le moins. Sur 570 maisons, 75 sont inhabitées et plusieurs familles se disent encore attirées par ce courant de migration presque aussi fort et incontrôlable que la rivière du Gouffre au printemps. Le temps semble venu d'étudier les conséquences et surtout les causes de ce mouvement qui se révèle inquiétant, et sur-le-champ le problème est confié aux élites de la paroisse, une impressionnante réserve d'hommes ouverts, intelligents et dynamiques qui n'attendaient qu'un chef.

En fonction depuis le 4 octobre, le nouveau pasteur a vite fait de mesurer les forces vives de son petit peuple, les riches personnalités qui émergent et s'affirment. Mais, avant tout, il s'est appliqué au dépistage de ceux qui se laissent chercher, qui attendent patiemment d'être trouvés : les faibles de corps et d'esprit, les désemparés et les pauvres. Le curé Ambroise n'est pas enclin à cultiver l'idée venue de vieille France qui veut qu'il soit salutaire pour chaque village d'avoir ses innocents en liberté offrant de vivantes leçons de simplicité et d'enfance retrouvée, pas plus qu'il n'accepte l'errance des honnêtes quêteux comme signes de chance et d'espérance. Non ! Baie-Saint-Paul est un coin de province reconnu pour son hiver long et rigoureux, en voilà plus qu'il n'en faut pour lui dicter une conduite. Tous les démunis auront un toit et l'assurance de soins attentifs. Cela, avant les temps froids.

Trouver une maison paraît chose facile lorsque 75 sont vides dans les quatre villages, mais l'énumération des conditions désirables entraîne à elle seule l'élimination d'un grand nombre : bâtisse solide et spacieuse, terrain de superficie raisonnable, situation au cœur de la place, maison libre ou pouvant être libérée dans le plus bref délai, transaction facile et acceptable. Où trouver cette maison ? Telle est la question. À remarquer que nulle part il n'est écrit : « Où trouver les fonds pour l'achat de cette maison ? » C'est ainsi qu'un homme se révèle de la lignée des fils d'Abraham le croyant, lorsqu'il connaît et utilise le mot de passe « Dieu y pourvoira ! »

Le 28 octobre, le choix est arrêté et l'affaire est conclue entre Édouard Boily, navigateur, et messire Ambroise Fafard, curé. Pour la somme de huit cent cinquante dollars est cédée une maison en bois, longue de cinquante-neuf pieds, comportant un rez-de-chaussée non habitable pour l'heure et un unique étage surmonté de combles percés de cinq lucarnes. Le terrain adjacent peut former environ trois arpents en superficie, avec dépendance, pour en faire le futur hospice. La résidence est fort bien située en plein sur la rue Principale, à proximité du presbytère, de l'église, des magasins.

Rien n'empêche plus monsieur Fafard d'annoncer la belle nouvelle de la fondation de l'Hospice Sainte-Anne, le jour de la Toussaint, au prône de la grand-messe :

> Il avait acheté cette propriété en son nom, de ses propres deniers, dans le but de la consacrer au service des pauvres de cette paroisse, c'est-à-dire d'en faire un asile pour les vieilles personnes ou pour les infirmes pauvres, comptant entièrement sur la charité publique de cette paroisse pour nourrir, entretenir et chauffer ces pauvres. La nouvelle fut accueillie avec joie par toute la paroisse. (*Livre de raison*, p. 2)

Tel est le texte transcrit à même l'humble cahier (ou *Livre de raison*) où le curé Fafard relate les principaux événements de la fondation. L'Hospice Sainte-Anne fait son entrée dans l'histoire, la foi et la charité s'unissent pour parapher l'acte officiel de son ouverture.

Au même prône, les paroissiens apprennent que Dina Boivin accepte « la charge de conduire et diriger cette maison, consentant à donner gratuitement son travail pour le soin des pauvres ». Elle est encore alerte et sans obligations familiales.

Le mouvement initial est donné, chacun se rend compte que le temps presse et les jours suivants se passent « à laver et approprier la maison » pendant que tout le village connaît la fièvre d'un engagement dans l'organisation des secours, lingerie, articles de ménage, provisions, etc. Tant et si bien que le défi de messire Ambroise est relevé en moins d'un mois, de la détection des besoins à la création de la ressource. Le mécanisme complet a joué : observation, réflexion, décision, action.

La première page-statistique de l'Hospice Sainte-Anne est datée du 8 novembre et fait mention de dix résidents-bénéficiaires :

Soulange Duchesne âgée de 77 ans et 3 mois, Calixte Bouchard âgée de 78 ans et 4 mois, Marguerite Néron âgée de 79 ans et 10 mois, Marie-Josephte Potvin âgée de 75 ans et 2 mois, Lucine Dufour âgée de 74 ans et 5 mois, Édith Lavoie âgée de 69 ans et 1 mois, Claude Simard âgé de 77 ans et 2 mois (époux en deuxièmes noces de la précédente), Arsène Simard fils de Claude Simard, infirme dont il n'est pas fait mention d'âge, François Lavoie âgé de 81 ans et 10 mois, Isaïe Saingelais âgé de 77 ans et 10 mois.

Six femmes et quatre hommes tous dépendants, âgés, démunis et dont l'un est infirme, voilà une première liste impressionnante. Pour ce qui est du personnel en charge, l'énumération est vite faite : deux dames dans la soixantaine, Dina Boivin, la directrice, âgée de soixante ans et Olympe Simard, âgée de soixante-huit ans et cinq mois. Cette dernière retrouve parmi les résidents son frère Claude, sa belle-sœur Édith et son neveu Arsène. Mademoiselle Dina est bénévole. Quant à mademoiselle Olympe, elle réclame un très modique « salaire » dans toute l'acception du vieux terme, une ration de sel.

Pour ce premier hiver, la maison-Dieu abrite les dix bénéficiaires, la directrice et son aide, les anciens propriétaires Édouard Boily, son épouse et leurs enfants, madame Fitz-Patrick, veuve du docteur et ses enfants. Il s'agit donc d'une vingtaine de personnes se distribuant dans l'unique étage et sous les combles. L'histoire des premiers mois est très discrète. L'abbé Roger Boily vient célébrer la messe, le curé-fondateur fait au moins une visite chaque jour, il parle à chacun, vérifie tout et s'arrête souvent à regarder le rez-de-chaussée, comme s'il faisait des plans d'aménagement.

Que dire de l'administration courante, des prévisions budgétaires ! Il n'est question que de confiance fraternelle en cette population saine et laborieuse de Baie-Saint-Paul, en ceux qui n'ont pas étouffé leur cœur sous le dur métal au fond d'un bas de laine ou sous quelque madrier du plancher. Déjà madame Simard, l'épouse du docteur Alfred, a fondé l'Œuvre du pain de Saint-Antoine : plusieurs familles fournissent un pain ou un demi-pain, ce qui assure mensuellement cinquante miches… et le reste vient, non pas par octroi, mais bien « par surcroît », selon ce qui est écrit dans l'Évangile.

D'ailleurs, le curé a ce talent de ne pas laisser s'endormir la ferveur des premiers jours et chaque prône fait appel à une forme de générosité. Libre à chacun de distinguer s'il s'agit d'un ordre ou d'une invitation :

- Cette semaine, quête spéciale pour l'hospice, de grain et de viande, faite à domicile par les personnes suivantes : [...]
- Cette semaine aura lieu, à domicile, la quête des légumes pour l'Hospice Sainte-Anne par les personnes ci-désignées : [...] On demande : patates, oignons, choux, navets, etc.
- Collecte de laine pour l'Hospice Sainte-Anne à faire cette semaine ou la semaine prochaine par les institutrices de chaque rang.
- Le jour de Noël, à la grand'messe du jour, je ferai dans l'église, la collecte du mois pour l'Hospice Sainte-Anne. (Paroisse de Baie-Saint-Paul, *Cahier des annonces*, 1889 à 1899)

Nul ne s'étonne que messire Fafard, maître à bord après Dieu, rappelle fermement et souvent la loi chrétienne du partage : « Qui reçoit plus reçoit pour les autres. » D'ailleurs, il est toujours le premier à payer de sa personne et de ses biens. S'il parle fort, c'est qu'il prête sa voix à ceux qui ne peuvent s'exprimer ; s'il réclame des aliments, du bois et des vêtements chauds, c'est pour empêcher que les mieux nantis de sa paroisse ne tremblent de froid dans leur cœur et dans leur âme, en ce premier Noël de l'Hospice Sainte-Anne.

L'hospice éclate de joie le 6 janvier, en la fête de l'Épiphanie : tout le personnel du presbytère s'y transporte pour fêter avec les hospitalisés. La fève cachée dans le traditionnel gâteau fait placer la couronne sur la tête de Calixte Bouchard, devenue reine d'un jour. C'est une véritable euphorie, un événement attendu depuis plus de soixante-dix-huit ans, puisque cette dame assure tenir de son père qu'elle est « de sang royal »... Le *Livre de raison* cite, sans appuyer, que l'élue « y va de quelques chansons érotiques », piment de tout folklore. Et le roi ? Nulle mention. Ou le pois fut inconsciemment avalé, ou il ne donna vie qu'à un prince consort effacé. La fête des Rois de 1890 connaît un tel succès et réveille tant de bonheur qu'elle pose la première balise d'une tradition à l'Hospice Sainte-Anne.

Passée la période des fêtes, le fondateur revient à ce qui lui semble prioritaire : assurer la stabilité et le développement de l'œuvre naissante en lui donnant une existence légale. Dès le 22 janvier, « une requête officielle est présentée à la Législature provinciale de Québec, par monsieur Fafard, curé, demandant l'incorporation civile et légale de l'Hospice Sainte-Anne de la Baie-Saint-Paul par un bill spécial ». Reçoit sanction le 2 avril et devient exécutoire la Loi constituant en corporation le révérend Ambroise Fafard, prêtre, (et autres) à des fins de charité, sous le nom de l'Hospice Sainte-Anne de la Baie-Saint-Paul (chap. XC, 53 Vict.).

Pendant les mois chauds, on aménage le rez-de-chaussée, on effectue d'autres travaux dans les étages supérieurs et l'on ajoute un étage. Des hommes du village fournissent le sable et la chaux, et ils sont employés aux travaux. Madame Turgeon fabrique elle-même les briques. Et les cultivateurs apportent chacun deux billots de dix pieds de longueur sur 13 pouces de grosseur, au total environ 300 valant une centaine de dollars (*LR*, p. 18-25).

Élevé d'un étage, grandi de mansardes, coiffé d'un clocheton, décoré d'une niche et revêtu de briques rouges cuites sur place, l'Hospice Sainte-Anne a bel air. Le mouvement est donné, le corps de logis initial montera la tête ou déploiera une aile chaque fois que le bouillonnement d'un jeune vin fera craquer les flancs de l'outre vieillie.

CHAPITRE 2

Dernier bateau

« Vous aurez toujours des pauvres parmi vous. »
Depuis le gouffre de cette parole, aucun homme
n'a jamais pu dire ce que c'est que la pauvreté.

Léon Bloy

Invitante et rassurante, la maison rouge le devient de plus en plus pour les pauvres de toute pauvreté. D'abord et avant tout autre sont reçus les défavorisés de la région, ensuite la porte peut s'ouvrir au défilé des misères empruntant soit les chemins de grèves, soit les routes de montagnes. Qui viendra en cette année 1891 ? On a tout le temps de l'hiver blanc pour accommoder les lieux, on a tout le temps des routes fermées pour préparer l'accueil.

Toujours au courant de l'actualité, messire Ambroise transpose de sa tête à son cœur, et cela depuis l'automne, le poids d'une décision à prendre. C'est qu'il a participé à l'éveil de conscience général devant le problème d'envergure exposé à l'Assemblée législative : la surpopulation des asiles Saint-Jean-de-Dieu à Montréal et Saint-Michel-Archange à Québec. Dans la réponse au discours du Trône, le 10 novembre 1890, le Secrétaire de la province, l'honorable Charles Langelier, expose la stratégie du gouvernement pour le décongestionnement urgent de ces deux grands centres psychiatriques. Si bien que le lecteur un tant soit peu averti peut découvrir les trois lignes de force du plan d'action : la qualité des responsables pressentis, les conditions d'admissibilité prévues et les frais d'exploitation consentis.

> Le Gouvernement fait actuellement des démarches auprès de diverses communautés de la province, surtout dans les grands villages, pour leur confier en vertu de la loi passée à la dernière session le soin des idiots, des déments séniles [...] et enfin de tous ceux qui ne sont pas susceptibles de guérison [...] moyennant cinquante piastres par tête annuellement.

La sélection des sujets susceptibles de transfert ne suppose qu'un préalable. L'individu ne doit donner aucun espoir de rétablissement.

Une indemnité journalière (*per diem*) de treize sous et demi est donc offerte à qui acceptera de loger, nourrir, vêtir, laver, soigner, servir des êtres en perpétuelle dépendance, des têtes d'enfants débalançant des corps d'hommes, des personnes aux espérances mortes, des gens mal accrochés au réel, tous voyageurs en difficulté définitivement retranchés de la caravane.

L'honorable Charles Langelier fait appel aux communautés, et monsieur Napoléon Legendre énonce très clairement ce qu'il en pense : « Pour le soin des aliénés peut-être plus que pour toute œuvre de dévouement, il faut un tact, une patience et un désintéressement que l'on n'obtient pas toujours à prix d'argent ; aussi, pour tout esprit non prévenu, ici, comme partout ailleurs, la sœur de la charité peut être considérée comme l'infirmière idéale[3]. »

Or, les communautés tentent déjà de miraculeux dépassements pour jouer un rôle supplétif dans tous les domaines : éducation, secours aux indigents, soins à domicile, refuges pour vieillards et grabataires, services hospitaliers, crèches et orphelinats.

Migration dans les grands villages, décongestionnement des centres psychiatriques, revenus modestes mais sûrs, recours aux communautés religieuses. Les gens qui disent et écrivent ces choses qu'il faut écrire et dire ne se doutent pas de l'intensité que prennent leurs propos lorsqu'ils se frappent sur les montagnes. Si bien que le curé de la vallée perdue en est bouleversé jusqu'au fond de lui-même. Survie, progrès, aides stables, revenus décents, autant de priorités qui s'imposent et l'aveuglent comme des reflets de lumière

---

3. Napoléon LEGENDRE, *Nos asiles d'aliénés*, Québec, Imprimerie Belleau et cie, 1890, p. 56.

trop forte, autant de soucis qui grugent ses nuits et marquent ses jours à grands coups de canne et à grandes montées de prières : « Des aides, Seigneur, des aides avant tout ! »

C'est que, voyez-vous, les demoiselles Olympe et Dina ne rajeunissent pas et ne peuvent se charger davantage. Est-ce pour aider cette dernière à tenir le poids des responsabilités quelque temps encore, est-ce surtout pour la rassurer que le fondateur formule avec elle une entente en bonne et due forme en janvier 1891 ?

> En ma qualité de gérant, je promets que l'hospice se chargera d'elle le reste de ses jours, et subviendra à tous ses besoins réels, en santé et en maladie, à l'intérieur et non en dehors de l'Hospice, pourvu qu'elle travaille selon ses forces et qu'elle accepte le susdit entretien comme compensation de tout salaire à exiger de la part de l'Hospice Sainte-Anne, ou de la part de révérend Ambroise Fafard, prêtre, vicaire forain, soussigné.
>
> J'accepte bien volontairement les promesses, engagements et compensations de salaire désignés ci-haut, et promets de m'y conformer en toute chose. (Signé) Dina Boivin.

Février, mars, avril, trois mois de correspondance et d'échanges entre Baie-Saint-Paul et le gouvernement en recherche de solutions pour le surpeuplement des asiles. Et, tout à coup, ainsi que se réveillent les ruisseaux d'avril, de la même façon que se déroulent les brins d'herbe ou que les feuilles font éclater les bourgeons, l'œuvre de messire Fafard pressent son printemps lorsque le 5 mai il tient en main « un contrat avec le gouvernement de la Province de Québec pour la garde et entretien de 50 idiots à 50 $ par année » (*LR*, p. 32). Cette classe de patients comprend des déments séniles et des simples d'esprit qui ne sont pas des vieillards.

Tout cela est bien beau, mais, à lui seul, un contrat ne fait pas véritablement le printemps d'une œuvre ! Les appels à l'aide qu'a lancés le gouvernement aux communautés sont demeurés sans écho. Si la puissante voix des gouvernants n'arrive pas à se faire entendre dans les limites de la province, il n'en est pas de même pour l'espérance, cette frêle « petite fille de rien du tout » qui fait en douceur le tour du monde.

Un concours de circonstances fait connaître au curé Fafard un groupe de Franciscaines franco-américaines fondées depuis peu et dont la congrégation rencontre beaucoup d'obstacles pour s'établir. La petite Espérance a tôt fait de se vêtir en brun pour faire courir les événements. À la lueur de la lampe, messire Fafard écrit une lettre qui partira le lendemain, le 8 juillet ; il l'adresse à son confrère Alexis Delphos. Celui-ci est le curé d'East Douglas, au Massachusetts. Il connaît les sœurs établies tout près, à Worcester, où elles tiennent un orphelinat. La missive est rédigée avec une précision de rhétoricien. L'introduction est nette, sans brumes : « Le docteur de Martigny m'a parlé d'une certaine communauté de religieuses franciscaines auxquelles vous vous intéressez et dont quelques-unes seraient disponibles. » L'exposition de la situation est complète :

> J'ai fondé ici, il y a une vingtaine de mois, un hospice ou maison de refuge pour les vieillards et infirmes pauvres des deux sexes [...]. Je viens de passer un contrat avec le gouvernement provincial de Québec pour y garder une cinquantaine d'imbéciles ou idiots [...]. L'Institution est incorporée [...], mais j'en suis encore le propriétaire et le gérant [...] l'entreprise est encore à son début, mais il y a toute apparence qu'elle grandira assez rapidement.
>
> Jusqu'ici la maison a été tenue par une personne âgée de cette paroisse [...]. Mais je vois arriver le temps où il faudra appeler une communauté religieuse pour lui confier mon œuvre.

La conclusion trace à grands coups le portrait des religieuses qu'il désire, femmes de cœur et de caractère avant tout : « [Elles] brilleront surtout par leur zèle envers l'œuvre, une grande patience, un dévouement absolu [...]. Comme ce district est complètement français, la communauté que je choisirai devra posséder la langue française. » (*AFPFM*, 8 juillet 1891, t. I, p. 127-128)

Cette lettre part le 8 juillet, le curé Delphos la reçoit le 10 et il s'attable pour y répondre le jour même. Dites, que faut-il admirer davantage : l'excellent service des Postes, la rapidité de réaction de chaque curé d'un côté à l'autre de la frontière ou le discret alignement des événements et des personnes en faveur de la vivante Espérance ?

Le contenu de la réponse peut se résumer ainsi : mais oui ! La jeune communauté franciscaine compte quinze membres, des filles « nées au Canada, et sachant l'anglais, chose assez utile partout où elles peuvent se dévouer ». Ce sont d'excellentes personnes sur lesquelles leur aviseur spirituel, le père Hugues-Darveni Langlois, jésuite, « peut vous fournir des détails ». Quant à leurs conditions, elles sont faciles : « elles travailleront et se dévoueront sans rétributions aucunement, si elles sont reçues dans l'espoir de former leur communauté ». (*Ibid.*, 10 juillet, p. 128)

Au soir du 13 juillet, à l'heure où messire Fafard lit la réponse de monsieur Delphos, on peut facilement évoquer ce qui se passe chez les petites pauvres de Worcester. Les orphelins sont couchés et, pour les sœurs, c'est le temps propice aux échanges fraternels. Le groupe se resserre et se conditionne pour les temps forts qu'il doit vivre. La consolante vision de cette étoile se levant du côté de Baie-Saint-Paul est loin d'apparaître dans un ciel parfaitement clair, elle réveille d'un seul coup toutes les souffrances qui ont soudé ce groupe sur lequel plane maintenant le lourd nuage d'une séparation prochaine. À cela s'ajoute une crainte qui les tenaille devant la prise en charge d'un asile d'aliénés. Pour le moment, elles s'arrêtent à repasser les directives de leur aviseur spirituel. Le père Hugues Langlois ne leur conseille pas d'écrire une lettre au père Fafard, il préfère que deux déléguées se rendent au Québec pendant que les restantes prieront avec les orphelins pour le succès de la démarche. Puisque telle est la directive, sœur Marie-Joseph et sœur Marie-Anne-de-Jésus partiront le lendemain soir, le 14, pauvres de tous moyens.

Elles subissent alors les lents départs, les brusques arrêts, les balancements et les changements de train jusqu'à Montréal d'abord, et ensuite jusqu'à Québec. Après ces relais, elles prennent place sur le *Canada* qui va les bercer à sa façon selon l'humeur du Saint-Laurent jusqu'à la baie. Ce long périple, du 14 au 17, additionne les fatigues à l'angoisse. Sœur Marie-Joseph, qui n'a pas le pied marin, espère la terre ferme de tout son cœur qui n'en peut plus. Pourquoi donc le bateau s'arrête-t-il pour les déposer sur un tronçon de quai ? Écoutons leur propre narration :

> Vers onze heures et demie, on nous débarquait sur une cage, au milieu du fleuve d'où nous n'apercevions la terre qu'à une assez grande distance. Nous étions à demander où on nous avait laissées, si on ne s'était pas trompé, lorsqu'une charitable dame approche et nous demande si nous étions des religieuses franciscaines… Sur notre réponse affirmative, elle se nomma madame Letellier, sœur du révérend monsieur Fafard, et nous dit que son frère […] allait certainement être content de nous voir, malgré qu'il ne nous attendait pas. Quant à notre embarras de nous voir sur cette cage, elle nous rassura disant que c'était le moyen d'arriver à la baie… qu'une chaloupe va venir nous chercher et nous conduire à terre. (*AFPFM*, t. I, p. 131)

Voilà que leur cœur bat plus fort que le heurtoir de la porte du presbytère. Alors que le curé attendait une lettre, mademoiselle Asselin fait entrer deux religieuses dont l'une présente un court billet d'introduction signé par le curé Delphos.

Il est là, le vicaire forain, décidé et imposant. Elles sont là, les deux visiteuses inattendues. Ayant lu le billet de présentation, messire Fafard rencontre le regard d'un bleu profond que pose sur lui une grande femme qu'il devine très blonde avec son teint clair. Le visage aux traits réguliers traduit à la fois la timidité et la décision : jolie comme un printemps et paisible comme un automne, telle est sœur Marie-Joseph, Marie Rondeau, Américaine de naissance, supérieure du groupe de Worcester. Elle a vingt ans.

Près d'elle se tient, moins grande et plus frêle, une jeune femme toute brune de teint et d'habit. Dans tout ce brun pétillent d'intelligence des yeux sombres aux mélancoliques reflets, le visage est expressif et sympathique dans chacun de ses traits. Sœur Marie-Anne-de-Jésus, Marie Bibeau, est Canadienne de naissance, mais vit aux États-Unis depuis quelque temps, elle a vingt-cinq ans. Sœur Anne et le fondateur appartiennent à ces êtres privilégiés qui, dès la première rencontre, échangent un regard d'éternité.

Dès le soir, elles peuvent écrire au groupe de Worcester :

> Cet après-midi, monsieur le curé nous a conduit visiter son hospice : c'est une belle maison en briques, à trois étages avec rez-de-chaussée […].

> Le personnel est composé de vingt. Il y a des personnes âgées, des malades, des infirmes, un cancéreux, des idiots et des idiotes. Ce ne sera pas commode de les approcher [...]. Si Dieu nous accorde cette maison, celles qui seront nommées pourront se résigner d'avance à toutes sortes de choses. (*AFPFM*, 17 juillet, t. I, p. 131)

Messire Fafard est tout disposé à les accepter comme collaboratrices pour son œuvre, mais seul l'évêque de Chicoutimi peut légiférer en ce qui a trait à l'implantation de leur institut dans le diocèse. Aussi leur est-il conseillé d'aller porter elles-mêmes leur requête à monseigneur Louis-Nazaire Bégin. Quand ? Comment ? Où ? Pourquoi ? À quels frais ? Quand on a vingt ans et que l'on reste souple dans la main de Dieu, on peut dormir même sur un oreiller rembourré de questions.

Parties de Baie-Saint-Paul le samedi 18, on les retrouve à Québec le mercredi 22. « Nous arrivons d'un long voyage très fatigant à Chicoutimi qui est d'une distance de Québec d'une journée et d'une nuit en bateau. » Comment les choses se sont-elles passées ? Monseigneur Bégin s'est montré paternel, les Sœurs du Bon-Pasteur ont ouvert leur cœur et leur maison aux « brunes alouettes ». Maintenant leur part est faite, elles ont été confiantes, simples et loyales, Dieu fera le reste avec ses ministres. Monseigneur de Chicoutimi se mettra en communication avec monseigneur de Springfield. Quant à messire Fafard, un entrefilet de lettre lui dicte peut-être la conduite à tenir : « Nous avons conversé avec monsieur le secrétaire, écrivent les voyageuses. Il nous dit que tout dépend de vous, que si vous tenez beaucoup, monseigneur ne vous refusera certainement pas » (*AFPFM*, 22 juillet 1891, t. I, p. 133).

Que voilà trois hommes bien engagés ! Pour les deux religieuses, la semaine du 26 leur fait retrouver leurs misères et leurs amours : d'une part, la dure vie de Worcester, d'autre part, la chaleureuse fraternité du groupe de sœurs et la gentillesse attachante des orphelins.

Quatre mois plus tard, le 5 novembre, ayant reçu l'autorisation de l'évêque, le curé Fafard leur écrit de venir :

Si vous voulez envoyer trois ou quatre de vos compagnes, je suis prêt à les accepter. Mais la saison est avancée, notre bateau fera son dernier voyage vendredi de la semaine prochaine. Il quittera Québec pour la Baie-Saint-Paul vendredi prochain, 13 du mois courant, à sept heures du matin. [...] Les frais de voyage seront à votre charge. Vous devrez vous pourvoir de tous les vêtements de corps qui vous sont nécessaires, mais vous trouverez à l'hospice les lits, la vaisselle et les quelques petits ameublements qui sont strictement nécessaires à de véritables franciscaines. (*AFPFM*, 5 novembre 1891, t. I, p. 158-159)

Le mercredi 11 novembre, quatre petites sœurs quittent Worcester pour Montréal. De là s'accomplira le reste du trajet, en deux étapes par voie navigable. Leur fidélité à prendre le dernier bateau ne pose même pas question. D'un pas décidé, celles qui ont été choisies s'engagent une à une, sur la passerelle : Marie Bibeau, fille de Pierre Bibeau et de Catherine Latraverse, en religion sœur Marie-Anne-de-Jésus qui exerce provisoirement les fonctions de supérieure ; Lumina Bolduc, fille d'Henri Bolduc et d'Eulalie Marcoux, en religion sœur Marie-Dominique ; Rosanna Marcil, fille de Joseph Marcil et de Marie Denault, en religion sœur Marie-Édige-d'Assise ; Zélie Perron, fille de Morse Perron et d'Émélie Duplessis, en religion sœur Marie-Frédéric.

C'est vendredi le 13 du mois jugé le plus sombre de l'année qu'elles arrivent à Baie-Saint-Paul, en passant du bateau à la cage, de la cage à la chaloupe de Coudé, de la chaloupe de Coudé à la voiture de monsieur le curé, conduite par monsieur Cléophe Côté. L'expérience de juillet précédent permet à sœur Anne d'initier les autres à tous ces ballottages qui sont vécus, cette fois, avec plus d'humour que d'angoisse.

C'en est fait, elles abordent en ce coin de pays avec leur grand désir de secourir les plus pauvres parmi les pauvres, ne se doutant même pas qu'elles sont les premières filles de François d'Assise à venir prendre racine en terre canadienne.

CHAPITRE 3

Apprivoisement

Tout ce qui commence a une vertu
qui ne se retrouve jamais plus.

Charles Péguy

Rien de moins compliqué que d'arriver dans un milieu où personne ne nous attend : pas d'adresse de bienvenue, pas de sonnerie de cloches, rien ! Quoi de plus simple en effet que cette avance discrète vers une tâche dont l'accomplissement relève directement de Celui qui a fixé l'inconditionnel rendez-vous ! Dans son langage dépouillé, le *Livre de raison* raconte l'événement du 13 novembre 1891 :

> Elles descendent d'abord au presbytère où elles sont reçues par monsieur le curé. Après une collation prise au presbytère, monsieur le curé les conduit lui-même à l'hospice où elles prennent possession de l'appartement qui avait été réservé pour les religieuses dans la division de la maison. Le premier acte des novices en entrant dans la maison a été d'entrer dans la chapelle où, en union avec le fondateur, des prières d'actions de grâce et de demandes furent récitées au pied du Saint Sacrement en l'honneur de la bonne sainte Anne. (*LR*, p. 38-39)

Aussi bien que le reste, la passation des pouvoirs n'offre rien de spectaculaire. Les deux sexagénaires de la première heure, mesdemoiselles Dina et Olympe, laissent tomber, de leurs bras qui n'en peuvent plus, toutes les charges de l'œuvre dans les mains généreuses des arrivantes, dont trois ne sont que dans la vingtaine. Pour ces jeunes, la transition est brutale entre le sourire des gentils orphelins qu'elles ont quittés et le douloureux tableau qui s'offre à elles : déments séniles, malades, infirmes, cancéreux, femmes et hommes perturbés ou mentalement atteints, tous réunis dans ce milieu où les traces du manque de personnel sont visibles. Véritable éventail de misères, réel défi pour la foi, le courage et la jeunesse !

En ce mois de l'année, la brunante vient vite. De plus, trois nuits sans sommeil pèsent sur les paupières des arrivantes.

> Vendredi soir, donc, nous étions dans nos petits lits franciscains : matelas de foin recouvert en petit coton jaune, deux oreillers, dont l'un en foin et l'autre en plume de dinde, si durs que le matin les oreilles nous font bien mal…
>
> Les idiots du Canada sont très mauvais, ils veulent tous s'en aller et disent qu'ils ne veulent pas rester avec des religieuses. Nous allons avoir beaucoup de trouble pour commencer. Priez afin que Dieu nous donne le courage nécessaire pour cette œuvre. (*AFPFM*, 15 novembre 1891, t. I, p. 163)

Les premiers jours, les premiers mois, les premiers temps ne sont pas faciles à vivre pour les quatre jeunes femmes projetées ici sans initiation spéciale, sans période de formation. Les résidents les perçoivent comme celles qui sont imposées, celles qui dérangent des positions soudées et des habitudes momifiées, celles qui réveillent d'anciennes frustrations et déclenchent, sans le vouloir, les fusées d'une agressivité longtemps étouffée. « Nous avons beaucoup de misère avec nos patients », se contentent-elles d'écrire à Worcester en décembre 1891.

> Voici nos charges : sœur M.-Égide d'Assise, la cuisine ; sœur M.-Dominique, les vieilles ; sœur M.-Frédéric, les vieux ; et moi [c'est sœur Marie-Anne-de-Jésus qui écrit], bouche-trou. Voyez nos occupations. Le travail ne manque pas et nous sommes heureuses de l'offrir au bon Dieu pour le succès de nos entreprises. (*AFPFM*, 10 décembre 1891, t. I, p. 171)

Les sœurs, venues des petits Canadas des États-Unis, doivent aussi se faire accepter. Qui part pour les États-Unis est perçu comme posant un geste de reniement mettant en danger sa langue et sa foi ; qui en revient se voit souvent tendre une main portant le gant de crin des préjugés…

Et puis, quelle que soit la saison, il faut mendier pour mille raisons : les temps sont durs, l'aide gouvernementale est plus que modique et moins que régulière, la famille des hospitalisés augmente sans cesse et, phénomène nouveau, des hôtes de passage viennent s'ajouter à l'heure des repas, avec d'autant plus d'aise qu'ils ne s'annoncent même plus tant la cuisine de sœur Égide a bonne renommée.

> Je suis à faire la quête dans la paroisse […] depuis lundi dernier. Nous en avons encore pour trois jours. Nous partons le matin de bonne heure et revenons le soir bien fatiguées. Nous passons chacune dans notre rang accompagnée d'une de nos patientes. Nous ramassons de tout : des poules, des oies, des dindes, des moutons, etc. […] tout cela dans la même voiture. Faites-vous l'idée du mélange et du concert… (*AFPFM*, 15 octobre 1892, t. II-A, p. 129-130)

Un autre point à considérer est le réel inconfort dans lequel les quêteuses prennent la route : « Nous avons quêté quelques jupes en flanelle que nous avons teintes en brun et avec lesquelles nous nous sommes fait deux manteaux ; il y en a un qui a quinze morceaux et quarante reprises, l'autre, douze morceaux et environ cinquante reprises. » (*AFPFM*, 27 novembre 1893, t. II-B. p. 243)

Donc, une à une, les onze fondatrices[4] sont venues adopter l'œuvre du plus profond de leur cœur tout en prenant l'engagement religieux qui les lie pour la vie. D'autre part, les entrées de résidents se sont additionnées au fil des jours : dames pensionnaires cherchant un toit pour le soir de leur existence ou le repos de leur automne, fragiles orphelins des alentours, personnes débiles ou infirmes

4. Sœur Marie-du-Bon-Secours (Agnès Perron) est morte à Worcester le 7 mars 1892. Le premier bateau du printemps ramène la modeste tombe à Baie-Saint-Paul.

découvertes ici et là par les sœurs quêteuses pour alourdir et enrichir leur charge de retour, individus dont la plupart ne figureront jamais sur les listes de comptes gouvernementaux et qui resteront tout simplement « nos pauvres », c'est-à-dire partie du patrimoine le plus cher. Ainsi arrive, par un jour de printemps, une vieille femme faisant partie de la caste des quêteux restés célèbres, Marie de la Veuve :

> Elle avait besoin d'un bon lavage [...]. Nous nous sommes mises sept sœurs pour lui donner un bain et monsieur Cléophe Côté a été obligé de nous aider pour lui couper les cheveux. En retour vous pouvez croire que nous avons reçu des crachats, des coups de poing et des coups de pied. À sa sortie du bain, nous étions aussi mouillées qu'elle. (*AFPFM*, 28 avril 1893, t. II-B, p. 193)

Marie de la Veuve, débarrassée de maints parasites, dûment séchée, fleurant bon, a tous les motifs de rire un peu aux dépens de huit personnes mouillées, morfondues par un effort plus nécessaire que spectaculaire.

S'il y a des entrées individuelles souvent imprévues, il faut tenir compte aussi des entrées de groupe qui se succèdent à intervalles irréguliers. « Samedi dernier nous avons reçu onze idiots de Beauport », écrivait-on dès juillet 1892, et l'événement se répète, comme en fait foi cette phrase dans la correspondance de juin 1894 : « Nous sommes actuellement 51. À partir de demain ce personnel s'augmentera de quinze à dix-huit pensionnaires, ce qui va nous apporter un surcroît ». (*AFPFM*, t. II-B, p. 284)

Apporter un surcroît, c'est presque le pain quotidien pour la petite équipe dont le dévouement ne connaît pas de seuil. Ne vont-elles pas jusqu'à recevoir des familles d'estivants à la demande du fondateur, toujours à la recherche d'un secours financier pour ses œuvres :

> De ce temps-ci, nous sommes bien occupées à préparer quelques appartements pour des dames pensionnaires de Québec avec leurs enfants qui viennent passer deux ou trois mois à l'hospice. C'est bien du trouble ! Nous n'avons pas de linge pour accommoder autant d'étrangers ; notre Père nous a acheté du coton et de

l'indienne pour confectionner ce qui sera nécessaire [...]. Huit enfants dans les corridors, à crier, à courir et à jouer [...]. De plus, les samedis soir, ces dames auront des amis de Québec pour passer le dimanche ici, ce qui doublera la besogne. (*AFPFM*, 15 mai 1894, t. II-B, p. 281)

Nous avons encore sept pensionnaires qui donnent un bon prix, mais ils nous font gagner leur argent car ils sont très capricieux. Je pense qu'ils partiront à la fin du mois. (*AFPFM*, 10 octobre 1894, t. II-B, p. 322)

De leur part, il n'y a pas d'amertume dans ces déclarations. Mais, de la nôtre, il y a une sorte d'étonnement en face des réalisations de ces frêles femmes. Servir la grande famille, tenir la maison, faire la quête, tisser, devenir hôtesses pendant les mois d'été et... allons-y pour le simple plaisir d'énumérer quelques autres tâches :

- De ce temps-ci nous faisons du tricot pour le révérend père Désiré. (*AFPFM*, 1891)
- Sœur M.-Alexis est très occupée à faire des hosties pour sept paroisses... Sœur M.-Frédéric fait des hosties, il lui en faut trois mille pour le premier novembre. (*AFPFM*, 1892)
- Notre voisine, madame Joseph Fortin, est très malade depuis huit jours, deux sœurs vont la veiller chaque soir. (*AFPFM*, 1893)
- Nous faisons le sarclage du jardin, par les matins et les soirs... Le jardinage est beau ainsi que les patates... Hier soir les sœurs ont planté trois cents pieds de choux. (*AFPFM*, 1894)
- Sœur M.-Frédéric s'occupe du lavage et du repassage de toute la maison et du presbytère. (*AFPFM*, 1894)

Est-ce assez éloquent ? Si l'on ajoute à cela l'indispensable vie de prière sans laquelle tout le reste croulerait, si l'on tient compte aussi des activités sociales dont les hospitalisés ont besoin pour garder leur allure d'hommes et qui s'appellent fêtes de famille, célébrations paroissiales, et entreprises culturelles et humanitaires du club Laval, un club social de la place, on s'interroge sur le nombre d'heures qu'ont les journées...

Vraiment, on peut dire que l'œuvre respire profondément et qu'un vent de jeunesse aère la maison vers laquelle les plus belles filles de Charlevoix s'orientent, tour à tour, avec leur baluchon plein de courage. Aucune promesse ne leur est faite, elles sont conscientes que rien ne semble à la mesure humaine dans ce genre de vie. Elles se rendent compte que les jeunes femmes déjà engagées dans cette voie sont douloureusement fatiguées, mais semblent parfaitement heureuses, et la porte se referme derrière elles. Vient l'ennui, viennent les préjugés, vient la peur, peu importe! Une chose est certaine, c'est que l'amour a raison de tout. Pleines de confiance, elles s'inscrivent à la rude école. Bonjour à vous, les premières postulantes: Marie Bluteau de Petite-Rivière-Saint-François (mars 1893), Alice Simard de Baie-Saint-Paul (mars 1893), Marie-Anne Tremblay de Baie-Saint-Paul (août 1893), Emma Tremblay, de Baie-Saint-Paul (août 1893).

Comment peut-on s'expliquer la force d'attirance du Christ et de François d'Assise? Elles arrivent du Québec, de l'Ouest canadien, des Maritimes, des États-Unis, elles seront bientôt une quinzaine de « belles jeunesses » pour le ravissement des hospitalisés. Quelle que soit leur préparation antérieure (travail à la maison paternelle, emploi dans les manufactures ou dans les entreprises familiales, enseignement, fin d'études dans un bon pensionnat), il reste qu'elles ont tout à apprendre dans ce milieu qui ne ressemble à aucun autre. Leur formation n'est pas une solution de facilité, autant pour elles-mêmes que pour leurs maîtresses de formation. Pourtant il est des heures où les rires fusent par toute la maison, où l'anglais et le français s'entremêlent sans autre accrochage celui d'une langue peu souple, d'une intonation peu juste ou d'un accent douloureux pour le tympan: « [...] notre noviciat est composé de quinze bons sujets... sur ce nombre, sept ont leur diplôme... elles ont une demi-heure de récréation anglaise afin d'apprendre à converser dans cette langue. Cet exercice leur donne beaucoup de plaisir. » (*AFPFM*)

C'est que les sujets bilingues permettent d'espérer de plus faciles mutations entre Baie-Saint-Paul et Worcester. D'ailleurs, la correspondance entre les deux maisons est fréquente, émaillée de fleurs de confiance, perlée de gouttes de sueur et de larmes vite essuyées, agrémentée de pointes d'humour. Tout y est si bien personnalisé que les liens de mystérieuse parenté qui s'établissent ne connaissent pas de frontières. La famille de Worcester sait qu'à Baie-Saint-Paul :

> Cédulie est en voie de perdre la vue et le docteur Clément s'en inquiète.
>
> Notre Marie-Anne est remplie de caprices et les autres l'appellent « la régence ».
>
> Pépère Sasseville est plus malade ces temps-ci et mémère Néron chante l'office de plus belle.
>
> Notre petit Aimé R. est mort vendredi matin, d'une maladie de cœur après trois semaines de cruelles souffrances. Il a expiré dans les bras de sœur Marie-Zotique. Cyprien est inconsolable : on le trouve souvent enfermé dans sa chambre, à pleurer « son petit garçon », comme il l'appelait souvent.

De même, la famille de Baie-Saint-Paul apprendra les nouvelles personnalisées de la rue Bleeker.

Et messire Fafard dans tout cela ? L'Hospice Sainte-Anne rénové est vite devenu exigu, il en a été de même pour la construction ultérieure, dite maison Saint-Ambroise. Face aux problèmes d'habitation, le bâtisseur se met à rêver de bois et de ciment, de niveau et de soliveau. « Je suis décidé de commencer au mois de mai la construction d'une autre aile d'une cinquantaine de pieds, à la suite de l'aile nouvelle qu'il y a en arrière [...]. Tout cela c'est du progrès et des dettes » (*AFPFM*, 21 mars 1893, t. II-B, p. 182).

Chez lui, la réalisation suit de très près le rêve. L'allonge est aboutée à la maison Saint-Ambroise dès l'automne et, comme une construction en appelle une autre, comme un progrès en appelle un autre, comme une dette en appelle une autre, une grange s'est aussi élevée dans le paysage :

> L'extérieur de la grande allonge est terminé. Notre R. Père a aussi fait construire une grange, au coin de notre terrain. L'extérieur est peint en brun et le « clocher » gris et vert. Quelques paroissiens croyaient que c'était une chapelle protestante ; et en effet, cela ressemble à une église baptiste. Le temps est bien dur par ici aussi. L'argent est tellement rare que je n'ai pu payer aucune dette. (*AFPFM*, 12 novembre 1893, t. II-B, p. 240-241)

On se figure aisément la brune sœur Anne écrivant ces choses dans la paix du jour qui tombe, à l'heure imprécise que les gens d'ici appellent «entre chien et loup». Aux reflets de la lampe, ses yeux d'un noir profond ressuscitent une image et son fin sourire accompagne le récent souvenir de cette «allonge» recevant sa bénédiction d'hospitalité, avant de servir aux pensionnaires et au personnel.

> Nous avons eu une grande surprise la semaine dernière: les élèves du collège Saint-François-Xavier de L'Islet, au nombre de quatre-vingts, accompagnés de leur directeur et de deux frères, sont venus faire un voyage de plaisir à la Baie-Saint-Paul. Ils devaient repartir le même soir, mais en ont été empêchés. Notre bon Père les a amenés souper et coucher à l'hospice. Nous les avons logés dans la maison neuve et ils ont pris leurs repas dans le réfectoire des sœurs. Vous supposez toute la besogne que cette réception nous a donnée: nous étions toutes employées pour les servir. Deux sœurs ont passé la nuit à la cuisine pour faire cuire les viandes et préparer leur déjeuner. Comme tous les collégiens savent le faire, ils se sont bien amusés: il y eut chant, musique, danse... un tapage épouvantable, comme la guerre. (*AFPFM*, octobre 1893, t. II-B, p. 237)

Oui, un véritable sabbat et une immense trouée dans les réserves de la cuisine, cela compte peu devant la joie des garçons de L'Islet repartant riches d'une belle aventure. Qui fut le plus heureux de tous? Indéniablement le curé Ambroise, ce toujours fils de L'Islet, qui n'en revenait pas d'avoir pu garder la rive sud à coucher.

CHAPITRE 4

Chaîne et trame

Dieu n'est pas seulement le Dieu de ceux
qui se retirent au désert.
Il est aussi le Dieu des actifs…
Il est le grand actif dont Jésus a dit:
Mon Père travaille toujours.

Yves Raguin

Aux premiers temps du monde, le Créateur fit le tour de la terre en sept pas et tout rentra dans son ordre à Lui selon ce qu'Il jugea le meilleur pour les êtres auxquels, tout en marchant, il insufflait la vie. Bain de vie en sept jours, tour de terre en sept pas… il arrive que l'existence de certains hommes rappelle quelque chose de cette prodigieuse randonnée, laissant dans la stupéfaction ceux qui les regardent vivre si intensément. Ambroise Fafard est de ceux-là.

Non content de rénover, de construire, d'abouter des allonges pour loger décemment la famille de l'Hospice Sainte-Anne, famille qu'il se donne sans jamais prévoir de limites, on s'étonne de le voir mener de front une enfilade d'activités.

Ainsi, il met fin à cette coutume qu'avaient les filles et les garçons de se chausser devant l'église pour entrer aux offices avec des bottines propres: dès 1890, sur ses instances et grâce à sa détermination, Baie-Saint-Paul se dote de trottoirs pour la commodité et le service de tous ses habitants. Le curé juge aussi nécessaires la rénovation et même l'agrandissement du presbytère. Deux ailes latérales s'ajoutent donc au bloc initial. L'unanimité est loin de se faire autour de cette initiative: « Cette année 1892 est la plus douloureuse de ma vie, nous a-t-il dit. Il n'osait sortir… tous les gens étaient fâchés… » (*APFM*, 9 décembre 1897, p. 126)

L'année suivante, le village de Baie-Saint-Paul acquiert le statut de municipalité au sens du Code municipal. L'heure est propice pour l'organisation d'urgents services publics et messire Ambroise discute et négocie avec le nouveau conseil. Il est à remarquer que, la plupart du temps, le mouvement vers le progrès est donné par et pour l'Hospice Sainte-Anne.

Par exemple pour l'aqueduc en 1894: monsieur Migneault de Québec dirige les travaux, mais, pour diminuer le coût de l'opération, le responsable et sa famille logent à l'hospice pendant toute la période. Le soleil d'été a tapé dur sur la tôle de la mansarde, les novices qui y logeaient ont sué abondamment sous leur bure lourde et chaude, mais la famille Migneault a joui d'un beau séjour à la campagne, les travaux ont été mieux surveillés et la municipalité a moins déboursé. Les *Mémoires* fourmillent de ces arrangements où les petites sœurs de l'hospice payent de leur personne une part de la note souvent ignorée. Au nom du bien commun, elles acceptent une foule de contraintes semblables avec d'autant plus de bonne grâce que, finalement, les hospitalisés bénéficient du progrès: « Notre Père a acheté un poêle avec appareil à eau chaude. Les ouvriers sont à le poser. Avant longtemps, nous aurons des cabinets à l'eau et une salle de bain pour chaque étage. » (*AFPFM*, 8 octobre 1894, t. II-B, p. 320)

Plus de confort pour les gens du village et pour le personnel de son hospice, messire Ambroise est vraiment heureux. Lors de ses retours après ses déplacements en dehors de la région, les choses se passent comme dans une famille où l'on s'aime bien: petit souvenir à l'un, nouvelle sorte de tabac pour l'autre et même gâteries pour tout le monde. Celles-ci proviennent soit de l'achat d'une chaudière de bonbons à Québec, soit d'un petit stratagème très Fafard. Il dit trouver plus d'argent qu'il ne croyait dans son porte-monnaie et il envoie le surplus, deux ou trois dollars, afin que la cuisinière fasse du sucre à la crème ou de la tire pour tout le groupe.

Advenant que sœur Anne et ses compagnes aient à définir comment la personnalité très forte du fondateur s'insère dans le tissu de leur vie, elles pourraient parler d'une trame d'exigences et d'une chaîne de bontés. Que ses exigences en arrivent à se supporter assez facilement, la cause peut se trouver dans la générosité des sœurs, dans leur volonté d'améliorer sans cesse la qualité de leurs services sans jamais faire sentir aux hospitalisés la pesanteur du fardeau qu'elles assument. Entre en cause plus qu'à son tour la finesse de la sœur Anne qui peut tout comprendre et tout faire comprendre:

> Il aime toujours à être le premier pour annoncer les nouvelles. C'est bien du moins qu'il ait cette consolation. (*AFPFM*, 10 octobre 1894, t. II-B, p. 322)
>
> S'il a trouvé cela de son goût, il en parlera plutôt aux étrangers [...]. C'est sa manière d'agir, il fait le muet lorsqu'il est content. (*AFPFM*, 16 avril 1894, t. II-B, p. 271)

Le père fondateur arrive en trombe et goûte à la soupe, mais il fait aussi installer un chaudron à vapeur. Il fait agrandir un jardin déjà pénible à entretenir, mais il achète un cheval et une voiture. Il bâtit une allonge à la grange et achète des animaux, mais il voit le jour de pouvoir enfin engager un fermier: «Il y aura là un domestique l'hiver prochain [...]. Je ferai construire en septembre une glacière convenable.» Ni la glacière ni le domestique ne seront de trop si l'on considère l'imposant achat du mois d'août 1895: «Vous avez peut-être appris que j'ai acheté dernièrement pour l'Hospice Sainte-Anne, cette ferme située en arrière de l'hospice qui appartenait à monsieur Auguste Simard? Elle coûte 2,600 $.» (*AFPFM*, 12 août 1895, t. III-A, p. 43)

C'est que, voyez-vous, les bénéficiaires augmentent sans cesse. Venant de la région, ils arrivent un à un ou par groupes de deux ou trois, et s'intègrent facilement:

> Nous avons plusieurs vieillards pauvres d'arrivés, entre autres deux vieux de Saint-Placide où nous allons quêter; ils sont âgés: l'un de 90 ans, l'autre 93. Tous les soirs, nous allons à tour de rôle veiller avec nos vieux et vieilles, pour jouer aux cartes. Hier soir, c'était le tour de ma sœur M.-Dominique et de ma sœur M.-Frédéric; elles étaient enchantées de leur soirée. (*AFPFM*, 3 novembre 1895, t. III-A, p. 52-53)

Sur cette question de l'intégration au milieu bien particulier qu'est l'hospice, le mouvement qui se dessine ne changera pas, l'état d'esprit qui se révèle demeurera toujours le même. Si tu es malingre, jeune, infirme ou à bout d'âge, si tu viens des alentours et que tu arrives seul ou avec un ou deux autres, tu seras bien reçu et le groupe initial te fera une place. Il te trouvera même une note personnalisante: « C'est un bon fumeur », « Il aime les animaux », « Il est bon du jardin ou bon des femmes », « C'est un gros mangeur et un chouenneux », « Elle est plus laide ou plus belle que Cédulie », « Elle est bien d'adon », « Elle est mal avenante », « C'est un enfant bien agité, un petit indigne ».

Cette facilité d'acceptation est compromise dès qu'arrive un groupe plus ou moins imposant:

> Il y a quelques jours, nous recevions une lettre du gouvernement nous annonçant que nous devions recevoir sous peu quelques nouveaux patients. Notre père supérieur vient d'acheter pour 600 $, couchettes, matelas, oreillers, etc. Huit de ces patients sont arrivés ces jours-ci, de l'Asile de la Longue-Pointe. (*AFPFM*, 19 novembre 1895, t. III-A, p. 54)

La réception de l'équipement suffit pour mettre en effervescence Cyprien et ses collègues bien installés dans « leur hospice » et qui ne veulent pas de ces gens qui arrivent d'ailleurs. De Saint-Michel-Archange, de Saint-Jean-de-Dieu, de Verdun, qu'importe, les gros contingents subiront de longues périodes de ségrégation et les propriétaires – car toujours les résidents de l'Hospice Sainte-Anne auront cette mentalité de tout y posséder – manqueront d'indulgence pour les qualifier: « Ils ne savent pas parler », « Ils ne s'habillent pas seuls et mangent mal », « Ce n'est pas leur place ici », « Ils ne sont pas fins comme nous autres ». La tâche de faire contrepoids à l'intolérance des résidents ne sera jamais facile pour les religieuses, elles devront y mettre le temps et le prix.

Il faut bien que les novices et les postulantes participent à l'œuvre, car les années 1890 passent sans qu'il soit question d'un gardien en service permanent auprès de la population asilaire. Les contraintes gouvernementales empêchent l'embauche que le simple gros bon sens juge indispensable:

« Pourquoi vous faut-il un gardien ? » a demandé le premier ministre. Notre père lui fit comprendre que ce n'était pas très convenable pour des religieuses, vu que ces idiots ne peuvent s'habiller seuls, ni se suffire pour certains besoins. Le premier ministre était bien de son avis, mais il lui dit de ne pas parler pour le moment d'un octroi pour le gardien. (*APFM*, 28 octobre 1897, p. 115)

Les besoins de nos malades et la bonne tenue de la maison demandent comme mesure de prudence de faire veiller une sœur toutes les nuits, à tour de rôle, de la première à la dernière... (*APFM*, en 1900)

Toutes ces exigences, tous ces surcroîts en arrivent-ils à faire déclarer au fondateur et à ses filles que c'est vraiment assez, que c'est même trop ? Non ! Messire Fafard revenant de Worcester ramène sans appréhender de refus ou de restrictions deux jeunes orphelins franco-américains qui désirent continuer leurs études. D'autres les suivront.

Vraiment, on est loin d'habiter une vallée endormie. Bien au contraire, puisque toujours une réponse positive fait suite à la question rituelle : – Dites, y a-t-il d'autre nouveau dans la baie ? – Sûrement !

Je suis fier de vous apprendre que lorsque vous reviendrez à la Baie-Saint-Paul, l'Hospice Sainte-Anne sera dépositaire d'un téléphone communiquant au presbytère et chez le docteur Morin. (*AFPFM*, 12 août 1896, t. III-A, p. 112-113)

Notre téléphone fonctionne il n'y a rien de mieux. Notre père se plaît à nous appeler pour nous chanter : « Lizette, ô ma Lizette... » ou bien « Beau Ciel... ». Rien de plus amusant et de plus drôle que de l'entendre ! (*AFPFM*, 29 septembre 1896, t. III-A, p. 128)

Il est rassurant de penser que le docteur Alfred Morin recevra ses appels directement et n'aura pas à multiplier ses déplacements sans nécessité. Devenu aveugle à sa première année de pratique, cet excellent médecin sait le nombre de pas qui séparent son logis de l'hospice.

La quête d'automne est d'une importance vitale pour cette maisonnée de plus de cinquante personnes se préparant à entrer en hivernement. Les revenus assurés par le gouvernement sont minimes car les véritables pensionnés sont toujours minoritaires, mais le fondateur voit poindre de meilleurs jours et, comme il convient, on lui laisse le plaisir de l'annoncer:

> J'ai été informé cette semaine par le gouvernement que celui-ci est décidé à nous accorder un nouveau contrat d'aliénés qui commencera à courir au premier janvier 1897, pour dix ans, pour le prix de 75.00 $ par année par patient, au lieu de 50.00 $ que nous avions auparavant. Comme vous voyez, c'est un grand progrès [...]. Cet hiver, nous avons vingt-cinq idiots ou idiotes pensionnaires. Je désirerais amener le Gouvernement à m'assurer un nombre certain de pensionnaires: au moins soixante [...]. Mais on ne gouverne pas le gouvernement... (*AFPFM*, 20 novembre 1896, t. III-A, p. 140)

Quand on s'appelle messire Ambroise, c'est en souriant qu'on écrit cette dernière phrase, puisque l'on sait fort bien que la présente décision gouvernementale est le fruit de ses représentations, de ses pressions, en un mot, « de sa gouverne ».

Pour le curé Ambroise, l'hiver n'est pas une morte-saison, bien au contraire. Des mots et des idées s'échangent et se frottent comme des pierres à feu: chutes et débits d'eau, dynamitage et barrage, usine et turbine, watts et kilowatts. Se multiplient aussi les consultations et les correspondances, le jeu des transactions à faire et des parts à acheter ou à vendre. Finalement, à l'été: « Et la lumière fut! »

> On est à poser l'appareil électrique qui devra éclairer l'Hospice Sainte-Anne depuis le portique jusqu'au lavoir. (*APFM*, 17 juillet 1897, p. 85)
>
> On a fait fonctionner l'électricité hier pour la première fois. La lumière n'a pas brillé partout... Monsieur Pagé répare aujourd'hui le défectueux. (*Ibid.*, 13 août 1897, p. 91)
>
> L'électricité remplace tout de bon les lampes. (*Ibid.*, 16 août 1897, p. 92)

L'eau courante, les trottoirs, le téléphone, l'électricité, en un mot les grandes commodités de la ville dans le cadre le plus rural qui soit, un cadre à conserver et à exploiter: la bonne terre où se poser les pieds, où se plonger les mains, avec laquelle il devient possible de lier une apaisante amitié. Pendant que certains savants usent leur esprit et leurs forces vives à vouloir apprivoiser la terre, il se trouve que la vraie conquête est à la portée des cœurs simples, des gens sans prétention, des vrais sages réalisant l'importance de se laisser tout bonnement apprivoiser par la terre. C'est ce contact, cette saine familiarité que le père fondateur et les filles de François d'Assise ambitionnent pour les résidents de l'Hospice Sainte-Anne capables de s'activer au dehors. Voilà ce qui explique l'achat de propriétés foncières, voilà ce qui explique l'addition de rectangles, de carrés, de triangles permettant à l'hospice de respirer par tout le sol des alentours.

Toujours il est question de ce travail en groupe qui vitalise et valorise, toujours il est question de ce partage qui donne plus de saveur et plus de prix aux choses:

> Tous les pommiers plantés par notre père sont repris... Il nous conseille d'engager un jardinier à l'année. Notre père veut encore se procurer un séparateur pour la laiterie, laquelle a produit, en deux mois, 480 lbs de beurre. Ce beurre est dépensé par notre maison et nous en fournissons chez notre père et son employé. Notre mère veut en envoyer une petite jarre aux S. Grises de La Malbaie qui ont la bonté de nous recevoir si souvent et qui ont du bien mauvais beurre. (*Ibid.*, p. 98-99)

Le beurre que l'on baratte soi-même est toujours le meilleur et constitue un cadeau de choix en motte, en jarre ou en tinette. Cela, chacun le sait bien et chacun sait encore que le beurre y perd en saveur si on ne l'étend que sur son propre pain.

On est maintenant au 25 juin, « l'été est jeune » et cependant toute la maisonnée s'offre déjà un pique-nique sur la batture. L'ineffable cuisinière qu'est sœur M.-Égide d'Assise ouvre le trésor de ses réserves de crème et de sucre, elle aligne les tartes, empile les boîtes de galettes:

> On charge 2 voitures de tous ces comestibles auxquels sont joints chaudrons, gobelets, assiettes, ustensiles… des patates, un grand canistre d'eau potable, puis […] Joseph dans sa chaise, pépère Claude et sa chère vieille, et tous les autres, tant qu'il y a de la place dans les lourdes charrettes. On a collationné, dîné, collationné encore et soupé sur la mousse… Notre père sup. arrivant de Montréal par le bateau, a voulu voir la joie de tous ses enfants […]. Notre mère préparait les tartines de la collation au diner et du dîner à la collation, elle n'eut guère le temps de faire autre chose. À 5 hrs, le retour. Tous sont fatigués, brûlés par le soleil, mais prêts à recommencer bientôt, s'il plaît à Dieu. (*APFM*, 25 juin 1897, p. 81)

Mais, plus avide que les loups et les coyotes, la tuberculose rôde dans la vallée et, à tour de rôle, les petites sœurs vont soigner et veiller des malades à domicile, assurant leurs services bénévoles jusqu'à l'ensevelissement et la garde funèbre. Il n'est pas de semaine où l'annaliste ne doive noter, avec une douce compassion, que dans telle rue du village « il y a une belle jeunesse qui vomit le sang », que telle « jeune mère de famille s'en va de langueur », que la peur et la désespérance s'installent ici et là. « Le docteur Morin ne voit que consomption partout autour de lui », écrit le père Fafard en mettant en lumière la voyance de cet aveugle qui, bénévolement et jour après jour, se porte à l'écoute des bruits de sa maison de santé, sensible à l'écho des plaintes ou de la toux, détectant les râles des jeunes poumons, attentif aux vieux cœurs battant la chamade. On peut dire, à son honneur, que cette année 1897 est moins terrible à l'intérieur de la grande maison de briques rouges que partout ailleurs dans la baie.

La fin de septembre suivant amène la visite annuelle officielle du surintendant de l'asile de Beauport, le docteur A. Vallée. Ce dernier n'a pas choisi son jour, puisqu'il surgit précisément alors qu'avant les premiers froids « on est à monter et à miner les poêles dans les salles ». Quant au dénombrement, il est vite fait : quarante-quatre patients dont treize sont des enfants. La totalité est loin d'être à la charge du gouvernement car les tournées de quête du printemps et de l'automne fournissent très souvent l'occasion de ramener des cas de misère extrême dont l'admission ne se discute pas. La famille compte en plus quatre dames et deux hommes pensionnaires privés. Le personnel religieux se chiffre pour sa part à une vingtaine pour assumer un service qui dépasse de beaucoup les limites de la maison.

Le surintendant se montre satisfait de son inspection. Pour sa part, messire Ambroise demeure conscient de ce qui reste à faire. L'automne lui permet d'atteindre un autre objectif qui lui tient particulièrement à cœur, à savoir l'obtention du bill privé : Loi constituant en corporation l'Institut des Petites Franciscaines de Marie (61 Victoria 1897). Ce résultat est le fruit de démarches amorcées dès avant juin 1896. Le fondateur se réjouit d'un document qui, tout en assurant plus de sécurité à sa communauté, est nécessaire à une décision personnelle qu'il veut prendre au cours des prochains mois.

En attendant, il s'agit de vivre la fin de l'automne et le début du jeune hiver, cette période reconnue favorable aux travaux d'intérieur, particulièrement au filage et au tissage. Impressionnant :

> Depuis à peu près un an, il y a eu 210 aunes d'étoffes faites au métier : 20 aunes de flanelle grise pour chemises des idiots, 19 aunes de tapis de laine pour le sanctuaire, 31 aunes de flanelle à carreaux pour chemises d'hommes, 21 aunes de gris-bleu, 25 aunes de catalognes pour les tapis du parloir, 25 aunes d'étoffe pour robes de nos patientes, 12 aunes de même tissure sur chaîne verte pour gilets de garçonnets, 1 pièce de 35 aunes de flanelle à carreaux gris, noirs et blancs, pour jupes des vieilles, est actuellement sur le métier. Il y aura aussi des jupons de laine défaite pour les filles. (*APFM*, 13 décembre 1897, p. 134)

Messire Ambroise sait apprécier « la belle ouvrage ». Quant à son objectivité sur le jugement des pièces et de leur beauté, il est bon de ne pas oublier « son faible » pour la couleur rouge... « Notre père [...] vient porter des coupons de coton, qu'il a achetés, ainsi que quelques verges de coton rouge. Il veut qu'il y en ait, de ce bon coton rouge, un peu partout. Ce qu'il aime le rouge, le bon père ! » (*Ibid.*, p. 134-135)

Et les sœurs de s'amuser à noter qu'il n'y a aucun rapprochement à faire avec sa couleur préférée en politique. Il demeure loin de partager le fanatisme d'une résidente de son hospice : « Mémère Morin, la vieille de cent ans et plus, est si ardente libérale qu'elle a ôté son scapulaire bleu et ne veut pas le remettre. » (*APFM*, 8 octobre 1897, p. 106)

L'hiver s'annonce plus froid quand l'automne n'apporte aucun des paiements qu'on attendait. Heureusement qu'au-delà de toute faveur ou défaveur politique il reste le recours à Celui qui est présent partout où les malvenus sont assistés, partout où les faibles sont défendus :

> C'est un peu inquiétant. La pension des malades aux frais du gouvernement n'est point encore payée, ce qui est contre l'ordinaire, et on oblige de plus notre père de monter à Québec. Est-ce pour restreindre notre contrat ou le détruire ? Dieu le sait, et libéraux ou conservateurs, tous sont dans Ses mains divines. (*APFM*, 21 octobre 1897, p. 109)

Les gens du gouvernement ont peut-être oublié l'adresse, ces choses-là arrivent… Pourtant non ! Puisqu'ils envoient un petit garçon juste avant la fermeture de la navigation : – Bonjour Cléophas ! On arrivera bien à te faire une place pour dormir, pour manger, même pour être « catiné bercé » comme dit Cyprien, viens[5] !

---

5. Ce « viens » est l'invitation affectueuse que François d'Assise, qui lui parle « comme une mère à son enfant », adresse à Léon, son compagnon des premiers jours. François d'Assise, « Lettre à frère Léon », *Œuvres*, Paris, Albin Michel, 1959.

CHAPITRE 5

Voie et passage

Car tu n'as rien deviné de la joie si tu crois que
l'arbre lui-même vit pour l'arbre qu'il est,
enfermé dans sa gaine...
Que croirait l'arbre de soi-même.
Il se croirait racines, tronc et feuillage.
Il croirait se servir en plantant ses racines,
mais il n'est que voie et passage...

Antoine de Saint-Exupéry

Qu'en est-il de ce coin de pays qui nous intéresse? Quels sont ces trois arbres qui se détachent dans le paysage? L'Hospice Sainte-Anne semble encore un arbrisseau fragile et frileux, mais, l'important, c'est le courage avec lequel il disperse constamment et enfonce profondément ses racines dans la terre froide, dure et rocailleuse. Il supporte bien le vent de l'adversité et pousse droit. C'est déjà un brave petit arbre qui veut vivre et grandir.

Quant aux sœurs brunes, elles semblent avoir, grâce à Dieu, toutes les chances de survie. Leur communauté est une branche d'érable greffée sur l'Arbre séraphique, arbre plusieurs fois centenaire planté sous le ciel d'Ombrie en 1209 par François d'Assise.

Pour ce qui est de messire Ambroise, c'est un chêne qui a résisté à toutes les bourrasques et essuyé toutes les tempêtes, un chêne qui a relevé tous les défis et qui a protégé bien des nids, un drôle de chêne dont l'ombre maintenant se dessine en forme de croix, un chêne qui s'élève avec une telle ardeur qu'on se demande parfois s'il n'est pas à se faire des racines par en haut.

Tel est ce coin de paysage charlevoisien présentant trois arbres dont aucun ne vit pour lui-même et qui ne sont véritablement que « voie et passage ».

Par cet hiver de 1898, une vague de maladie fait frissonner la baie entière : maladie chez les religieuses, maladie chez les paroissiens de tout âge et de toute condition, maladie du vicaire Rouillard qui astreint le curé au cœur usé et aux membres rhumatisants à braver les distances et le froid. « Il est obligé d'aller aux malades dans les rangs les plus éloignés par des temps et des chemins affreux. »

Les choses s'améliorant un peu, la fin de février ramène les jours gras. Pour les sœurs, c'est l'annonce d'un carême rendant les exigences plus sensibles à des épaules accablées. Les pensionnaires ne voient pas plus loin qu'une heureuse association sucrée se rattachant au Mardi gras. De fait,

> À 11 hrs, notre R.P. Supérieur nous donne congé par téléphone et dit de faire de la tire [...]. Le dîner retarde un peu, car notre mère [sœur Anne] qui s'est occupée de faire la tire, est occupée avec sœur Alexis chez les enfants. Les patients ont leur part, les pensionnaires aussi ; et quand tous sont servis, les sœurs prennent leur réfection à leur tour. (*APFM*, 22 février 1898, p. 22)

En accueillant messire Ambroise à la communauté après le dîner le même jour, aucune des sœurs professes ne se doute de la gravité de l'heure. Le bill privé érigeant la communauté en corporation a préparé le geste que le curé fait aujourd'hui. Dépliant un grand papier, il lit et explique longuement le projet d'acte de donation qu'il fait de ses biens à la communauté des Petites Franciscaines de Marie :

> [Il] a légué tous ses biens [...] pas à l'hospice, <u>mais aux sœurs</u> [...]. Cette donation est <u>irrévocable</u> et sans restriction aucune ; nous sommes étonnées de voir que cela soit arrivé de la manière la plus spontanée de sa part. Ce bon père dit qu'il était content de nous donner tous ses biens, et qu'il y aurait déjà longtemps que ce serait fait, mais qu'il ne le pouvait avant aujourd'hui, puisque nous ne pouvions posséder sans être incorporées [...].

> Tout en donnant ses biens, il aurait bien pu se réserver le droit de revenir, si quelque chose survenait avant son décès; ou bien encore faire comme les pères de famille lorsqu'ils donnent leurs biens à leurs enfants: ils restent maîtres et propriétaires jusqu'à leur mort. Ce bon père dit que tout ce qu'il pourrait acquérir à l'avenir jusqu'à son décès sera pour sa communauté et la nôtre. (*AFPFM*, 25 février 1898, t. III-C, p. 264)

À l'intérieur de l'hospice, c'est la vision renouvelée d'un plus grand défi à relever. En effet, chaque nouveau cas présente un problème de plus: incapacité de manger seul, incontinence, agitation incontrôlable, etc. Chacun réclame avidement sa part d'attention, de soins et d'affection. Ainsi, il y a Cyprien qui est très malade. Affligé d'une dysenterie, il se plaint à tout venant de «cracher le sang», il prédit sa mort, s'assure que sœur Alexis, son infirmière, le pleurera et il pleure à la pensée qu'il sera pleuré. Il y a encore mémère Desbiens, très fragile des poumons et dont l'état nécessite de multiples soins, elle révèle à sa soignante qu'elle fait sa part pour guérir: «Afin de ne pas avoir mal aux *broncheries*, j'ai tapissé mes caleçons en ouate blanche.»

Il y a les grands malades avec leur personnalité qu'il faut respecter, il y a les grandes maladies avec leurs appellations pour le moins originales, il y a encore les interventions courantes: «Monsieur le docteur [Eugène] Guillemette vient extraire des dents aux S.S. et aux patients... pour des prières. Il en extrait 25.» (*APFM*, 19 avril 1898, p. 57)

À l'abri de toute monotonie dans les tâches qui s'imposent à elles, les généreuses femmes que sont les sœurs de l'hospice acceptent d'un cœur simple qu'on exploite leur disponibilité de façon quasi abusive. Avec la même simplicité de cœur, elles accueillent les brèves éclaircies qui permettent de reprendre souffle. Heureusement qu'elles ont cet équilibre, car, écrivent-elles, «le père Fafard est plus entrepreneur que jamais, nous ne sommes pas tranquilles une seule journée et nous nous sentons impliquées dans toutes ses entreprises». Rien ne vaut un calendrier de ses activités pour saisir le rythme du constructeur:

- Demain, 13 juin 1898, j'ouvre le chantier pour la nouvelle bâtisse.
- Samedi soir, le 25 juin, le solage de notre nouvelle bâtisse sera terminé, s'il ne pleut pas.
- À la fin de la semaine, soit le 9 juillet, toute la charpente sera debout et la couverture en bardeaux sera prête à commencer.
- Aujourd'hui, 29 sept. 1898, ma grande bâtisse nouvelle est terminée. Je claire mes ouvriers ce soir. L'extérieur est complètement terminé, peinturé de trois couches. À l'intérieur un étage est complètement terminé. J'en ai assez de cela pour des années. Les autres étages se termineront à demande selon le besoin. Tout le monde de la baie est émerveillé de cette construction.

Il y a réellement place à l'émerveillement devant un tel échéancier qui n'accorde aucun répit et ne tolère aucun obstacle. Il est vrai qu'à la baie: «Il n'y a pas tant de cérémonies à observer ici qu'à Worcester. On ne connaît pas les architectes étrangers, ni des approbations de la ville, ni les soumissions des contracteurs. Tout se passe sans discussion au bureau du curé.» (*AFPFM*, 2 juillet 1898, t. III-C, p. 296)

Grâce à cette façon de fonctionner, la maison Saint-Antoine peut, à plus ou moins long terme, recevoir soixante hospitalisés. «Aujourd'hui est le dernier voyage du bateau. Toutes les goélettes sont venues pour la dernière fois. Elles entrent en hivernement définitivement [...]. Tous nos approvisionnements d'hiver sont arrivés. Il ne reste plus que les boucheries à faire et ensuite à dépenser pour jusqu'au premier mai.» (*AFPFM*, 11 novembre 1898, t. III-C, p. 331)

Cette sécurisante condition matérielle remplie, messire Ambroise et mère Anne concentrent leur attention et tracent des lignes d'avenir sur de grandes pages blanches. Maintenant que les pauvres sont logés, «notre père fait les plans de la future chapelle et du futur monastère». Ce travail d'application n'arrête pas la vie et supporte le bruit, ce qui est bien important, car «[...] depuis la Toussaint, les ouvriers de Vézina posent une buanderie à vapeur et certaines autres augmentations utiles». Cette réalisation couvre les longs mois d'hiver et il faut attendre le 8 mars 1899 pour mettre en service une machine à laver de 1 500 $ et, sur la même puissance de vapeur, une énorme chaudière à soupe de 90 $. Ces installations très coûteuses pour l'époque se révèlent extraordinairement fonctionnelles :

> Notre nouveau système de lavage fonctionne très bien. Pour vous donner une idée, le lavage de tout le personnel de l'hospice et du presbytère se fait dans une demi-journée. Ce sont ma sœur assistante et nos sœurs Marie-Amable-de-Jésus et Marie-Claire-d'Assise qui font le lavage et deux autres sœurs étendent le linge. Dans l'après-midi pour ne pas perdre de vapeur ni de feu, ma sœur assistante [Égide] fait deux brassées de savon mou. Chaque lundi nous en dépensons beaucoup : une brassée pour quatre lavages. Lundi dernier, après avoir lavé depuis sept heures du matin jusqu'à une heure et demie de l'après-midi, elle a teint vingt-cinq livres de laine et a fait une brassée de savon dur [...]. J'oubliais de vous dire qu'avec tout cela, elle a fait de la soupe pour deux jours. Comme vous voyez, cette machine est une perfection... (*AFPFM*, 29 avril 1899, t. III-C, p. 381)

Les meilleures installations du monde facilitent le travail et le rendent moins pénible, mais elles ne peuvent rien contre des soucis qui s'additionnent et se multiplient. Même si l'augmentation du personnel hospitalisé se fait trop lentement au gré du fondateur, un phénomène est à noter : alors que les pensionnaires âgés de la première heure s'endorment doucement l'un après l'autre, ils sont remplacés par des sujets plus difficiles et plus handicapés qui perturbent le climat de la maison et déplacent les problèmes. Ainsi, Marie de la Veuve multiplie ses fugues, elle disparaît en catimini sous prétexte de « prendre un peu d'air frais, la nuit... » Lorsqu'elle revient, après des heures de fantaisie pour elle et d'inquiétude pour sœur Alphonse, rien n'est moins frais que son humeur et son apparence. Un vieux monsieur, arrivé depuis deux jours, s'installe sans histoires jusqu'à ce qu'un voisin l'informe de la nature de cette pension où il commence à se trouver bien : « Vous êtes aux loges[6]... »

6. À la demande de Mgr de Saint-Vallier, les Augustines de l'Hôpital général de Québec font aménager dans l'établissement, en 1717, quatre loges pour la réclusion des

L'effet est subit, le vieillard s'enfuit dans la forêt. Que seulement il revienne, il se trouvera bien une petite sœur qui l'apprivoisera, mais, en attendant, « personne pour ramener le fugitif… pas un homme valide dans la maison ». Les enfants que l'on amène sans crier gare, à peine habillés et très souvent roulés dans une vieille couverture, ont à leur compte de faire dangereusement baisser la réserve de lingerie : « On ne fournit pas de faire des vêtements que ces pauvres êtres déchirent à qui mieux mieux… » Que l'on ajoute à cela la presque totalité des lits qu'il faut changer tous les matins et les intolérables paillasses humides qu'on ne finit plus de renouveler.

Heureusement que c'est jour après jour que se vit la vie. Toutefois, on aurait tort de croire que le travail et les soucis dressent un mur gris-ardoise devant le soleil et le printemps… que non ! En ce dimanche du 23 avril 1899, se déroule la rituelle fête du « sucre du pays », de la tire, des croquettes sucrées pour tous, jeunes et vieux. La célébration du printemps se renouvelle pour la dixième fois et l'on peut considérer que la tradition en est établie à l'hospice. Comme en pareilles circonstances, messire Ambroise chante, raconte les mauvais tours qu'il s'est permis « au temps de sa jeunesse folle », mime les excentricités de certains personnages marginaux qu'il a connus, etc. Pourquoi faut-il qu'une sorte de vision prémonitoire se dessine alors que le soir et le silence reprennent leurs droits : « Personne n'est nécessaire sur la terre dit, durant la veillée, le père Fafard. Quand le bon Dieu veut faire son œuvre, il se choisit un instrument, et cet instrument, lorsqu'il n'en a plus besoin, il le met de côté, comme un ouvrier laisse de côté l'outil qui ne lui sert plus pour en prendre un autre. » (*APFM*, 23 avril 1899, p. 155)

Ces paroles du père sont ressenties comme une pinçure au cœur, elles résonnent telles les premières mesures d'un chant de partance et, sans cesser de cultiver l'espérance, chacune se fait plus attentive aux signes avant-coureurs : « Le père est malade… », « Il

---

« femmes dérangées dans leur esprit », puis quatre autres, en 1720, à l'intention des « fols de sexe masculin ». Ce mode d'internement, courant partout en Occident au XVIIIe siècle, est étendu ensuite à Montréal puis à Trois-Rivières. Dès le début du siècle suivant, il fait l'objet d'une critique généralisée. Mais il faut attendre l'ouverture de l'asile de Beauport, en 1845, pour que l'ère des loges soit complètement révolue. M. PORTER, p.f.m., *Mille en moins*, *op. cit.*, p. 11-13.

prend l'apparence d'un vieillard», «Il est moins alerte», «Chaque sermon, chaque entretien prend tonalité de testament spirituel.»

Messire Ambroise, maître à bord après Dieu, prévoit que la main frêle de sœur Anne devra bientôt prendre le lourd gouvernail et, une fois encore, il la dirige dans le chenal semé d'écueils des affaires temporelles: «Notre père fait préparer le rapport et le compte du gouvernement, d'après ses instructions. Il dit comment s'y prendre.» (*APFM*, 30 juin 1899, p. 169)

Juillet s'annonce dur, très dur pour toute la vallée! Le père est malade depuis longtemps déjà, mais, phénomène nouveau, ses courageux stratagèmes pour voiler la situation ne jouent plus. Soudainement, les paroissiens prennent conscience que, pendant dix années de ministère, le curé Fafard a réussi un programme d'action surpassant tous les rêves d'une vie d'homme. Rassemblant leurs connaissances et conjuguant leurs efforts, les deux docteurs Simard, père et fils, et le bon docteur Morin tentent l'humainement possible pour soutenir le cœur qui n'en peut plus et enrayer la gangrène qui s'attaque aux membres inférieurs. Tout un renfort de prière pénètre le presbytère où la présence de sœur Égide enveloppe gens et choses d'un halo de confiance sereine, de paisible bonté. Elle est là, chaleureuse et attentive, avec ses talents de guérisseuse, avec le secret de ses tisanes qui calment la douleur et appellent le sommeil.

Tour à tour, les ultimes messages s'enregistrent. Monseigneur Michel-Thomas Labrecque se souviendra que le jeune arbre qu'est l'institut a besoin d'être protégé, il retiendra combien il est pénible à ce bon serviteur de renoncer au désir de bâtir une Maison-Dieu jouxtant la demeure des pauvres. Édouard, le frère aîné, curé de Saint-Joseph-de-Lévis, accepte de se porter garant de tout l'amour d'Ambroise pour ces jeunes femmes qu'il a fait s'engager par des chemins étroits vers la plus rude des montées. De la «petite dernière arrivée» du postulat jusqu'aux méritantes pionnières, le père voit défiler à son chevet toutes ses filles, douceur de ses yeux. Chacune lui apporte ce que permet une profonde douleur: qui un courageux sourire disant merci, qui une rivière de perles glissant le long des joues, qui un indéfinissable regard. Pour assurer la vie de leur communauté et la qualité du don d'elles-mêmes à leurs frères humains, les courageuses femmes captent les mots de passe résumant l'essentiel : fidélité, unité, humilité, charité, derniers tressaillements sur lesquels s'arrête « ce cœur qui n'a battu que pour Dieu et les pauvres, ce cœur qui a tant souffert des hommes et des choses ».

Il est une heure et demie de la nuit, c'est samedi le 12 août, fête de sainte Claire[7]. À travers les larmes embrouillant le regard des pauvres, des parents, des paroissiens et des sœurs, se peut-il que le soleil du matin irise un grand chêne poussant ses racines dans le ciel, un arbre ayant accepté de n'être que « voie et passage » ?

---

7. Originaire d'Assise tout comme François, Claire a été la première femme à partager le charisme de celui-ci. Elle fut aussi son soutien spirituel, en ne cessant de l'encourager et de le conseiller dans sa mission fondatrice de l'Ordre des pauvres Dames, au Clarisses.

CHAPITRE 6

Figure de proue

La tâche que tu n'as pas demandée est si grande
que le refus est aussi impossible que l'orgueil.

Paul Claudel

Tel que stipulé, les meubles et les articles personnels de messire Ambroise sont transportés à l'Hospice Sainte-Anne où ils ouvrent le précieux dépôt des souvenirs de famille. Dans la personne de l'abbé Joseph Dumas, la paroisse aura son nouveau pasteur. Mais qui prendra la gouverne de l'hospice ? Nulle autre que sœur Anne depuis toujours à la fine pointe d'avant, véritable figure de proue. Bien qu'elle soit sûre de l'appui de son conseil, la tâche devant elle se dessine hors mesure et s'impose hors refus.

Confiant en toute simplicité combien profondément elle est blessée par le départ du père, la jeune femme ne se doute pas qu'elle renseigne, par le fait même, sur le sérieux de sa préparation à une intelligente prise en charge de l'institution : « Il n'y a pas de paroles pour exprimer toute ma peine [...]. Moi, jamais je ne l'ai quitté, jamais je n'ai cessé d'être sous sa surveillance, non seulement pour le spirituel, mais pour le temporel, pour ma conduite extérieure. » (*APFM*, extrait d'une lettre de novembre 1899, p. 197)

Sœur Anne restera toujours marquée par cette formation intensive de dix années à l'école d'un maître intransigeant, formation qu'elle apprécie particulièrement à cette heure où pèse sur elle le règlement de la succession.

Dans une famille comme celle de l'hospice si étroitement dépendante d'un budget plus que précaire, il faut bien se garder de minimiser les affaires courantes. Plus souvent qu'autrement, elles font appel à la foi vive et pénétrante des fondatrices jusqu'à ce que cette foi bouscule le fil des événements par des signes prodigieux, pour ne pas dire miraculeux. La seule énumération formerait le plus riche bouquet de *fioretti*[8]. « En ce temps-là », ayant cédé quelques marchandises sèches pour la somme de 28 $, le marchand avait bien dit qu'il attendrait. Se ravisant tout à coup, il réclame son dû. La caisse de sœur Anne est si vide qu'on arriverait difficilement à former la somme de 1 $; il attendra. Huit jours après revient la sommation plus brève et plus agressive. Cette fois, le trésor communautaire se chiffre à trois dollars. « Prions bien, dit sœur Anne en partant pour les matines. Il nous faut cet argent ce soir ! » L'office divin à peine commencé, la cloche du parloir annonce une visiteuse de Saint-Alphonse de Chicoutimi venant remercier pour des prières. Et madame acquitte une promesse en tendant vingt-cinq dollars. S'ajoutant à trois dollars, cela fait bien vingt-huit, n'est-ce pas ?

Allons-y d'un autre fait : « Notre mère reçoit un compte de 400 $ dont on exige immédiatement le paiement… Quel moyen prendre pour trouver un tel montant ? Notre mère [Anne] recommande l'affaire à saint Joseph[9]… et nous prions. Monsieur le curé Dumas lui apporte cinq cents piastres… » (*APFM*, 26 et 27 décembre 1899, p. 199)

L'argent, dur métal et dure réalité, paralyse souvent les entreprises apostoliques en fixant les théories et les plans aux deux uniques dimensions de feuilles de papier plus ou moins longues et plus ou moins larges. Pour « faire prendre hauteur » aux théories et aux plans, pour assurer la troisième dimension, il faut recourir à l'indispensable prière et à l'invincible foi. C'est bien ce que pense sœur Anne en s'arrêtant devant les projets de chapelle et de monastère. Le père Fafard, qui les a tracés, rêvait d'une construction à court terme, mais il est parti sans faire connaître le filon conduisant aux ressources qu'il escomptait. Dans la plus extrême pauvreté des

---

8. Les *fioretti* sont un recueil de petits récits merveilleux paru au XIVe siècle sur la vie de François d'Assise et de ses premiers frères.

9. En christianisme, Joseph est le père adoptif de Jésus, et le pourvoyeur de la Sainte Famille. Les familles croyantes, tout comme les communautés religieuses, ont l'habitude de l'invoquer pour lui demander son aide dans les affaires d'argent.

moyens voilà que, sur la ligne imprécise séparant la présomption de la confiance s'inscrivent les mots suivants: « Monseigneur cependant me conseille de faire faire les fondations de suite [...]. Il bénit les travaux et souhaite plein succès. » (*APFM*, lettre de novembre 1899, p. 197)

Où trouver des fonds pour un projet de si grande envergure quand il faut déjà faire honneur aux emprunts antérieurs? Le secours vient de la rive sud. « Monsieur le curé de Saint-Joseph de Lévis, rév. Éd. Fafard [...] nous aide d'une autre manière en nous procurant de l'argent à emprunter de ses paroissiens, et cela, à 4 % et sur simple billet promissoire. Par ce moyen, nous remettrons les emprunts de notre père qui étaient à 6 %. Cela nous soulage beaucoup. » (*Ibid.*)

On peut dire que l'hospice fait encore figure de famille où l'on retrouve de tout: des vieillards qui aiment parler, fumer, jouer aux dames ou aux cartes, des hommes et des femmes dans la force de l'âge ayant le goût de travailler alors que d'autres bercent leurs rêves et ne tolèrent pas qu'on les en tire, des garçonnets et des fillettes imposant leur exubérante présence dès que les cours sont terminés au couvent ou à l'Académie, des enfants débiles ou impotents ou hyperactifs ou épileptiques qui ne sauront jamais grandir. Si l'on ajoute le nombre des personnes en visite, les plus ou moins longs stages des malades du Cap ou des rangs venus se rapprocher du médecin, la vie est intense et la monotonie, hors de question. Même le personnel soignant est sans cesse revitalisé par l'addition de jeunes recrues. Au cours de la seule année 1899, plus de douze postulantes nouvelles promènent un vent de jeunesse et un souffle d'espérance dans la maison. La qualité de leur joyeuse donation, la résistance de leur santé, la souplesse de leur adaptation, leur volonté de suivre le Christ sur le chemin tracé par François, autant de conditions qui sélectionnent les sujets en disposant un certain nombre à recevoir « le sacrement de se donner sans jamais se reprendre ».

C'est donc une population assez imposante que décembre conduit vers la mélodie de Noël retrouvé, alors que le dernier jour de l'année déclare les statistiques suivantes: 49 pensionnaires du gouvernement, 10 pensionnaires privés, 22 pauvres, soit 81 personnes auxquelles il faut ajouter les religieuses et l'aumônier. Tout ce monde passe doucement d'un siècle à l'autre et, le 1er janvier 1900, sœur Anne est plus que jamais consciente de l'étendue des responsabilités transmises : « Tous les protégés et les filleuls de notre regretté fondateur viennent ce soir auprès de notre mère, qui remplace pour chacun le cher parrain disparu. » (*APFM*, 1er janvier 1900, p. 1)

Chez la jeune supérieure et ses compagnes, les limites de la disponibilité reculent sans cesse. Ce sont des femmes qui ne s'étonnent de rien, ne jugent pas et comprennent tout. « Sœur Anne, il y a un homme ivre au parloir ! », voilà une simple phrase qui résonne souvent. Car, dans ce dur pays, les travailleurs de la forêt ont leur recette spéciale pour lutter contre l'ennui et le froid. Les hommes de la mer ont recours à la même médecine et sœur Anne en sait quelque chose, elle qui revit en pensée son dernier voyage de l'automne : le bateau accoste à la cage et l'on doit prendre la chaloupe pour se rendre au rivage, mais les rameurs sont ivres et leurs manœuvres malhabiles font s'éloigner la batture. À ses expériences personnelles s'ajoutent les pénibles confidences des épouses et des mères lors des visites aux malades et des quêtes à domicile. Les alcooliques et les ivrognes ont vite appris le chemin de l'hospice, où ils peuvent compter sur quelques jours d'hébergement.

La succession réglée, il reste les charges d'un monastère et d'une chapelle à construire, projet qu'une longue pièce de bois jetée là sur un vaste terrain vacant tient en constante mémoire :

> Un charitable paroissien se rend à l'invitation de monsieur le curé, en apportant une pièce de bois sur le terrain de notre future chapelle. C'est monsieur Xavier Cimon qui, malade depuis quelque temps, a voulu faire cette charité, qui lui coûte double, puisqu'il a dû payer un homme deux jours pour aller avec lui au bois, afin d'apporter la première pièce de bois pour la chapelle. (*APFM*, 24 février 1900, p. 18-19)

De la première pièce de bois à la croix de fer pointant le ciel, l'aventure de la construction de la chapelle est vertigineuse. Il y a d'abord les inévitables batailles de terrains. Construire en haut ou construire en bas ? En bas, il faudra bâtir sur pilotis, ce qui se traduit par un lourd investissement sous terre avant de commencer la véritable construction. Ce choix étant retenu malgré tout, les résidents auront mille chances de tenir en éveil leur intérêt : le creusage, la pénétration laborieuse des onze cents pilotis, la mouvance perpétuelle des hommes de métier et des bénévoles, l'arrivage des matériaux, l'immense maison qui prend forme et, au milieu de toutes ces choses et de tout ce monde, la petite mère Anne qui encourage, surveille, joue le rôle de maître d'œuvre, de paie-maître en relation directe avec la Providence, de modératrice et d'arbitre. Autour d'elle, les sœurs professes s'appliquent à faire baisser les coûts en acceptant de céder leur lit, de préparer et de servir les repas afin que les salaires des ouvriers soient diminués d'autant. Enveloppées dans leurs vieux tabliers bleus délavés, une trentaine de jeunes postulantes et de blanches novices forment une équipe d'aides-manœuvres plus qu'efficace :

> Hier nous avons cordé seize mille briques. Il faut en faire autant aujourd'hui. Toutes retournent avec le même zèle, le même entrain, la même gaieté, et cela, jusqu'à 8 hrs du soir. Plus d'une fois le sang coule des mains écorchées des petites novices comme des professes. On les enveloppe de bandelettes et on continue. (*APFM*, 12 juillet 1901, p. 171)

Elles en auraient pourtant assez de suffire aux besoins de l'hospice et aux besoins du village « où il y a toujours quatre ou six sœurs visitant les malades », où la mère Anne répond aux cas de misère plus profonde en « entamant » le pauvre repos de ses trop courts dimanches. Et même qu'il s'en trouve pour lui faire de la peine « en mesurant la richesse des communautés sur la grandeur des maisons ». Mais une lettre circulaire fait le tour des paroissiens pour « enligner » le monde sur ce sujet :

> C'est un grand avantage pour la paroisse et il ne faut pas l'ignorer. 24 personnes de la Baie-Saint-Paul sont logées, nourries, entretenues à l'Hospice Sainte-Anne sans qu'il en coûte rien à la paroisse. Une centaine de familles, pauvres et malades, ont été visitées et secourues à domicile. [...] Les dimensions de cette chapelle que

> l'on bâtit ont surpris et effrayé bien des gens. Mais remarquez que ces bâtisses sont tout à l'avantage de la paroisse. C'est d'abord pour pouvoir loger un plus grand nombre de pauvres ou de patients. Le va-et-vient continuel d'étrangers qui viennent à l'hospice, surtout en été, apporte déjà à la paroisse un certain profit. [...] Ces constructions mêmes ont été à l'avantage de la paroisse, car sur 4 000.00 $ qu'elles ont coûtées jusqu'à aujourd'hui, plus de $ 3 000.00 piastres sont restées dans la Baie-Saint-Paul partagées entre les ouvriers, fournisseurs, etc. [...] Les 4 000.00 $ dépensées ont été fournies par des étrangers et sont restées dans la place. (*APFM*, 16 novembre 1900, p. 106-107)

Pendant que les excellents ouvriers Charles Guillemette et Pamphile Boivin exécutent le difficile projet de l'architecte Eugène Talbot, les gens positifs trouvent une nouvelle raison d'espérer. Le temps est révolu où les glaces du Saint-Laurent avaient en leur pouvoir d'isoler Charlevoix : « On attend aujourd'hui un bateau, en fer, qui devra faire une fois la semaine le trajet de Québec à La Malbaie cet hiver. C'est monsieur Angers, le député de Charlevoix, qui s'est occupé de procurer ce bateau. C'est bien bon ! » (*APFM*, 30 novembre 1900, p. 114)

Encore un progrès qui arrive à percer les brumes. Québec semble plus près, l'hiver s'annonce moins long, le passage d'une année à l'autre se fait plus allègrement.

Plus que les choses, changent les gens. « Il n'y a qu'à regarder grandir nos orphelins », pense sœur Marie-de-l'Assomption en cherchant des ressources pour inscrire aux classes de la Congrégation de Notre-Dame une autre fillette en résidence à l'hospice. Cette nouvelle démarche évoque les bénéficiaires d'un tel statut et met en lumière leur évolution. Nellie O'Connor est maintenant une belle jeune fille s'entraînant à l'enseignement à Wallagrass et James Bergeron, qu'un capitaine n'a pas gardé comme marin, se préparera à son « métier d'homme » en se joignant à monsieur Aquilas Fillion et aux deux autres employés chargés de la gouverne matérielle de l'hospice. À la suite de Nellie et de James, longue sera la lignée des orphelins s'attachant à l'hospice, non comme à une institution mais bien comme à une famille.

C'est d'ailleurs l'objectif des fondatrices, qui souhaitent que « leur monde » vive normalement et jouisse de certains avantages extraordinaires pour le temps, compte tenu d'un budget corsé jusqu'à l'étouffement. Les jeux de croquets sont déjà installés et « sœur Marie-Ambroise s'occupe d'obtenir des balançoires et procède elle-même à une plantation d'arbres autour de la maison Saint-Antoine », souci d'embellissement sans doute, mais surtout projet d'un terrain de jeux et de détente pour la maisonnée. Sœur Anne se prend à faire des folies selon le jugement de ceux qui voient évoluer James dans les quatre villages : « Notre mère, pour encourager James, lui a fait acheter un bicycle par l'entremise de M. Talbot. » Il n'y a pas d'âge pour aimer se balader dans le village. Demoiselle Hermance exige « son tour de voiture deux fois la semaine », Cléophas ne manque aucune chance de se rendre à la grange de jour ou de nuit, d'y détacher l'un des chevaux et de s'en aller au petit trot, sans autre but que le bout du chemin. Ces incidents comptent pour des fantaisies aux yeux de sœur Ambroise qui n'en finit pas de multiplier les découvertes beaucoup plus graves : quand Jos. décide de prendre son bain la nuit pour être plus tranquille et qu'on le trouve en train de se noyer parce qu'« il peut ouvrir le robinet, mais ne peut pas le refermer... », quand un nouveau venu veut faire un mauvais usage de son rasoir.

Aucun milieu n'exige une plus grande souplesse d'adaptation, un plus large éventail de réponses appropriées aux situations semi-comiques ou tragiques, aux manies et aux « agaceries », aux cauchemars et aux peurs douces comme celle qui afflige cette vieille dame de Saint-Urbain tellement dominée par la phobie de l'empoisonnement qu'elle est rendue « d'une faiblesse à mourir ». En dernière instance, le chapelain, révérend Joseph Girard, originaire du même endroit, lui porte son repas : « Cher petit Joseph, mange avec moi, cher, mange ! Dire que je t'ai vu long comme mon pouce et que tu m'apportes à manger, aujourd'hui... » Et l'annaliste continue avec beaucoup de contentement : « La vieille dame mangeait, que c'était plaisir. » Il n'y a pas de petites victoires. Qu'une grand-mère reprenne le goût de vivre se révèle aussi important que de tenir tête à la picote sévissant dans le comté de Charlevoix : « Notre mère fait écrire à l'honorable secrétaire de la province pour lui demander de fournir le vaccin pour notre maisonnée, puis demande à monsieur le député d'appuyer sa demande auprès de monsieur le secrétaire provincial. » (*APFM*, 12 novembre 1901, p. 222)

Mais l'hospice doit encore quelques paiements sur l'achat des briques alors que des créanciers impatients menacent l'entreprise Turgeon d'une poursuite judiciaire. Du coup, sœur M.-Michel-Thomas (Bibeau) écrit à son père à Sorel : c'est ainsi que, le 20 novembre 1901, on dépose à la banque le solde de la dot d'une sœur, en plus de l'aumône faite par madame Samson, de Lévis. « C'est du nouveau qu'une succursale de banque et ce sera si commode. » Pour longtemps encore, l'idée de commodité s'associera à l'idée d'emprunts.

À la mi-janvier, sœur M.-Zotique complète la série de vaccination chez les patients et chez le personnel juste avant que la petite vérole se mette à tourner la vallée comme une poudrerie. Comment répondre à ce nouveau défi ? Dimanche le 26, le conseil municipal se réunit d'urgence et forme un comité ayant les fonctions du bureau de santé. Entente est prise avec sœur Anne pour l'ouverture d'un petit hôpital dans la villa Fafard située sur la côte. La part des sœurs est d'aménager les lieux et de fournir des soignantes qui seront « placardées » de la façon la plus sévère tant que durera l'épidémie. Deux faits témoignent de l'intransigeance des restrictions imposées à ces femmes : monsieur le chapelain va les communier en plein air et, quand madame Asselin vient voir sa fille, sœur Amable sort sur la galerie enveloppée d'un châle et la conversation se fait à distance. À la fin de février, la variole s'efface et la villa est désinfectée.

À ce jour du 11 mars, tout porte à croire que l'hospice a désormais épuisé tous les genres d'accueils possibles. Pourtant, la question que pose la vie ce matin-là est frêle comme un oiseau et s'accompagne d'un papier mentionnant qu'il ne faut pas chercher sa provenance pour éviter un déshonneur : « Elle vit si à l'ombre, il faut tellement la cacher qu'on dirait qu'il n'y a pas de soleil pour elle ! » La situation est difficilement acceptable et se révèle plus contrastante lorsque, « le 29 mars, un jeune veuf, monsieur Alphonse Potvin, demande que soit prise en charge sa petite orpheline de quinze jours ». Née le 11, née le 13, deux petites Marie au sort différent, deux réponses où l'amour seul peut créer l'égalité.

Le mois de mai favorise l'avance des travaux de finition intérieure dans la grande maison et l'on peut même pressentir les étapes de l'exode. En prévision de quoi, le quatrième et plus moderne des pavillons, soit la maison Saint-Antoine, devient le centre où s'entassent et s'empilent tout ce qu'on fera entrer bientôt dans la grande bâtisse : meubles hérités du père Fafard, articles du culte, couvertures de laine, draps et autres pièces de lingerie cueillis au long des tournées de quête ou généreusement consentis par les parents des religieuses, machines à coudre où s'exercent les sœurs et les dames de l'ouvroir. Ce mardi 13 mai, l'annaliste note que la buanderie, logée aussi dans ce pavillon, contient plus que jamais d'effets entreposés : toutes les « rechanges » de l'hospice, du collège, du presbytère, ainsi que les rideaux et les articles à rafraîchir pour mettre la dernière touche au ménage du printemps. Tout cela constitue de grandes valeurs, mais ce sont de loin les moins importantes si l'on considère que la maison Saint-Antoine abrite cinquante-deux résidents, dont plusieurs sont physiquement ou mentalement atteints, et dix-sept novices occupant le dernier étage.

C'est vraiment beaucoup de trésors dans une seule maison de bois, et dire qu'il suffit que la cheminée d'une maison voisine se mette à flamber à deux heures de la nuit, qu'une étincelle poussée par un vent indiscipliné s'égare et se pose sur le toit pour que frère le feu[10] devienne celui qui consume tout. Le matin du 14 mai 1902, la dernière construction de messire Ambroise a figure de braise et goût de cendres. Pour la préservation des autres pavillons, de la grande maison non encore terminée, des dépendances et surtout des personnes, le petit groupe des sœurs tremblantes de chagrin, de misère et de fatigue trouve le courage d'entonner l'hymne de reconnaissance : « Fais que ta miséricorde réponde à notre espérance. » Si cette phrase musicale du *Te Deum* prend une résonance plus triste, c'est que monsieur Fabien Duchesne, un résident inscrit depuis moins d'un mois, deux fois retiré de la maison en flammes par sœur M.-Ambroise, y est retourné par je ne sais quel tropisme et l'on vient de se rendre compte qu'il manquera toujours à l'appel.

---

10. Frère le feu est une allusion au poème de François, *Cantique de frère soleil*, dans lequel il chante la fraternité universelle.

Le vieil immeuble du club Laval, légué par le père Fafard, devient le refuge Saint-Antoine. Le dénuement de cet abri cadre avec le dépouillement de la population qui s'y entasse attendant de la Providence des vêtements, des lits, enfin tout ce qui n'a pas résisté à l'élément destructeur. Saisissant apparaît alors le mystère de ces jeunes femmes dans la vingtaine, prenant en charge des « fils et filles de 60 à 100 ans » chez lesquels il faut bannir la peur et entretenir le goût de vivre. Quand la fumée cesse d'embrouiller leur regard et qu'elles se retrouvent plus indispensables que jamais, il arrive que les nerfs trop tendus se relâchent et que l'humour reprenne sa place face au tableau que présentent les habitants du refuge : sœurs et patients évoluent dans d'indescriptibles « attriqures ».

Sœur Anne est réélue supérieure générale le 12e jour d'août et, de fait, confirmée dans son poste de responsable de l'hospice.

Sur les instances du député Joseph Morin, un orphelinat s'ouvre en bonne et due forme le 13 décembre dans une des salles du nouveau monastère. Il y a donc, au 25 décembre, sept petites filles de 10 mois à 11 ans, toutes de la baie, fêtant Noël dans la grande maison. La nouvelle œuvre est placée sous la direction de sœur Marie-de-Jésus (Marguerite Simard), une trop frêle femme de 21 ans qui adore les enfants, travaille comme deux et chante à ravir.

Au dernier jour de 1902, les statistiques dénombrent 108 résidents, dont 55 pensionnaires du gouvernement (26 hommes, 24 femmes, 5 enfants), 17 pensionnaires privés, 36 pauvres (9 hommes, 18 femmes, 9 enfants dont 7 orphelines) (*APFM*, 31 décembre 1902, p. 162)

Lorsqu'une visite s'annonce en après-midi du dernier jour de l'année, on s'attend ordinairement à des souhaits joyeux, à des surprises agréables ou à quelque chose du genre. Et pourtant : « À 2 hrs, monsieur le député, Jos. Morin, vient montrer à mère une lettre de l'honorable Robitaille, secrétaire de la province, dans laquelle l'hon. monsieur dit refuser le renouvellement de notre contrat. » (*APFM*, 31 décembre 1902, p. 160)

Précédant et transcendant ledit contrat gouvernemental, un contrat passé avec la Providence a force d'espérance pour sœur Anne et les siens. C'est pourquoi le soleil se lèvera quand même sur 1903.

CHAPITRE 7

Un temps pour tout

> Il y a un moment pour tout
> Et un temps pour chaque chose sous le ciel :
> Un temps pour planter et un temps pour arracher
> Un temps pour déchirer et un temps pour coudre
> Un temps pour se taire et un temps pour parler
> Un temps de guerre et un temps de paix…
> Un temps pour chaque chose et pour chaque action.
>
> *Ecclésiaste*, 3

La plus juste image que l'on puisse se faire de l'hospice Sainte-Anne au cours de 1903 et pendant la décennie qui suit, c'est bien celle d'une ruche en juillet ; une ruche à l'heure excitante de la miellée de trèfle, à l'heure chaude et unique où la récolte devient promise ou compromise. Cette époque met en lumière les constantes suivantes : une humble activité de fleur à fleur qui est souci du jour après jour, un doux entêtement qui s'appelle volonté de tenir et de grandir, un tendre respect des personnes qui s'imposent ou s'opposent en manipulant le cours des événements, enfin la vivante réalité du temps qu'il faut sagement découper, car il y a un temps pour tout, un temps pour les grandes choses et un temps pour les petites.

Dans le silence ouaté de janvier et de février 1903, un noble geste se prépare à Saint-Placide. À leur curé, l'abbé Amédée Gaudreault, plusieurs paroissiens disent leur désir d'aider « les tantes de l'hospice ». Face à la pauvreté des récoltes qui empêche d'organiser de confortables quêtes comme on le fait dans les paroisses environnantes, le pasteur et ses braves gens font l'inventaire de leurs possibilités et leur regard s'arrête sur l'immense ressource de « leurs terres en bois debout ». La décision est prise. On fera la coupe et le chargement, les charrettes seront mises à la file et, dans le petit matin, le défilé s'ébranlera en direction de l'hospice dans l'esprit d'un pèlerinage.

Le lundi, 16 mars, la brunante s'étend sur des charges de bois bien balancées, sur un chemin soigneusement gratté tout le long de la rivière. Quand, au mitan de la nuit, s'allument les lampes et se réveillent les maisons, on se prend à penser que c'est peut-être un nouveau Noël ou une autre Épiphanie. Il est trois heures du matin, le curé monte sur la première charrette qui décolle dans le noir, mêlant un crissement de neige dure à une sonnerie de grelots. Quarante départs, une enfilade qui n'en finit plus de longer la rivière Le Bras et qui s'aventure dans les côtes Saint-Antoine, les plus côtes de nos côtes. Vers les dix heures de la matinée du 17 mars, l'hospice est riche de combustible et la délégation de Saint-Placide se regroupe dans la chapelle pour une allocution de circonstance accompagnée d'un salut au Saint-Sacrement. Les mêmes sœurs qui ont chanté leurs plus beaux cantiques pour les pieux pèlerins redeviennent les « tantes de l'hospice », elles distribuent les galettes et servent un « petit remontant » aux joyeux et courageux charretiers. Il est trois heures de l'après-midi quand les femmes voient arriver leurs hommes partis depuis trois heures du matin, et qui rapportent leur bonne action comme une sorte de halo, de quoi éclairer trois générations de descendants. Les « pèlerinages de bois » marqueront d'une étoile chaque mois de mars et l'histoire se répandra dans la vallée si bien que la force de l'exemple gagnera tous les rangs de la paroisse :

> Mercredi 15 mars 1905 : Aujourd'hui viennent les paroissiens des rangs Saint-Antoine, Bas-de-la-Baie, Saint-Ignace, Saint-André, Saint-Gabriel et tous les gens en deçà de la rivière [...]. C'est vraiment édifiant de voir ces longues files de pèlerins d'un nouveau genre, remplissant les routes de la baie, pour se rendre dans la cour de l'hospice, où l'on compte jusqu'à 80 voitures à la fois. (*APFM*, 1905, p. 53)

> Jeudi 16 mars 1905 : Aujourd'hui, ont la charité de nous apporter leurs charges de bois les gens des rangs Saint-Ours, Sainte-Croix, Saint-François-Xavier, Saint-Laurent et tous ceux au-delà de la rivière. (*Ibid.*, p. 54)

> Mercredi 22 mars 1905 : Ce matin, les paroissiens de Saint-Placide [...] viennent faire leur pèlerinage annuel [...] en faveur des pauvres de l'hospice. (*Ibid.*, p. 59)

L'événement ira se répétant pendant près de vingt années et l'on verra un même printemps totaliser jusqu'à deux cent vingt voitures portant un, deux ou trois pèlerins. Une si aimable cordialité et une si admirable gratuité s'incrustent dans la petite histoire afin qu'une génération redise à l'autre de quelle loyale et forte race sont les gens de Charlevoix.

Le bois de la charité réchauffe le cœur plus sûrement qu'il n'arrive à diffuser un peu de confort dans les pièces des pavillons, plus sûrement qu'il n'alimente les bouilloires de la buanderie même aux jours les plus brûlants de l'été. Ce sont de tels secours qui permettent de faire bonne figure aux exigences quotidiennes, c'est le souvenir d'une telle fraternité qui permet de prendre certaines grandes décisions sans autre appui qu'une invincible espérance. Ainsi, l'occasion ne se présentera pas deux fois d'acheter le terrain qu'offre monsieur Joseph-T. Fortin et il est clair qu'une telle acquisition s'impose pour que la liberté des hospitalisés ne soit pas enclavée. De même, la nécessité de changer une dynamo devenue inadéquate ne supporte pas la discussion.

Et pourtant nulle rétribution supplémentaire n'est prévue car le nombre des pensionnés de 1903 oscille toujours entre cinquante et cinquante-cinq, pour lesquels le gouvernement verse une annuité de soixante-quinze dollars afin de couvrir tous les services et même les médicaments. Seules les additions de personnes pauvres et d'orphelins font augmenter la population sans faire varier d'autant le chiffre des revenus.

On comprend facilement que la tapisserie de 1904 glisse une trame de fil sombre sur la chaîne financière et, pour compliquer davantage la situation, les comestibles sont à la hausse, « même le prix du pain est à quatorze cents et l'on parle de le monter à vingt cents». Le dessin étend ses lignes de tristesse sur le plan de la santé : mère Anne tarde à revenir de Marinette (Wisconsin), les sœurs ne s'expliquent pas ce retard, les gens de la paroisse acceptent mal cette absence trop prolongée, les hospitalisés se mettent martel en tête pour comprendre ce qui peut bien la retenir si longtemps et si loin. Elle ne revient pas et pour cause, les fièvres typhoïdes l'ont terrassée. Il n'est pas assez d'avoir à déplorer cet éloignement qu'il faut encore entrevoir le départ sans retour de monsieur Pamphile Boivin, un ami, un employé intègre méritant une si grande confiance «qu'il gère les affaires de l'usine, tout seul, pour ainsi dire. Il rend ses comptes à sœur Anne à peu près tous les ans». Pendant qu'on l'entoure de soins et de sollicitude, il garde souci de cette institution à laquelle il s'est donné corps et âme. Ayant reçu les derniers sacrements, il désire que les comptes se fassent pendant qu'il peut encore en donner les explications à sœur Marie-du-Sacré-Cœur (Couillard), «d'autant plus que ses entrées se faisaient plutôt dans son excellente mémoire que dans ses livres». Les notes sont donc prises et les livres apportés à l'hospice pour lui donner le plaisir de voir les comptes terminés. Sœur Égide et sœur Amable sont là quand, le 4 mai 1904, il s'endort dans sa quarante-huitième année d'âge. Quarante-huit ans, c'est un voyage vraiment trop court pour un père de famille.

Plus court encore est le passage de certaines petites sœurs. Dans l'espace d'une douzaine de mois, quatre jeunes religieuses dans la vingtaine succombent à la tuberculose. On conçoit mal, humainement, le sacrifice de si prometteuses vies. Humainement, on conçoit plus difficilement encore le nombre croissant de jeunes filles qui viennent s'engager à la suite de François, le Poverello : «Nous avons 16 postulantes et plusieurs sont attendues encore. Actuellement, le noviciat compte 77 membres.» (*APFM*, 23 juillet 1904, p. 136)

De grands événements marquent l'automne : tout un monde vient célébrer l'ouverture officielle de la maison-mère et la bénédiction de la grande chapelle. Dans un autre domaine, les deux campagnes électorales de monsieur Rodolphe Forget et de l'avocat Pierre D'Auteuil échauffent les esprits. Même ceux qui ne votent pas sont pris d'une certaine fièvre lorsque les bribes de «Parlement» leur parviennent amplifiées par le « cornet » dont se servent les orateurs sur le porche de l'église. Élu député conservateur pour représenter Charlevoix au fédéral, monsieur Forget prend sur lui d'aider la région tout entière. À Baie-Saint-Paul, l'hospice devient le pied-à-terre du parlementaire et de ses amis.

L'événement le plus décisif est sans contredit le renouvellement du contrat entre l'Hospice Sainte-Anne et le gouvernement. L'année 1903 s'était terminée sur la plus basse note de la gamme. Le contrat était annulé, sans plus. Malgré les démarches et les pressions, tout se fixe si bien au point mort depuis 1902 que les gens des alentours en viennent à penser que les responsables de l'hospice laissent tout simplement aller les choses en refusant les offres gouvernementales jugées insuffisantes. Ils en concluent à une forme de désintéressement, à laquelle ils répondent par une autre forme de désintéressement qui fait baisser le résultat des quêtes et diminuer sensiblement les dons. Le magistrat Hidola Simard aiguise sa plume et *L'Écho de Charlevoix* publie un article au style clair et vigoureux :

> Une charitable nouvelle dont les origines et les manifestations sont multiples, mais le coup intangible, circule actuellement ici, allant à dire que les Petites Sœurs ont manqué d'adresse en refusant les offres du gouvernement [...]. Et le résultat ? Le résultat, le voici : les aumônes déjà insuffisantes qui arrivaient aux bonnes sœurs sont encore réduites de moitié et l'on continue toujours à leur fournir des idiots ou des mendiants sans même songer à les rétribuer. Voilà bien la logique du peuple quand il ne réfléchit pas et que personne ne l'éclaire ! (Copie d'un article paru dans *L'Écho de Charlevoix*, *APFM*, 13 avril 1904, p. 75)

C'est avec un soupir de soulagement que les amis de l'hospice apprennent le renouvellement du contrat en novembre 1904 et son prolongement jusqu'à décembre 1906. « Un nombre d'internés, 54 que nous avons présentement, resteront au prix de 75 $ jusqu'à cette date de décembre 1906, mais le surplus sera payé 100 $ dès maintenant » (*APFM*, 16 novembre 1904, p. 226). Il suffit de cette assurance pour réveiller le désir, longtemps mis en veilleuse, de reconstruire la maison Saint-Antoine incendiée en mai 1902.

Avertie de ce bruit qui court d'une montagne à l'autre voulant que monsieur Rodolphe Forget envisage de doter la région d'un chemin de fer, sœur Anne veut quand même intéresser le député fédéral à de plus modestes réalisations. Elle lui parlera de l'achat qu'il pourrait faire de l'usine électrique et de l'aide qu'il pourrait apporter à la reconstruction d'un pavillon pour des pensionnaires du gouvernement. Que voilà de sérieux propos à intégrer au menu des repas et goûters que monsieur et madame Forget viennent prendre à l'hospice. La finesse de sœur Égide facilite le déroulement des conversations. Elle compose le menu de façon bien pertinente : madame Forget « trouva si bon le gâteau Railroad de mère assistante qu'elle accepta d'emporter la partie qui restait ». Pour devenir réalité, le chemin de fer restera sous forme de gâteau pendant de longues années, cette fois encore la dynamo ne changera pas de propriétaire, mais sœur Anne voit avec confiance l'architecte Eugène Talbot tirant les lignes de la future maison Saint-Antoine le lundi 4 septembre 1905. « Elle sera à 40 pieds de notre chapelle et couvent » (*APFM*, p. 136). « Il faudra 800 à 1 000 poteaux pour la nouvelle construction » (*APFM*, p. 132).

À nouveau, sœur Anne entrevoit et accepte les soucis d'une construction. Formée par messire Ambroise, elle a hérité de son zèle et de ses qualités de bâtisseur. Contrairement à ce que l'on pourrait craindre, la plongée dans les affaires ne lui forme pas une carapace qui durcit et change sa personnalité. Car sœur Anne se trouve particulièrement mal à l'aise devant une situation imposée du dehors et créant une ambivalence de joie pour les uns et de frustration pour les autres. Tel est l'effet de la décision gouvernementale de nommer le docteur Joseph Morin plutôt que le docteur Eugène Guillemette comme médecin de l'hospice, le 28 mai 1905 ; et celle, officieuse, en décembre, de nommer le docteur Euloge Tremblay au lieu du docteur Alfred Simard au poste de surintendant de l'hospice.

À l'heure où finit l'année 1905, l'hospice loge 131 personnes : 50 hommes, 63 femmes, 18 enfants. De ce nombre, 65 seulement sont pensionnaires du gouvernement. Le personnel domestique se compose de trois employés à la ferme, de trois employés à l'usine et d'un ouvrier. Il n'est pas encore question d'infirmier ou de gardien. Les religieuses vivant à Baie-Saint-Paul sont au nombre de 65 alors que 61 sœurs sont dispersées dans cinq maisons des États-Unis.

C'est beaucoup de monde à rendre heureux et à diriger dans la voie de l'amélioration. À l'intérieur de la grande maison se donnent des cours d'anglais et de français pour les sœurs, un programme pédagogique est établi pour les jeunes orphelins et la coutume se perpétue de loger quelques étudiants venant des rangs ou des paroisses environnantes afin de faciliter la poursuite de leurs études. Parce qu'on lui reconnaît une grande ouverture d'esprit, plusieurs familles de Baie-Saint-Paul demandent aussi à mère Anne que l'une ou l'autre maison des États-Unis accueille des jeunes filles ayant terminé leurs études et désirant se familiariser avec l'anglais. Pour l'heure, il est question d'orienter Irma Simard au couvent de Skowhegan. D'autre part, des démarches sont entreprises par sœur Anne afin qu'Oscar Boivin aille se perfectionner en électricité à la Standard Construction Co.

Sœur Anne a cela de particulier qu'elle fait avancer « toute cette masse qui prend sa forme derrière elle », elle crée un enthousiasme qui soulève même les plus démunis. Des patientes retrouvent leur talent de fileuse et de tisseuse, les travaux saisonniers de jardinage suscitent des rassemblements et réveillent des intérêts, plusieurs patients s'intègrent à la petite manufacture où sœur Marie-Joseph-de-la-Croix (Marchand) défait et refait les matelas, d'autres hommes retrouvent leur goût de vivre lorsque le nouveau maître-fermier, Georges Tremblay, accepte de les recevoir et de diriger leur travail.

Et la reconstruction de la maison Saint-Antoine, qu'en est-il ? Monseigneur Michel-Thomas Labrecque avait accordé qu'un budget de quinze mille dollars soit consacré à cette œuvre, mais un soudain renchérissement des matériaux fait monter le coût prévu à dix-sept mille dollars et le temps de renouveler l'autorisation a pour effet de reporter le coulage des fondations jusqu'au 11 juin.

Quand on s'arrête à observer le rythme que les événements impriment à la vie, on se demande bien comment concilier les obligations journalières et les prescriptions par lesquelles un certain docteur Leprohon paie ses frais d'hospitalité ici : « Fresh air and sun baths », recommande-t-il aux sœurs en plein mois de novembre et en plein Charlevoix. « Avoid thinking ! », conseille-t-il à mère Anne au plus fort de ses travaux.

Un courant de sécurité s'établit au début de décembre alors qu'entre en vigueur, pour dix ans, le contrat passé avec le gouvernement le 14 novembre 1904, sanctionné le 10 mai 1905 et prenant effet le 2 décembre 1906. Le document prévoit tout, il énumère même les composantes du menu journalier et les effets formant le trousseau de chaque hospitalisé. Le nombre minimal des pensionnaires est fixé à cent, avec promesse d'une annuité de cent dollars payable trimestriellement. Il est très éclairant de se pencher sur ce document promulguant les droits des bénéficiaires et les devoirs des responsables, en pensant qu'il reste à l'amour de faire tout ce que les lois ne sauraient prévoir.

Avec la fin de mai commence le déménagement des patients dans la nouvelle maison Saint-Antoine, laquelle, dès l'ouverture, se révèle trop exiguë quoique jugée confortable et belle. Les hommes plus âgés sont logés au premier étage tandis que le second est réservé aux plus jeunes. En général, les messieurs sont allergiques aux changements et les premiers jours les trouvent mécontents et maussades : « l'un voit son coffre dérangé, l'autre son lit mal placé ». La découverte des aspects positifs viendra sans doute plus tard. « Ils ont une belle galerie avec vue sur le fleuve et où l'on respire le bon air à pleins poumons. » Les inconvénients du déménagement sont encore aggravés par l'inscription de nouveaux patients venant, d'un mois à l'autre, combler les effectifs fixés à cent par le contrat. En ce 21e jour de juin, arrivent sept patients de Beauport dont il est écrit qu'ils sont difficiles et irrécupérables.

Ils sont les premiers à ouvrir la saison d'été, saison la plus courte et la plus achalandée aussi : les sœurs enseignantes des quelques maisons des États-Unis viennent en vacances et les estivants de passage sont de plus en plus nombreux, ce qui n'est pas pour déplaire aux pensionnaires toujours avides de retrouver l'affection ou de réveiller l'attention des gens. Pour eux, l'un des plus joyeux événements des beaux jours est sans nul doute le passage de la décapotable rouge de sir Rodolphe Forget, la première automobile à sillonner les routes du village et à s'arrêter dans la cour de l'hospice. Cette merveille les rend fébriles d'admiration tandis qu'elle devient, pour la population de la vallée, l'incontestable preuve que monsieur Forget est un millionnaire, un vrai!

Cet avancé devient le thème de la grande offensive que déclenche le docteur Euloge en faveur des « vues animées ». Lisons seulement cette lettre datée du 2 décembre 1907, du surintendant à monsieur Forget :

> Cher Monsieur, Comme une des définitions d'un millionnaire est celle-ci : « Un malheureux homme à qui l'on demande toujours quelque chose », je viens alors vous demander la liste de vos privilégiés du jour de l'an, le nom des pauvres de l'Hospice Sainte-Anne. Pour vous tirer de l'embarras du choix du cadeau, je vous suggérerai l'achat du matériel nécessaire pour leur donner de temps à autre les représentations de vues animées. [...] En terminant, je me permettrai de vous donner la définition d'un millionnaire aimable : « un millionnaire aimable est homme heureux qui accorde tout ce qu'on lui demande de juste ». [...] Je dis alors que c'est chose accordée et ma dernière parole sera une parole de remerciement. Croyez, cher Monsieur, à l'assurance de mes sentiments les plus distingués. (Signé) Dr Eul. Tremblay. (*APFM*, 2 décembre 1907, p. 57)

La réponse ne tarde pas, elle est datée du 4 décembre et vient d'un gentilhomme du monde des affaires : « [...] Vous devez comprendre que je ne puis rien promettre avant de savoir quel sera le coût d'un pareil cadeau. » (*Ibid.*)

Alors que toute la maison s'affaire aux grands préparatifs des banquets des fêtes, beignes, pâtés, galettes et tout ce qu'on veut, alors qu'à la ferme et au poulailler ont lieu les grandes boucheries, le docteur fait sa part pour préparer les festivités. Il renouvelle sa demande dans un style qu'il veut encore plus convaincant, mais le courrier du 28 décembre est décevant : « Le docteur vient de recevoir une réponse négative pour l'appareil des vues animées, parce que c'est trop dispendieux. » Ce double échec ferait capituler tout autre requérant, mais le jeune surintendant ne se compte pas pour battu.

Janvier 1908 augure bien, les patients ont des étrennes comme jamais. « Deux mille trente-deux articles de lingerie ont été préparés à l'ouvroir », grâce surtout à la libéralité de monsieur Benjamin

Simard qui fournit largement le matériel à la pièce et fait cadeau de bons d'achat substantiels. Rien ne manque, nappes blanches, fleurs, gâteaux, biscuits, vin domestique qu'une seule phrase suffit à payer: « c'est plaisant de prendre un p'tit coup, comme chez nous! » Pour clore la saison des fêtes, le jour des Rois apporte de l'extérieur sa poudrerie et à l'intérieur son vent de folie: « Comme les années dernières nous leur donnons notre réfectoire et nos couverts et, à 2 h, ils viennent prendre leur dîner [...]. Un piano a été descendu et le repas est égayé de chant, de musique [...]. Monsieur Arthur Gobeil, si charitable pour nos pauvres, fait jouer son graphophone et la séance se termine à 5 h, au son de la musique. » (*APFM*, 6 janvier 1908, p. 70)

On serait presque tenté d'entrer dans la danse qu'ouvrent le roi Joseph Dion et la reine Catherine Létourneau. D'autant plus qu'un courant de romantisme se glisse dans toute cette euphorie, car le surintendant part pour les États-Unis où il rejoindra sa promise, la jolie Irma Simard, en résidence au couvent de Skowhegan pour se perfectionner en anglais. Finie la période des correspondances et de l'attente. Une sorte de délégation se dirige vers le Maine: d'abord le marié, docteur Euloge, puis le magistrat Hidola Simard, père de la mariée, ensuite l'inspecteur Thomas Tremblay, père et témoin du marié, enfin le curé de Saint-Hilarion, l'abbé Philippe Tremblay, frère du marié, qui célébrera l'union en l'église de Skowhegan. Fête au départ de la baie le 8 janvier, fête au couvent de Skowhegan, fête au retour le 16 janvier, fête d'anniversaire du jeune surintendant le 29, tous les cœurs à la fête! La jeune Irma est déjà toute vouée à la cause de l'hospice et devient vite une alliée pour son mari, toujours assidu et si prompt à répondre qu'il fait déjà image: « c'est le docteur si pressé qu'il ne passe jamais les manches de son paletot ».

Une population toujours croissante commence à faire éclater les murs des pavillons et « le besoin se fait grandement sentir d'une nouvelle et vaste construction ». Cette réalisation deviendra le souci de sœur Marie-Dominique, fondatrice elle-même, qui, à la suite des élections communautaires de juillet succède à mère Anne sortant de charge. Elle répond de l'œuvre depuis moins d'une semaine et déjà sa foi est rudement mise à l'épreuve:

> Hier soir, les sœurs descendaient de la chapelle [...] quand un fils de notre voisin, monsieur Audet, vint avertir au parloir que le feu était à nos granges [...]. Tout y a passé, mais les autres dépendances, ainsi que nos maisons ont été épargnées [...]. Un de nos chevaux a péri, une grande partie de nos volailles, nos voitures, nos instruments aratoires, notre récolte de foin (7000 bottes) qu'on venait de rentrer. Nous avons 2000 $ d'assurances à la mutuelle des évêchés. La perte est évaluée à 5500 $. (*APFM*, 2 août 1908, p. 135)

Une fois encore la population manifeste sa solidarité et chacun y va de son aide selon ses moyens. Pour sa part, le curé Joseph Dumas paie le remplacement de quelques têtes de gros bétail tandis que le révérend Édouard Fafard, de Saint-Joseph-de-Lévis, joint à ses sympathies un témoignage tangible en faisant « don de sa berline qui n'est pas neuve mais peut donner encore un bon service ». Étant donné que monsieur Rodolphe Forget est justement en train d'établir à Baie-Saint-Paul une ferme modèle, la ferme Saint-Aubin, pour améliorer la qualité du bétail et de la race chevaline, demande lui est faite « de faciliter l'obtention de quelques animaux de race ». La décision de reconstruire les bâtiments ne saurait être retardée. Aussi, l'architecte Eugène Talbot fournit le croquis de la grange-étable et fixe la prévention des coûts aux alentours de dix mille dollars. Voilà de quoi occuper tout l'automne et se faire la main pour de plus vastes projets.

L'année se referme sur des statistiques éloquentes. Au 31 décembre, il y a tout un monde dans la maison : 105 pensionnaires du gouvernement, 37 pensionnaires privés, 39 pauvres, 4 employés à la ferme, 2 à l'usine, 1 aumônier et 79 religieuses, exactement 267 personnes stables. Si l'on se met à compter les passants, on y perd son arithmétique et son latin. Tel jour, l'ouvroir se transforme en salle à dîner, c'est que monsieur Forget a demandé de recevoir un groupe et « une trentaine de personnes prennent ici un repas soit le midi, soit le soir ». Un autre jour, c'est portes ouvertes aux prêtres de la région se réunissant pour les Quarante-Heures, aux voyageurs indisposés, aux marins débarqués pour recevoir des soins, aux bébés malvenus à diriger vers la crèche. Il arrive aussi que l'hospitalité soit offerte à des religieuses d'autres congrégations.

Enfin, nous y sommes! La fête des Rois 1909 ouvre l'ère des vues animées et deux hommes s'engagent dans un long service gratuit:

Le soir, représentation pour la première fois, de vues animées [...]. Le bon docteur est tout content de faire cette joie à nos pauvres. Monsieur Oscar Boivin l'aide pour la machine. S'ils ont eu du mal à comprendre le mécanisme et à faire fonctionner ce projecteur! Ils ont enfin réussi. Ce n'est pas à dire si nos pauvres sont contents. (*APFM*, 6 janvier 1909, p. 201)

Jeune et plein de ressources, le docteur Euloge accepte un autre service gratuit pour soulager les sœurs du lourd fardeau qu'est l'administration de l'usine électrique.

Cette décision est rassurante, mais l'heure n'est jamais sonnée de se reposer. À l'extérieur un mouvement se dessine en faveur d'un agrandissement notable de l'hospice, d'une nouvelle construction si possible. Autour du surintendant se groupent les paroissiens les plus influents, «sans distinction de parti politique», et une requête qui liste une trentaine de noms s'en va rejoindre ceux qui détiennent les pouvoirs, en risquant un arrêt courageux chez les magnats de la finance.

Il est bon qu'un certain groupe s'occupe des grandes choses et pose des actes au retentissement de cymbales, pourvu qu'une équipe se voue aux petites choses ne faisant pas de bruit et assurant «le secours primordial, élémentaire, essentiel» des hospitalisés. Il est très important que les gens mangent bien, restent au sec et au chaud, ne soient pas malades, de même qu'il est indispensable de leur faire tous les jours une vie bonne qui dépasse leur faim de pain pour étancher leur soif de rire et de parler, qui dépasse leur besoin de chaleur pour étancher leur soif d'aimer et d'être aimés: «C'est bon de voir la joie de notre Émile Dufour dont c'est la fête aujourd'hui le 4 mars», «Monsieur le vicaire Gravel passe assez souvent faire de la musique avec son violon, ce que les vieillards de la salle Saint-Joseph apprécient beaucoup», «Monsieur le chapelain Lauriot vient chaque jour faire la lecture et nos gens considèrent cela comme un signe d'amitié». C'est l'équipe responsable des petites choses qui fait de l'hospice une maison où l'on vit.

Que représente pour une institution l'entrée dans sa vingt et unième année ? Au premier jour de 1910, on sent chez l'annaliste cette volonté de ne pas laisser le temps jouer ses mauvais tours en semant l'indifférence parmi les gens, risquant ainsi d'altérer la saveur des choses. Il faut protéger les caractéristiques propres à ce petit hospice où les personnes s'interpellent par leur prénom et connaissent mutuellement leurs goûts et leurs caprices, où Napoléon ne tolère pas que la directrice remercie, au nom de tous, ceux qui offrent une soirée « parce que c'est pas pour vous autres, mais pour nous autres qu'y font ça », où mémère Olympe peut faire sa contestation devant un projet d'apiculture « évoquant sa peur quand les abelles [sic] de monsieur Larouche sont entrées sous sa jupe », où la petite Marie-Alice de cinq ans exige du surintendant « ses vues allumées, puis sa musique qui chante ». À tout prix, il faut rester de ce pays où l'on ne rougit pas de s'aimer et de se le dire, où l'on ne rougit pas d'être pauvres de biens temporels et de sentir la pression des dettes qui s'additionnent. Les dettes, quel souci ! Plus souvent qu'autrement, le seul recours est dans la prière qui pacifie et dans la foi qui sait attendre. Plus souvent qu'autrement, la réponse arrive à l'heure où la patience s'appelle espérance :

> Présence de monsieur et madame Forget qui assistent à la messe et déjeunent ici. Sur la demande de monsieur Lauriot [chapelain], de faire faire une fête à la tire aux pauvres, [...] madame Forget donne 5 $ [...] monsieur Forget remet un chèque de 250 $. Chose étrange, on avait, la veille, promis 250 Magnificat, si l'occasion pouvait se présenter de demander à ce bon monsieur un dactylographe. Monsieur Forget promet 5 000 $, s'il obtient ses lettres patentes de Londres pour la voie ferrée dont il veut doter Charlevoix. On a tant besoin de 5 000 $ pour l'extinction de nos dettes. (*APFM*, 6 mars 1910, p. 24-25)

Ce n'est pas demain que passera le train, mais, à partir d'aujourd'hui, chaque prière porte un dormant.

Vient le jour où l'on peut, enfin, faire confiance au printemps. Nul mieux que Georges Tremblay, le fermier, ne saurait en assurer les sœurs. Et mercredi, le 18 mai, a lieu la bénédiction de la glèbe en attente: « Il était imposant de voir nos employés, plus tous nos pauvres et nos pensionnaires, ainsi que la plupart des sœurs agenouillées et priant avec ferveur pour que le bon Dieu féconde ces grains que nos ensemenceurs vont confier à la terre. » (*APFM*, 18 mai 1910, p. 40)

Une assemblée d'un autre genre marque le joli mois de juin, c'est réellement à n'y pas croire. Sur l'invitation de monsieur Rodolphe Forget, lieutenant-colonel honoraire, le 65e Régiment vient faire une tournée dans Charlevoix-Saguenay et projette même une étape ici, vendredi. Il reste à peine cinq jours et nous aurons le « double devoir d'accueillir ces officiers et soldats ». Toutes les sœurs libres se prêtent à la décoration extérieure: confection de pavillons, de draperies, de guirlandes.

La musique, les uniformes, les drapeaux qui flottent et les talons qui frappent le sol ont un effet de réveil sur le patriotisme qui s'étend jusqu'en juin et dont la résonance est telle que même le 4 juillet en est soulevé. Il y a ici assez de religieuses d'ascendance américaine pour que l'esprit de la fête envahisse la place. « Les unes entonnent *My Country*, d'autres vont chercher des pétards, une autre emprunte le violon de Piéton (Jos Tremblay) et sœur M.-Candide ouvre les *square dances…* » C'est le *Freedom Day* à l'Hospice Sainte-Anne de la Baie-Saint-Paul, et pourquoi pas?

Mais le fantôme des fièvres revient plus souvent qu'à son tour, encore faut-il tout mettre en œuvre pour limiter ses dégâts. Sœurs Amable-de-Jésus (Démérise Asselin) et Marie-Agnès-d'Assise (Georgina Pilote) se renferment avec les malades, déterminées à y demeurer le temps qu'il faudra. Cette longue réclusion d'un mois donne lieu à de multiples faits, jeu de grandes et de petites choses comme toujours: sollicitude de « monsieur Édouard Gariépy allant lui-même leur quérir de la viande à la halle », paternelle bonté de monsieur le curé Dumas mobilisant double attelage pour leur porter la communion: « Une voiture pour le prêtre et une seconde voiture pour accompagner le bon Dieu », geste touchant d'un vieil homme récemment admis à l'hospice: « Monsieur Zéphirin Roy, ayant appris l'histoire des sœurs placardées, leur achète chacune une orange qu'il monte leur porter, au village des Drolet. »

Cette fois, la grande maison est préservée des fièvres, mais le monde des hospitalisés offre sans cesse son pénible éventail de malaises et de maladies qu'il faut s'efforcer de prévenir, de réduire et de guérir si possible. La tournée du docteur Euloge est un rite journalier. Il passe dans chacun des pavillons, dans chacune des salles et voit chacun des hospitalisés. Entouré d'une bonne équipe de soignantes, le jeune surintendant fait école et même les nouvelles postulantes apprennent l'art d'une désinfection minutieuse, d'un pansement bien appliqué, d'un bandage solidement fait. La maison possède son mystérieux cahier où les onguents ont leurs formules, les sirops leurs recettes, les tisanes leurs secrets, où sont notées les justes proportions du mélange des poudres, où les pouvoirs guérisseurs des herbes et des plantes sauvages sont soigneusement énumérés, heureusement ! Car, il faut se rendre à l'évidence, même après vingt ans de fonctionnement, aucune subvention gouvernementale ne prévoit l'achat des médicaments. Souventes fois, le docteur Euloge est revenu à la charge avec une insistance de plus en plus marquée qu'appuient les sollicitations des religieuses. En fin d'octobre 1910, une éclaircie filtre les feuillages colorés de la saison : « Au Gouvernement, on parle de nous octroyer 300 $ annuellement pour les remèdes. » Moins d'un dollar par jour pour quelque cent soixante-quinze personnes !

À Baie-Saint-Paul, comme partout sous le ciel, « il y a un moment pour tout et un temps pour chaque action ». Cela, nul ne saurait le nier. Là où la discussion peut s'infiltrer, c'est au niveau de la classification des choses en matière d'importance. Une action est-elle « grande » ou « petite » en raison de l'éclat ou non des personnes qui la posent ou du bruit qu'elle fait ou ne fait pas ? Vraiment, il n'y a pas de place pour des jeux de mesure et de balance, car c'est la qualité de l'amour qui fait toute la différence.

CHAPITRE 8

Magie de la vie

Il n'y a ni sang ni race,
il n'y a que l'appel irrésistible de la vie.
Tu peux rester n'importe où,
prendre un blessé dans tes bras et l'emporter
au bout du monde. C'est l'amour qui fait tout.
C'est l'amour qui peut tout faire.
Il y a une magie du verbe
comme il y a une magie de la vie.

Bernard Clavel

C'est officiel à Montréal, on l'a appris à Québec et la nouvelle va se répercutant du cap Tourmente au cap à l'Abatis en frappant successivement le petit cap et le gros cap Maillard pour toucher le cap à la Page et battre le cap aux Corbeaux en passant du cap au Diable au cap Martin pour rejoindre le cap aux Oies et faire le tour du cap à l'Aigle : le train passera !

En effet, monsieur Rodolphe Forget a reçu de Londres les lettres patentes, la charte et les multiples documents qui l'autorisent à lancer la grande aventure visant le prolongement du chemin de fer Québec–Saint-Joachim jusqu'à La Malbaie, au service du comté de Charlevoix.

Ne connaissant rien aux trajets en chemin de fer, les résidents accordent toutes les préférences aux promenades en quatre-roues et, justement, l'inspecteur Thomas Tremblay vient de donner sa jument au bénéfice des malades et des personnes âgées. La bonne bête, qui a participé à mille visites des petites écoles de rang, mérite sa lettre d'introduction :

> Monsieur l'inspecteur Thomas Tremblay nous donne sa vieille grise, comme il dénomme lui-même « la rossinante » [...] aux faciles conditions qu'elle ne soit pas malmenée ou mal menée [...] et qu'elle coule ici le reste de ses jours, c'est-à-dire qu'elle ne soit pas maquillonnée [sic], lorsqu'elle sera vraiment incapable de tout travail, qu'elle soit respectueusement, par l'effet d'une balle habilement décochée, envoyée ad patres. (*APFM*, 2 mars 1911, p. 127)

Il est donc possible de se promener au pas dans les quatre villages pour prendre l'air, aider une convalescence ou, tout simplement, « parce que c'est plaisant ». L'équipage a moins belle allure que la décapotable rouge ou le *break* tiré par quatre chevaux transportant la famille Forget, mais la famille de l'hospice s'arrange bien de la Rossinante et de sa douce lenteur. Surtout qu'il y a moyen, de temps à autre, de faire un peu d'effet avec un chapeau neuf ou un foulard voyant, fruits des largesses de monsieur Benjamin Simard. C'est une justice à rendre que de reconnaître la bienfaisance d'un tel homme, depuis ce jour de mars 1904 où il arriva si à point avec ses quatre pièces d'étoffe, une de drap, une de coton fleuri, une de flanellette et une de coton jaune. Plusieurs fois l'année « il répète l'invitation de se rendre à son magasin général où l'on peut faire choix de marchandises pour un montant de 100 $, à notre convenance ». Il est surprenant de voir le nombre d'articles que peut couvrir ce montant lorsque le marchand fait l'addition avec son cœur.

L'acquisition des terrains où doit passer la future voie ferrée est maintenant chose faite et les travaux sont commencés. Les passants apportent des nouvelles du chantier et n'en finissent pas de vanter l'ampleur du projet. Les gens d'ici se font difficilement à l'idée de voir le train traverser les montagnes pour suivre le fleuve.

Au soir de ce 21 juin 1911, si le surintendant téléphone, ce n'est pas pour saluer l'été, mais peut-être pour annoncer inconsciemment une ère nouvelle : « Il s'agit de recevoir un Polonais, employé au chemin de fer. Le pauvre jeune homme est pris d'une pleurésie. » Adolph Ikyoboski ne se doute pas qu'il ouvre une longue liste et celles qui le reçoivent ignorent, elles aussi, que s'inaugure un long service.

Les choses vont se précipitant. Les malades et les blessés du chemin de fer se succèdent, les « premiers boss » demandent que soient reçues pour une quinzaine, un mois, deux mois, leurs épouses, leurs jeunes filles ou leurs amies. Baie-Saint-Paul a depuis longtemps gagné la faveur des estivants et, dès 1892, l'accueil aux hôtes de passage fait que l'hospice mérite doublement son nom. Mais la présente saison connaît une migration tout à fait spéciale, « il ne s'agit pas des mêmes étranges ».

La population en général trouve que cet été ne ressemble à nul autre, on peut aller jusqu'à dire qu'une telle effervescence pourrait être la cause de la dure étape que traversent les hospitalisés : fugues, agressions, mutilations, une avalanche d'incidents pénibles. Dans cette maison toujours sans personnel masculin, comment de tels événements sont-ils vécus ? En est-il parmi les religieuses qui éprouvent de la peur ? Mais oui ! Et cette déclaration se fait sans honte, à condition de ne pas confondre panique et peur. Les tranchées de la peur apparaissent devant une révolte qui ne veut rien entendre, devant une force sans digue, devant une colère sans cause comme devant une haine gratuite et c'est alors qu'il faut jouer de calme, de patience et de bonté jusqu'au retour de la mutuelle confiance, jusqu'à ce que la peur tourne à l'amour.

La trépidante phase juillet-août est à peine terminée que l'on doit se rendre à une nouvelle exigence. Les petites chambres ne suffisent plus pour recevoir les malades et les blessés du chemin de fer, c'est tout un département qui s'avère nécessaire et des approches sont tentées auprès des dames âgées :

> Nos mères qui s'attendaient à une scène en règle voient avec contentement et surprise les vieilles [...] céder volontiers la pièce qu'elles occupent [...]. À 3 h, commence le déménagement et, à 7 h, nos huit malades sont bien installés dans cette vaste salle où l'air, la lumière et l'espace ne manquent pas. [...] Sœur M.-du-Bon-Secours et sœur M.-Véronique sont chargées de ce que nous désignerons désormais « l'Hôpital ». (*APFM*, 5 septembre 1911, p. 187)

Deux sœurs sont donc attitrées en permanence à ce département et il leur est loisible de faire appel aux autres lorsque la tâche devient trop lourde. Elles peuvent aussi compter sur la collaboration de monsieur Maurice Girard qui laisse passagèrement sa tâche habituelle de domestique. Les malades sont atteints d'une fièvre très pernicieuse, plusieurs sombrent dans le délire et le 9 septembre s'assombrit du décès de monsieur Joseph McLane.

Cette maladie pernicieuse est vite affublée de son véritable nom « fièvre typhoïde ». On dit qu'elle sème ses ravages dans tous les camps de travailleurs, elle pointe même son visage blême dans le « camp des sœurs » et c'est la lutte organisée. Le surintendant de l'hospice, responsable du petit hôpital, déplore les quatre mortalités de septembre et met en cause la trop grande lenteur des chefs de camp face à l'hospitalisation des fiévreux, les chefs de camp s'interrogent à leur tour et veulent clarifier la situation : « Les maîtres des camps ont fait descendre un spécialiste de Québec pour s'assurer que le traitement des fiévreux est satisfaisant. Il y a encore deux mourants. Le docteur spécialiste a donné un verdict en faveur du docteur Tremblay et de nos SS. » (*APFM*, 31 octobre 1911, p. 204)

La seule remarque peu favorable se rapporte à l'espace, jugé restreint face au nombre croissant des reclus. Se rangeant aux exigences du docteur Euloge, les contremaîtres assureront désormais à leurs hommes des soins plus hâtifs et seuls trois autres décès seront à déplorer.

Entre les camps et l'hôpital s'établissent assez tôt des courants d'amitié et de reconnaissance, une sorte de fraternité. L'éloignement de leur pays rend ces hommes très sensibles à l'attention cordiale d'un docteur Euloge et aux soins empressés des religieuses. De nationalités différentes, on trouve parmi eux des Bulgares, des Norvégiens, des Roumains, des Allemands, des Irlandais, des Écossais, mais surtout des Polonais et des Italiens ; ces derniers sont en plus grand nombre. La plupart de ces hommes peuvent communiquer en anglais avec les religieuses et, par bonheur, monsieur l'abbé Adélard Tremblay possède très bien la langue italienne, ce qui ravit les plus démonstratifs des hospitalisés.

Vient un jour où l'épidémie fait relâche et l'on retrouve des gens affaiblis et alanguis qui ne détestent pas faire durer un peu la convalescence, ce bon temps où l'on redécouvre le goût d'être et le goût de vivre. L'hôpital continue à recevoir des gens atteints de malaises plus ou moins graves, des accidentés de toutes sortes particulièrement blessés dans la violence des dynamitages. L'un d'eux, Luigi Dipietro, succombe le 27 novembre, il a ses obsèques à l'hospice le 29. Pour l'entourer, « ils étaient au moins 150 Italiens, en outre bon nombre de protestants, du même camp que le défunt ».

La solidarité de ces hommes se manifeste encore par les visites qu'ils font à leurs compagnons hospitalisés. Le 8 décembre, ils sont nombreux à venir fêter la Madonna :

> [Les Italiens] ont acheté banderoles, décorations, oriflammes, etc. [...] L'harmonium de la communauté a été transporté dans la salle des malades, et un vrai concert sacré étonne favorablement [...] ceux qui ne sont pas de notre croyance. [...] Nos étrangers allemands, norvégiens, etc., ont bientôt saisi l'air et les mots [de la première strophe du Magnificat] et ne se gênent pas de faire les parties, et ce, avec autant d'enthousiasme. (*APFM*, 8 décembre 1911, p. 211)

Le temps court entre la fête de la Madonna et la fête du Bambino. Les pensionnaires de l'hospice ne perdent rien de leurs droits à être gâtés, selon la tradition, alors que les malades de l'hôpital vivent un Noël chaleureux qui leur rappelle les douceurs du foyer lointain : table de réveillon bien dressée offrant le traditionnel verre de vin aux trop réduites dimensions, bas de Noël rempli de bonnes choses où se cache même le luxe d'une bouteille de Ginger-Ale. Monsieur Zopito Barbacano et quelques autres anciens patients se joignent aux hospitalisés italiens pour célébrer assez bruyamment « il giorno di Natale » alors qu'un Anglais protestant traduit sa reconnaissance avec des yeux qui s'embrument : « Vous me faites revivre là mes jeunes années. [...] ma mère venait, elle aussi, nous suspendre des bas... »

Tout le monde a été bien fêté et, cette année, la fée de Noël est tante Jessie, mademoiselle Eusébie Chamard de Pointe-au-Pic, qui a tenu à fournir un repas à la dinde pour toute la maisonnée et des fruits de soleil, oranges et raisin muscat. Du côté du village, les paroissiens ont vu avec joie l'illumination de leur église rebâtie[11] et un orgue neuf a fait vibrer tous les cœurs en la Sainte Nuit.

À qui s'inquiète de savoir, au juste, en quoi consistent les étrennes des sœurs, il n'y a pas de mystère à répondre. Signalons que chacune a reçu un mouchoir blanc, car « nous adoptons définitivement les mouchoirs blancs ».

À travers les intempéries et malgré les contraintes hivernales, les travaux primaires de la voie ferrée se déroulent normalement au dire des contremaîtres et de l'avis du jeune *walking-boss* fréquentant assidûment l'hospice, monsieur John McKinnon. L'idée persiste et les faits démontrent qu'il s'agit d'une entreprise difficile et même dangereuse. Laissant aux contracteurs et aux directeurs de camps les soucis qui leur sont propres, Rodolphe Forget demeure le financier de grande envergure à l'effigie duquel circulent des billets de la Banque internationale du Canada dont il est le fondateur. Il demeure aussi le politicien efficace à Ottawa et le député débonnaire dans Charlevoix-Saguenay, où ses réalisations sont aussi nombreuses que diversifiées. Pour ne parler que de Baie-Saint-Paul, la ferme-modèle évolue bien sous la conduite du régisseur qu'il a lui-même choisi et mis en fonction, un sien cousin Arthur Forget. Le carillon de l'église a recommencé ses messages à la communauté paroissiale et la plus grosse cloche s'appelle « Rodolphe », du prénom de son donateur ; de même la prière est portée par les accords de l'orgue dont il a payé le tiers. D'aucuns se chargent en outre de lui rappeler une ancienne promesse. En effet, le 6 mars 1910, celui qui rêvait de chemin de fer promettait aux pauvres petites sœurs une aumône de cinq mille dollars s'il obtenait de Londres les lettres patentes. Depuis 1911, la promesse court sans intérêts jusqu'au 14 mars 1912 où elle s'accomplit « pour le plus grand bien de nos créanciers ».

Au long de six saisons successives, l'hôpital provisoire qui s'est fait une place dans le cœur de l'hospice écrit sa petite histoire. Du 21 juin 1911 au mois d'août 1912, l'humble cahier noir des inscriptions enregistre quelque 125 personnes en signalant que d'aucunes

11. L'ancienne église a dû être fermée puis démolie, sa structure ayant été jugée dangereuse par les inspecteurs du gouvernement du Québec. La chapelle conventuelle des religieuses fut donc le lieu du culte paroissial à partir de juin 1906. M. PORTER, p.f.m., *Mille en moins*, *op. cit.*, p. 97.

se présentent deux fois. Huit mortalités sont à déplorer, dont cinq causées par les fièvres pernicieuses et trois à la suite d'accidents de dynamitage. Les jours d'hospitalisation forment un total impressionnant de 2923, ce qui donne une moyenne de 23,5 jours-présence pour chaque cas.

Avec l'automne, la section d'hôpital redevient lieu de vie pour les pensionnaires permanents. Les travaux d'assise de la voie ferrée étant terminés, les camps de travailleurs sont maintenant déserts. Le village se retrouve presque trop calme sans les « étranges », leur halo de mystère et leurs noms aux consonances musicales : Barbacano, Anderson, Kubozinonski, DiFlavio, Johnson, Rocca, Mosca, et cætera. On retourne aux noms qui font corps avec la terre charlevoisienne : Tremblay, Simard, Bouchard, Lavoie et ainsi de suite. Les obscurs migrants, venus de si loin pour percer les montagnes et faire avancer la route du progrès jusqu'à nous, rentrent presque tous dans l'ombre. Seuls resteront en mémoire les noms qui furent inscrits dans un humble cahier noir.

Sans vouloir entrer en compétition avec les belles dames qui fréquentent l'hospice, lady Forget et ses filles, mesdames Routhier, madame Benjamin Simard, madame Jos. Plante, madame Irma, jeune épouse du docteur Euloge, et tant d'autres, les résidentes s'apprêtent à un défilé de toilettes neuves confectionnées avec les tissus de flanelle en provenance du Bas-de-la-Baie ; « chacune est libre de choisir la couleur qu'elle préfère [...]. Sœur M.-Joseph-du-S.-C. garnit le tout avec des braids d'échantillons, et ce avec beaucoup de goût ».

Il est une caractéristique qui intrigue souvent ceux qui passent ou séjournent temporairement dans la région : d'où vient ce rythme de balancement, qui enchante petits et grands ? Depuis l'époque de toujours, les hommes d'ici sont *chef-d'œuvreux*. Au plus profond du temps passé, un jeune époux apprenait-il qu'il allait devenir père, il se mettait à construire un ber à châteaux, le fignolant de son mieux. Les années s'écoulant, apprenait-il qu'il allait être grand-père, il se mettait en train de tourner pour l'héritier la plus d'adon des petites chaises berçantes jamais vues. Une chaise bien balancée, qui vous promène d'une extrémité à l'autre des châteaux, correspond à l'attente d'un chacun. C'est pourquoi, les finances s'améliorant un peu, ce genre de meubles va se multipliant à l'Hospice Sainte-Anne : « Ces jours-ci, arrivent [...] par douzaine, des chaises berçantes pour distribuer dans les salles, afin que nos chers pauvres et malades se reposent plus commodément et confortablement. C'est une dépense de 108 $, à 3 $ l'unité. Ce sont les ouvriers de la baie qui les ont fabriquées. » (*APFM*, 20 février, p. 145)

Les chaises berçantes font leur entrée. Leur reconnaît-on une vertu thérapeutique ou s'agit-il simplement d'une sorte de normalisation ? Car, de la naissance au grand âge, sur la dentelle des galeries ou dans la chaleur des maisons, de la plus solide réalité aux plus papillonnantes illusions, de la plus mortelle ennuyance aux plus folles espérances, de l'évasion la plus confuse à la plus intense concentration, dans Charlevoix tout se berce, et l'hospice prend le rythme.

En cette année 1913, le surintendant et les religieuses responsables de l'institution revivent tous les soucis et les sollicitudes d'un renouvellement de contrat avec le gouvernement. Nul doute que, selon les objectifs entrevus, une nouvelle construction s'impose. En conséquence, ils se mettent à la recherche du site qui s'avérera le plus fonctionnel :

> Ce midi, nos mères vont visiter les terrains sur la batture en vue des constructions projetées. Comme le disait le docteur qui a fait cette proposition de construire là plutôt qu'à la villa « nous prendrons tous nos visiteurs par les yeux », et puis c'est si vaste que nous pourrons donner de l'extension tant que nous voudrons. (*APFM*, 23 juin 1913, p. 194)

Les voyages à Québec se multiplient afin d'obtenir que les gens du ministère fournissent la confirmation écrite d'un maximum de trois cents patients à une pension annuelle de cent vingt dollars, ce qui permettrait de mettre en œuvre les constructions tout de suite, et d'ouvrir les portes du nouvel asile en septembre ou octobre 1914.

Au fil d'une rencontre avec le premier ministre, sir Lomer Gouin, et l'honorable J.-L. Décarie, secrétaire de la province, ce dernier devance leur requête en s'informant des progrès de la construction. Cette problématique construction existe déjà dans les esprits car « le docteur [Euloge] nous lit une lettre du docteur [Delphis] Brochu de Beauport [surintendant de l'Hôpital Saint-Michel-Archange] lui demandant si nous pourrions recevoir dans quelques semaines un bataillon de leurs sujets actuels ». Autre exemple : « Nos mères ont passé une journée à Saint-Jean-de-Dieu [...]. Là encore on leur demanda si la construction de notre nouvel asile était avancée. »

Rien de plus probant que l'éloquence des statistiques, au dernier jour de décembre 1913. Pensionnaires du gouvernement : 150 (97 hommes + 53 femmes) ; pensionnaires privés : 19 (7 hommes + 12 femmes) ; pauvres : 28 (15 hommes + 13 femmes) ; Total : 197.

Si l'on ajoute un personnel religieux de 115, un aumônier, six hommes employés au travail de maintenance et de ferme, il y a donc 319 personnes qui se retrouvent dans une même espérance, saluant l'aube de 1914.

Une aube qui mêle à sa barre de grands reflets argentés. En effet, cette année marque un double 25e anniversaire, celui de la congrégation des Petites Franciscaines de Marie et celui de l'Hospice Sainte-Anne qui s'y rattache comme un lierre. À mesure que se précise le calendrier des événements extérieurs, s'accélère aussi le mouvement de préparation à l'intérieur du petit hospice. Les sœurs douées de talents artistiques préparent l'album-souvenir de concert avec le docteur Euloge. Elles s'affairent à mettre au point des décorations dans l'heureuse pauvreté qui active et libère la créativité. Sœur Marie-Joseph-du-Sacré-Cœur accepte le double contrat de toiletter « nos gens » et de voir aux ornements du culte, ce qui, dans l'esprit de la maison, en est tout un. Quand les obligations journalières sont remplies, c'est un appel général à toutes les volontaires pour la réfection des murs et des plafonds et chacune peut s'embaucher manœuvre de la truelle à mortier ou du blanchissoir.

Chacun paye de sa personne, mais la maison sera bellement propre et nul doute que notre monde fera bonne figure : « robes et habits neufs, chemises blanches, ceintures et cravates données par monsieur Benjamin Simard, bottines fines et pointues des aiguilles de boussole, tabac frisé, etc. » Au village, les décorations sont placées et présentent même « deux illuminations électriques :

sur l'église *bonheur*, au palais de justice *Bienvenue*». La visite peut arriver et, de fait, elle arrive pour une fête qui dure du 5 au 10 juillet inclusivement.

Tant de dépêches apportant souhaits et félicitations, tant de grands personnages de l'Église et de l'État se déplaçant jusqu'ici, tant d'amis s'amenant de partout, tant de beaux discours allant de la pièce d'éloquence qu'est le sermon l'abbé Léonce Boivin aux propos réconfortants de monseigneur Michel-Thomas Labrecque et dits aimables de sir Rodolphe Forget, tant de musique choisie et de riches programmes de chant aussi diversifiés que les groupes se succédant à la tribune: chorale invitée, chorale de la paroisse, chorale des religieuses et chorale des résidents de l'hospice, tant d'activités passant de la joyeuse kermesse au plantureux banquet de charité à 3 $ le couvert, au mouvement entraînant de la fanfare avec ses roulements de tambour et à la brillance du feu d'artifice éclatant dans le soir de mercredi, le 8 juillet. De quoi mettre en lumière un humble hospice bien vivant qui, pendant un quart de siècle, échappa heureusement au double écueil d'un arrêt de croissance ou d'une crise de gigantisme et dont on peut dire, à ce jour, qu'il n'a pas gauchi son destin. En effet, de 1889 à 1914, l'hospice se définit comme institution ouverte, familiale, agricole. Le numéro-souvenir des fêtes argent décrit l'évolution et les réalisations dans un style très simple:

> L'Hospice Sainte-Anne possède une ferme d'environ deux cent cinquante acres qui l'encercle d'un riche terrain, source de revenus considérables, mais utile surtout pour donner de l'air et de l'occupation aux patients auxquels leurs infirmités permettent encore de circuler et de prendre un peu d'exercice. Le service médical tire de grands avantages pour les malades de l'occasion qui leur est donnée de les faire, durant la belle saison, profiter du grand air, participer à des œuvres faciles qui les occupent, cela sous le soin immédiat des religieuses. Les dépendances de la ferme, construites récemment au coût de 8 000 $, rencontrent toutes les exigences de la science agricole moderne. Elles contiennent un troupeau de vaches Canadienne (on s'est efforcé d'en faire une spécialité considérable) qui offrent aux patients une nourriture

saine par son lait riche et généreux. [...] Dans les circonstances actuelles, le médecin peut ordonner cette nourriture autant qu'il le désire. (*Album souvenir des noces d'argent de l'Hospice Sainte-Anne*)

Vivre sur un grand domaine, fraterniser avec l'eau, la montagne, les arbres, les plantes, les oiseaux, les fleurs, les animaux en se laissant porter par le temps sans être pressés par le temps, tel s'établit à ce jour le statut des hospitalisés de la baie et ce doit être cela « posséder la terre ».

Il est très facile d'entrer en possession de ce que l'on désire, sans s'alourdir pour autant et sans réveiller la convoitise chez les autres. Posez le fait de quelqu'un qui tombe en amour avec un bouleau, il ne l'enlève à personne, mais ce bouleau est sien de la plus parfaite façon qui soit, c'est son arbre. De même en est-il pour le cheval dont la crinière s'étoile d'une mèche jaune qui le rend préférentiel. Encore suffit-il d'une option secrète sur le veau aux oreilles blanches et à l'arrière-train noir charbon pour rendre ce veau unique. C'est ainsi qu'il faut réapprendre à posséder les choses et les êtres, c'est ainsi que le plus grand dénuement cache souvent la plus grande richesse.

L'histoire dit qu'à l'heure où tout était neuf sur la terre neuve, dans l'exubérante nature et parmi les innocentes bêtes en liberté, deux options s'offraient aux fils d'Adam : « L'un cultivait la terre et l'autre gardait les troupeaux » (Gen 4,2).

C'est dans cette ligne de philosophie du paradis terrestre que les responsables du temps pensèrent avant tout à des priorités en faveur de leurs protégés : capter l'intérêt pour la terre qui répond bien à ceux qui s'en occupent et réveiller le berger qui sommeille en chaque homme depuis le premier matin du monde. Nous pourrions ajouter sans aucun doute : « Et Dieu vit que tout cela était bien ! » Tel semble aussi le jugement de ceux qui laissent la baie hospitalière, au lendemain des festivités.

Mais pourquoi faut-il que de lointains bruits de guerre se fassent entendre ? Tout l'été 1914 s'en trouve assombri et l'automne aussi. Pourtant, les activités ne manquent pas et il y a même des visites extraordinaires qui s'inscrivent au calendrier. Monseigneur Paul

Bruchési, archevêque de Montréal, vient bénir le mariage de Marguerite Forget et de L.-Alexandre Martin à Saint-Irénée. Son agenda comporte une visite à la baie où l'hospice peut espérer sa part.

Après cette éclaircie du début de septembre, les nouvelles de guerre alourdissent le temps chaque jour davantage et l'on dirait que toute la terre a froid. Même les éléments ajoutent à cette anxiété générale et viennent compromettre les espoirs de l'été : « Nous avons eu ce matin une forte gelée qui a fait grand tort à notre jardinage. Tout est gelé : 10 minots de tomates à peu près, un gros lot de citrouilles, etc. C'est une perte » (*APFM*, 29 septembre 1914, p. 212). La rigueur qui s'attaque aux jardins de l'hospice frappe toute la baie. Les temps sont durs. Beaucoup de journaliers sont sans travail, plusieurs scieries sont fermées et le coupage du bois est interrompu. À l'hospice, tout projet d'agrandissement ou de construction est remis à plus tard. Pour l'heure, une discrète allusion révèle jusqu'où se préoccupent les sœurs : « Quel bonheur ont les SS. de donner leurs meilleurs sous-vêtements, leurs plus belles couvertures faites, pour quelques-unes, de leurs mains. » De volumineuses caisses partent de l'hospice avec d'étranges adresses : Morlaix, Bretagne, Dinant, Belgique. « Tu peux rester n'importe où, prendre un blessé dans tes bras et le réchauffer d'un bout du monde à l'autre. C'est l'amour qui fait tout. C'est l'amour qui peut tout faire ! »

CHAPITRE 9

Chemins de misère

Nous sommes aux mains de quelqu'un
qui est à la fois très bon,
très au courant de tout, très puissant sur les choses
et sur les hommes…
Qui a bien compris cela s'établit tout à coup
dans la paix.

Alphonse de Parvillez

Alors que le monde entier est transi par la guerre, il revient aux femmes de garder bien vivant au cœur des maisons un levain de paix, sans quoi tout serait perdu. Il leur revient aussi de trouver des solutions de remplacement face au dur régime de restrictions que le « règne du jour » impose à tous et chacun.

Là où la grande pauvreté des temps creuse des vides, l'annaliste laisse entendre que s'infiltrent des plaisirs et des distractions « qui n'ont pas de prix », dans tous les sens de l'expression : la musique, le chant, les vues animées, les pièces, l'air et la neige prennent toute l'erse que laisse l'engagement des tâches. Après les exténuantes journées de buanderie, la grande « sœur Madeleine promène le pathéphone dans les salles et c'est toujours neuf pour les patients ». Sans l'apport d'aucun instrument, « les personnes âgées améliorent sans cesse leur répertoire de contes et d'histoires. Puis, lorsque mère M.-Frédéric commence l'enfilade de ses chansons à répondre », leur réplique vaut une bonne écoute, chacun y allant de sa variante. Le frère directeur s'annonce-t-il avec son orchestre, les portes de l'hospice s'ouvrent à deux battants : « l'accompagnatrice, mademoiselle

Clarisse Pednault, les violonistes, le clarinettiste, monsieur F.-X. Gariépy avec son impressionnant cornet à pistons, autant de musiciens qui trouvent les plus attentifs auditeurs qui soient». On accueille la musique et l'on va vers le théâtre. À tour de rôle, les élèves du couvent et ceux de l'Académie offrent au public des pièces de théâtre, «les pensionnaires de l'hospice ont droit à la répétition générale et leur appréciation sert de pronostic». C'est qu'ils ne se cachent pas de pleurer lorsque c'est triste et moins encore se privent-ils de rire, n'ayant pas leurs pareils pour saisir le côté drôle des gens et des choses. Profitant de la clémente température des mois de neige 1915, «les pensionnaires et les jeunes sœurs vont prendre des glissades en traîneaux sur le pont de la grange, ce qui les amuse en leur faisant prendre de l'air».

Voilà que le premier hiver de guerre s'est passé mieux qu'on ne l'aurait cru. Puis l'éclatement de vie du printemps réveille si bien les courages que l'on va jusqu'à risquer l'agrandissement de la maison Saint-Antoine. Quant aux jardins, ils donnent bonne réponse à l'attente.

Récolte du jardin pour l'année 1915

75 minots de tomates à	0.65 $	48.75 $
21 mts de carottes à	0.65	13.65
24 mts de betteraves à	0.55	13.20
128 mts de chou de siam à	0.45	57.60
37 mts de navets à	0.30	11.10
18 mts d'oignons à	1.50	27.00
19 mts de concombres à	0.80	15.20
12 mts de cosses de fèves à	0.50	6.00
4 mts de fèves à	4.40	17.60
1mt ¾ de gourganes à	1.00	1.75
1mt ¾ de pois-soupe à	1.50	2.65
8 quarts de pommes à	2.00	16.00
2 quarts de pommes à	4.00	8.00
35 pots de pois verts à	0.24	8.40

950 pommes de choux à	0.06	57.00
41 pommes de choux-fleurs	—	4.23
78 gallons de fraises à	1.00	78.00
134 douz. de blé d'Inde à	0.08	10.72
312 citrouilles à	0.08	24.96
10 mts d'herbes pour la soupe à	0.50	5.00
Salades 10.00 $; Raves 100 $; Rhubarbe 8.00 $		19.00
15 lbs de tabac	—	5.25
Fleurs	—	10.00
Herbe aromatique	—	2.00
Graines : persil .25 choux-siam .20		0.45
TOTAL		463.51 $

(*APFM*, octobre 1915, p. 107-108)

Pour peu que l'on s'arrête à repenser l'évolution de l'œuvre du début à ce jour : achats de terrains, constructions et reconstructions, additions d'équipement, il semble impossible de maintenir l'équilibre avec la lente marche des secours financiers. De 1889 à 1891, aucune subvention ; de 1891 à 1896, un peu plus de treize sous par jour ; de 1896 à 1906, le *per diem* dépasse légèrement vingt sous ; de 1906 à 1916, il faut travailler avec un apport journalier se rapprochant de trente sous ; voilà qu'à partir de l'année 1916 il est permis d'espérer un *per diem* un peu supérieur à trente-deux sous. Il faut reconnaître que c'est tout juste de quoi vivre en ce temps de guerre où rien n'est à prix abordable. Les denrées sont d'une cherté à laquelle ajoutent encore les frais de transport de plus en plus élevés, tant par goélette que par voie de terre. Les six employés étant assujettis aux mêmes conditions de vie, leurs salaires doivent être repensés. À elles seules, les trois données suivantes font de grands trous dans le clair tissu des revenus :

> Monsieur Tremblay [le fermier] a 450 $ par an, nourri, logé à la ferme. [Son aide, monsieur Sta. Fillion] aura 24 $ par mois à l'année, nourri et logé. (*APFM*, 31 mars 1916, p. 138)

> Monsieur [Charles] Guillemette est engagé pour un an, pour nos divers travaux. Le salaire est de 800 $ par an, plus le repas du midi. (*APFM*, 21 septembre 1916, p. 184)

Dans la fièvre de toutes ces contraintes, si on allait jusqu'à relever le défi de mettre en chantier la grande maison Saint-Joseph, il faudrait que le levier soit de taille et trouve son point d'appui non dans la masse budgétaire, mais bien dans le roc ferme de l'espérance. Pour l'instant, le plus que l'on peut dire c'est que le projet se loge dans les esprits et se glisse fréquemment dans les conversations. En attendant, le mois de mai ouvre la terre aux semailles et les sœurs jardinières font naître une fraisière « en piquant 500 plants dans un morceau de terrain nouvellement ameubli ». Sœur M.-Ambroise (M.-Alice Simard) assume la direction des fermes pendant que sœur M.-Amable (Démerise Asselin) améliore sans cesse la production avicole afin de répondre aux besoins de la grande famille. « Pour faire des crêpes ou des galettes à la branche, c'est par centaines d'œufs qu'il faut compter », disent les cuisinières.

Parmi les améliorations de l'année en cours, il faut noter la construction d'un second poulailler par monsieur Charles Guillemette en fin d'été, alors qu'à l'automne deux achats d'immeubles sont enregistrés. En premier lieu, il est question de l'ancienne maison de ferme de sir Rodolphe Forget avoisinant la villa Fafard en voie de réparation :

> On a acheté la maison de ferme de sir Rod[olphe] Forget, laquelle avait été vendue à monsieur Armand Bouchard 100 $. Nous l'avons payée 150 $. On croit que les 2 maisons avec une addition les unissant pourront faire un logis convenable pour nos patients pour d'ici quelques années. (*APFM*, 5 octobre 1916, p. 190)

L'autre transaction est faite avec monsieur Edmond Simard au coût de 2 800 $, en laissant à la famille jouissance de la maison pour quelques mois encore. Cette nouvelle acquisition sera désignée maison Saint-Jean alors que la bâtisse, en bordure de l'autre côté du chemin, s'appelle maison Vandal, du nom de monsieur Toussaint Vandal de qui elle fut achetée en 1912 pour la somme de 1 000 $. Autour de la grande maison mère les pavillons s'additionnent et, du haut des côtes Saint-Antoine, tous ces assemblages de briques rouges font comme un éclatement dans le paysage de la vallée. Un peu plus haut sur le domaine de Saint-Aubin, apparaît un grand rectangle de terre brisée. Non, ce ne sont pas des labours d'automne, mais bien une espérance en profondeur pour la maison Saint-Joseph.

En partant pour ses visites journalières chez les pauvres et les malades du village, mère Anne lève son regard vers la maison qui monte. Le rôle de la grande bâtisseuse est changé, mais elle ne se sent pas amoindrie d'être maintenant vouée à la visitation :

> Mère M.-Anne-de-Jésus s'occupe toujours avec succès de la visite des malades à domicile, recherche les pauvres gens, leur porte des aumônes, habille les enfants. [...] Les aumônes affluent dans les mains de mère M.-Anne-de-J. et elle les distribue à mesure. [...] Monsieur [Benjamin] Simard lui donne 10 $ toutes les semaines ; monsieur Chs [Charles] Simard donne souvent aussi. (*APFM*, 29 novembre 1916, p. 201-202)

La réputation de mère Anne comme guérisseuse n'est plus à faire et l'on revient lui montrer quels ont été les effets de ses prières et de ses soins. Une femme de l'île aux Coudres amène son petit garçon qui ne devait pas vivre, une autre maman de la région de Chicoutimi s'émerveille devant la turbulence de son enfant dont il était dit qu'il ne marcherait jamais. Cette fois, on parle de la petite fille transformée : « C'est une orpheline malade, presque imbécile, souffrant des fièvres, qui fut recueillie. L'enfant s'est remise et on ne dirait plus de la même. Sœur M.-de-la-Charité est à lui confectionner un confortable petit trousseau et, après les fêtes, elle ira au pensionnat de la Congrégation. »

S'il y a des petites filles que la guérison physique transforme d'un travers à l'autre, il y en a aussi pour qui les réalisations manuelles deviennent épanouissement et bonheur d'être. La population féminine de l'hospice comprend vingt fillettes qui méritent une attention toute particulière, en ce début de décembre :

> Une jolie exposition de travaux d'art est faite ce soir à l'oratoire par les élèves de sœur M.-Odoric-de-J. C'est vraiment beau de voir leur application et leur succès. Il y a là des travaux demandant une grande attention, une patience et une habileté j'oserais dire peu communes : tricots, broderies, canevas, etc. [...] Aller travailler à l'atelier de peinture est une récompense pour ces chères enfants. (*APFM*, 3 décembre 1916, p. 204)

Les discordances du feu et du froid faussent l'ouverture de l'année 1917. L'annonce de l'incendie qui détruit l'Hospice Saint-Ferdinand-d'Halifax, ce 2 janvier, réveille de douloureux souvenirs en même temps qu'une fraternelle sympathie. Pendant que tout brûle là-bas, ici le froid s'installe à faire craquer les maisons :

> Le froid a été intense tout janvier. Le bois manque et il est d'une cherté à ne pouvoir s'en procurer. L'autre jour, il en manquait pour l'engin de la buanderie. Nous n'avons pu en avoir qu'à 5.25 $ la corde, ce qui se dépense en une seule journée de lavage. Nous lavons 2 jours et repassons la 3e journée. (*APFM*, 25 janvier 1917, p. 216)

Chaque aspect de la situation économique porte son point d'ombre et signale une invitation à plus d'austérité de vie. Alors qu'il est demandé à chaque personne en charge « la plus grande économie possible », monsieur le surintendant et la très révérende mère appuient sur la condition essentielle : « sans toutefois nuire aux santés ». L'effort des sœurs se porte vers un « deuxième atelier de tissage, taillage de catalognes, cardage, filage de laine et de lin ». Les hommes saisissent l'occasion de se rendre utiles en mettant à leur actif « le sciage de 105 cordes de bois, ce qui représente une économie de 131.25 $, à 1.25 $ la corde, qu'il aurait fallu payer ». Pour ne pas être en reste, les plus actifs de la soixantaine de garçonnets « ont amassé assez de bois et de copeaux (sur le chantier) pour 2 jrs de lavage. 11 $ par jour de bois dépensé à la buanderie». Mère Marie-Joseph (M.-Louise Rondeau) a pris sur elle de diriger la bruyante équipe, ce que l'on ne saurait estimer à prix d'argent. Finalement, tout le temps se passe à trouver des ressources pour répondre aux besoins qui harcèlent, à chercher des réponses aux questions qui se succèdent. Il est clair que nul n'a le loisir de se laisser vivre alors que tout être conscient doit se débattre pour survivre. En ces années de guerre, voilà qui tient bien occupé pendant que seule une entière confiance en Dieu sauve du malheur d'être préoccupé et d'échapper à l'essentiel qu'est la paix intérieure.

Depuis le temps que l'on parle du chemin de fer et que l'on espère la venue du train, le problème du printemps tient à déterminer l'endroit où sera bâtie la gare :

> On parle beaucoup de la future gare du futur chemin de fer. Où la mettre ? C'est à qui l'aura et ne l'aura pas… À qui cédera ou non son terrain… Nous, pour notre propre tranquillité, préférerions l'avoir un peu plus loin. D'autres raisons, pour nos marchands du village, la leur font désirer près. Messieurs Paré, notaire, et Benjamin Simard, viennent voir nos mères à ce sujet. Il est convenu que, puisque cela fait mieux leur affaire, nous céderons du terrain, si le gouvernement décide de mettre cette gare sur le chemin de la batture. (*APFM*, 3 mars 1917, p. 232)

S'arrêtera bientôt le train de passagers et s'arrêteront aussi les transports de marchandises, complétant le service des goélettes.

La fleur de farine est rare, le pain coûte cher et l'on comprend facilement que les trois grands prix de la kermesse de l'hospice soient dans la ligne des choses essentielles : 100 livres de fleur, don de monsieur Benjamin Simard, 100 livres de sucre, don de monsieur Roger Boily, 1 baril de sirop (10 gallons), don de monsieur Alfred Otis.

Le même sens du nécessaire préside au choix de marchandises lorsque « monsieur Benj. Simard offre de prendre chez lui pour $ 200.00 d'effets ». La copie de la facture remise à mère Marie-Anne-de-Jésus a son éloquence :

FACTURE

85 gallons de sirop à 0.65	55.25 $
50 gallons d'huile à 0.16 1/2	8.25
6 chaudières de saindoux	28.20
1 sac de sel	0.45
36 livres de … à 0.09	3.24
10 livres de soda	0.40
1 quart de lard	43.00
3 sacs de gruau à 3.50	10.50
28 livres de bleu à 0.15	4.20
1 crochet	0.05
12 … à 0.35	4.20
7 1/2 aulnes de toile à 0.55	4.13
6 sacs de fleur à 4.60	27.60
4 sacs blé d'inde	10.80
TOTAL :	200.27 $

(Signé) Benj. Simard, 14 mars 1917. (*APFM*, 1917, p. 233)

Dans le soir lourd d'une journée embesognée de juillet, se produit l'éclatement d'une nouvelle semant la consternation et l'anxiété. Plus brutale que le tonnerre se répercutant d'une montagne à l'autre, plus saisissante que le roulis des tremblements de terre, plus effrayante que les indisciplines du Gouffre provoquant les riverains, vendredi le 6 juillet, la conscription est votée, et toutes les familles se sentent menacées.

La grande pauvreté de vie et l'insécurité face à l'avenir s'accompagnent de maladie frappant surtout la jeune population. « Les enfants tombent par douzaine, nous sommes presque continuellement six sœurs en dehors. » Tant au village qu'à l'hospice, plusieurs cas exigent des interventions chirurgicales qui se transforment en urgences à mesure que l'hiver approche. C'est pour répondre à cette nécessité que le docteur P.-Calixte Dagneau arrive de Québec par bateau en ce mois d'octobre, passe un jour ou deux et donne un service où la dextérité, l'expérience et la conscience professionnelle

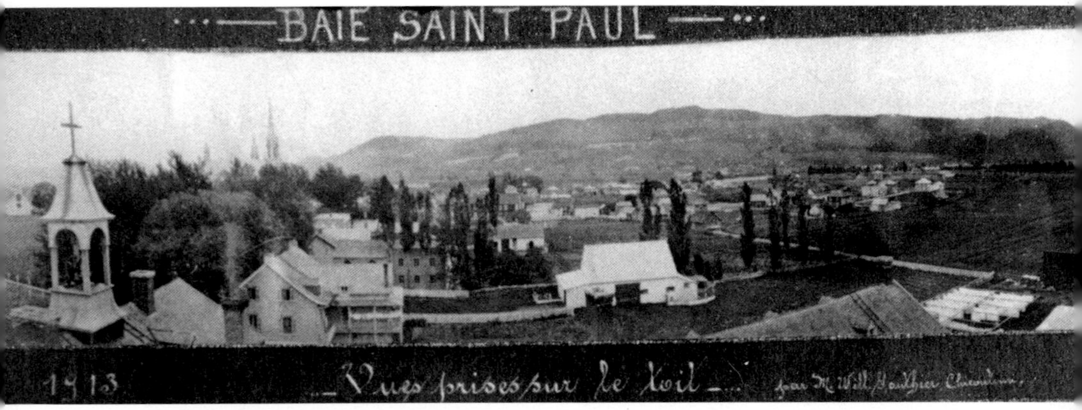

Vue de Baie-Saint-Paul du haut de la maison-mère en 1913. Au premier plan, le clocheton de l'hospice. Source : AHBSP, film.

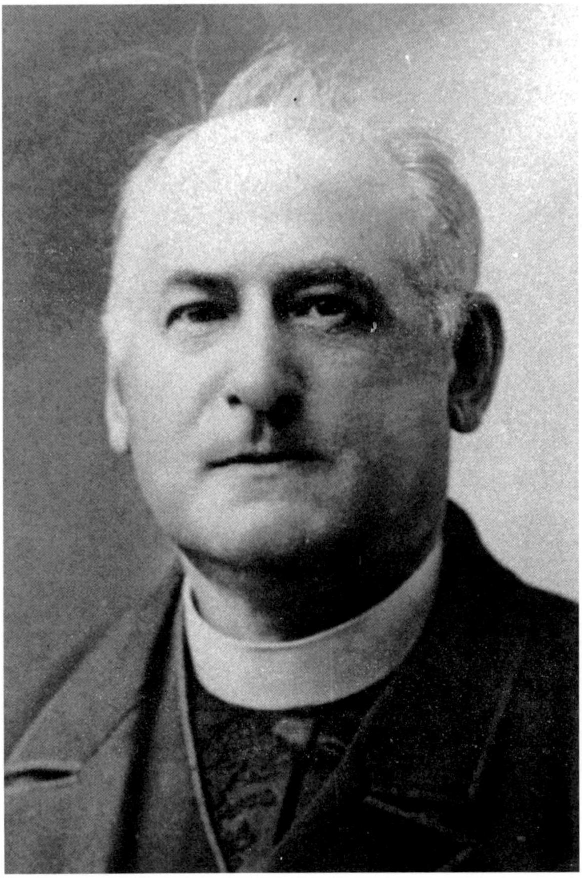

Le curé de Baie-Saint-Paul, l'abbé Ambroise Fafard : « trapu et fort comme un terrien, réfléchi et réaliste comme un bourgeois, prévoyant et brave comme un marin, clairvoyant comme un prophète » (ch. 1). Source : AHBSP.

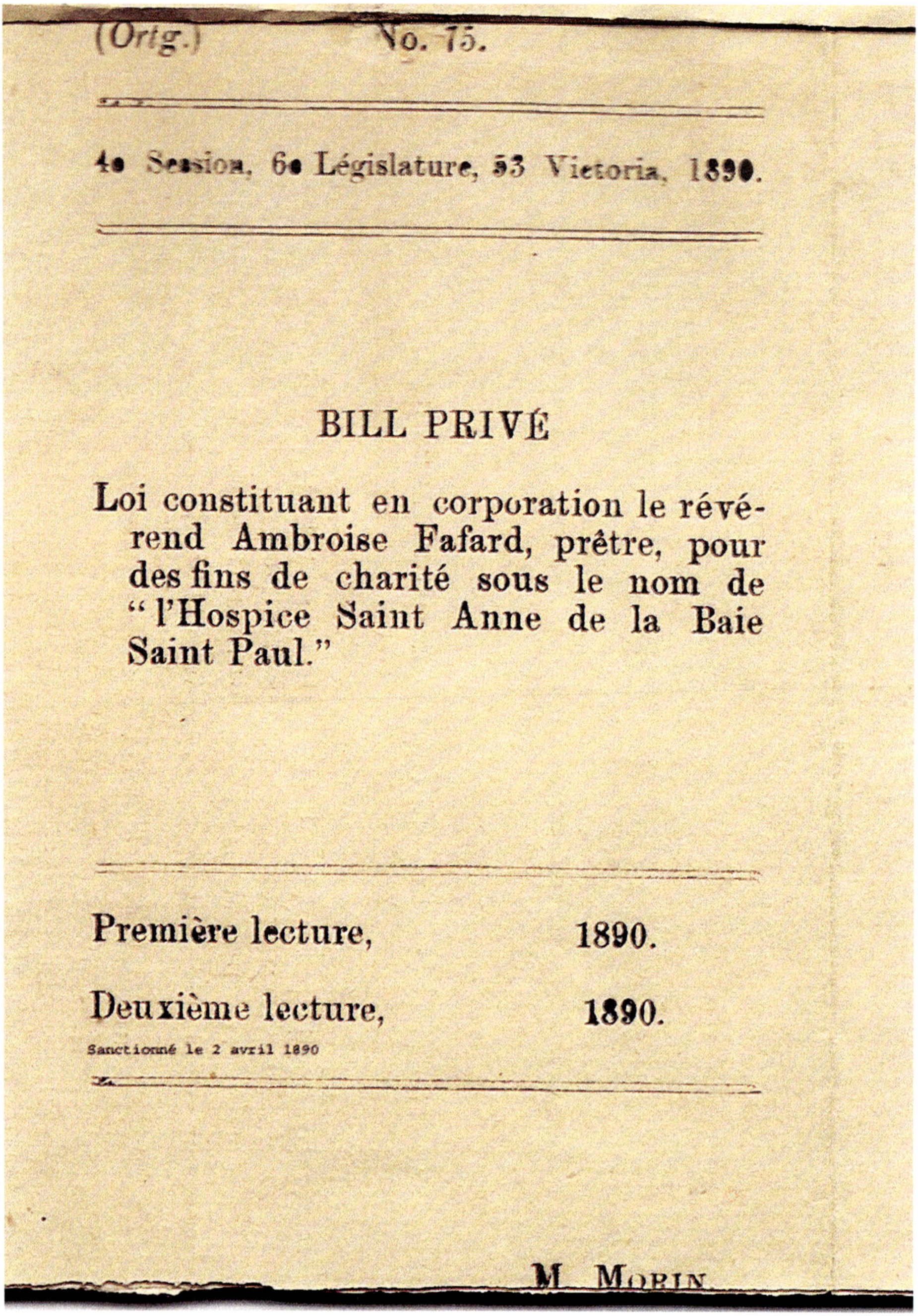
(Orig.) No. 75.

4e Session, 6e Législature, 53 Victoria, 1890.

BILL PRIVÉ

Loi constituant en corporation le révérend Ambroise Fafard, prêtre, pour des fins de charité sous le nom de "l'Hospice Saint Anne de la Baie Saint Paul."

Première lecture, 1890.

Deuxième lecture, 1890.

Sanctionné le 2 avril 1890

M. Morin.

L'Hospice Sainte-Anne naît par acte d'incorporation civile, en 1890. Source : APFM.

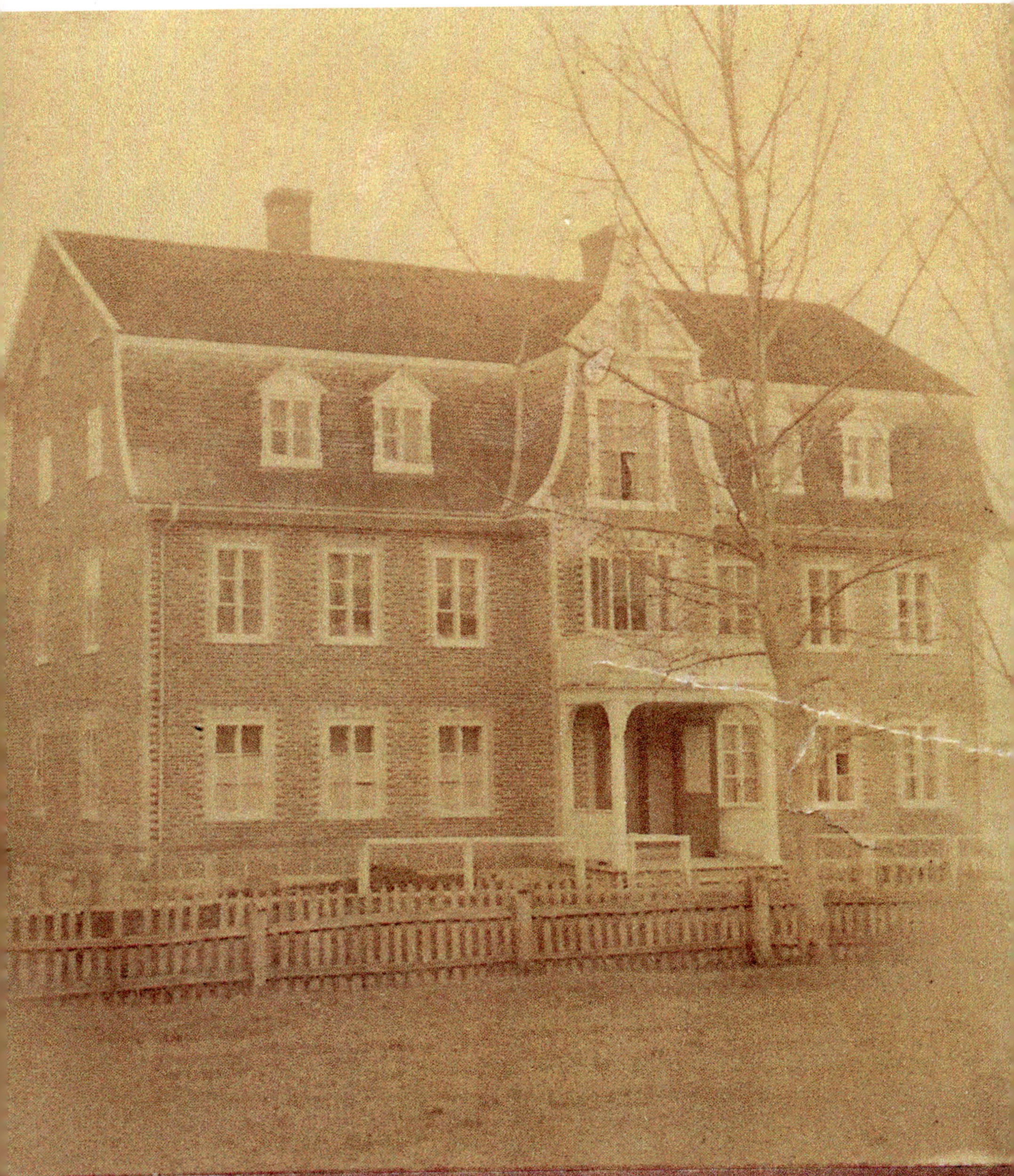

La maison Boily, en 1890, alors qu'elle vient d'être rehaussée de deux étages. Elle a été acquise par le curé Fafard l'année précédente. C'est le premier pavillon de l'hospice. Source : APFM.

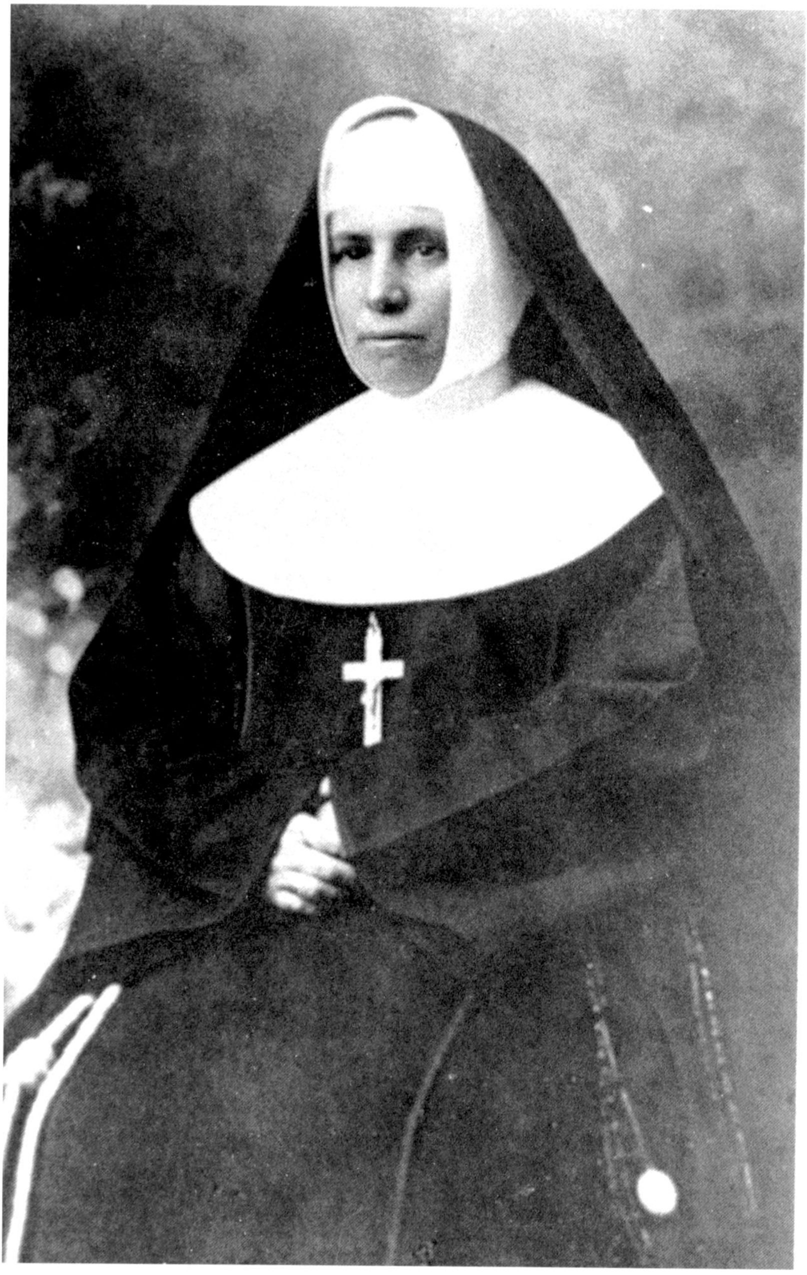

« Dans tout ce brun, pétillent d'intelligence des yeux sombres aux mélancoliques reflets, le visage est expressif et sympathique dans chacun de ses traits. Sœur Marie-Anne-de-Jésus, Marie Bibeau, est Canadienne de naissance mais vit aux États-Unis depuis quelque temps, elle a vingt-cinq ans » (ch. 2). Source : AHBSP.

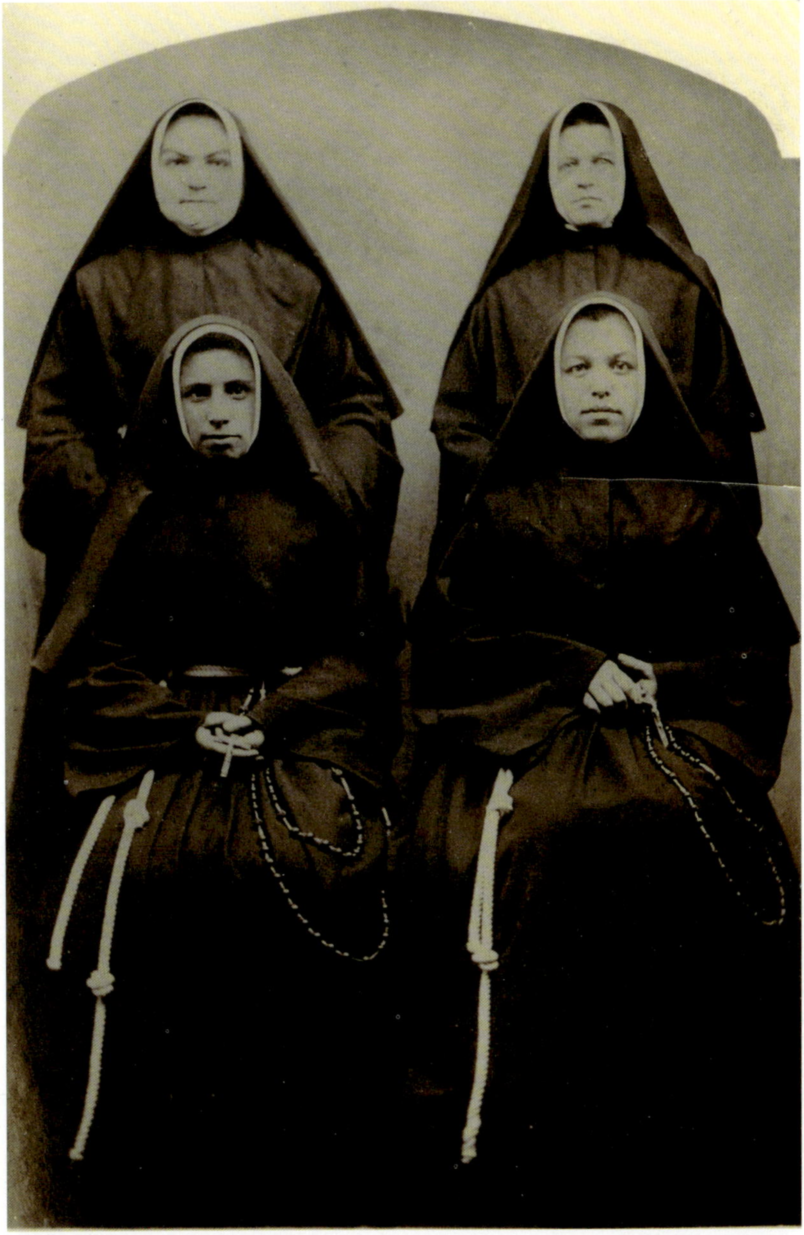

Les quatre premières sœurs : « Voici nos charges : sœur M.-Égide d'Assise, la cuisine ; sœur M.-Dominique, les vieilles ; sœur M.-Frédéric, les vieux ; et moi (c'est sœur Marie-Anne-de-Jésus qui écrit), bouche-trou » (ch. 3). De gauche à droite : assises : Marie-Anne-de-Jésus et Marie-Dominique ; debout, Marie-Égide d'Assise et Marie-Frédéric. Source : APFM.

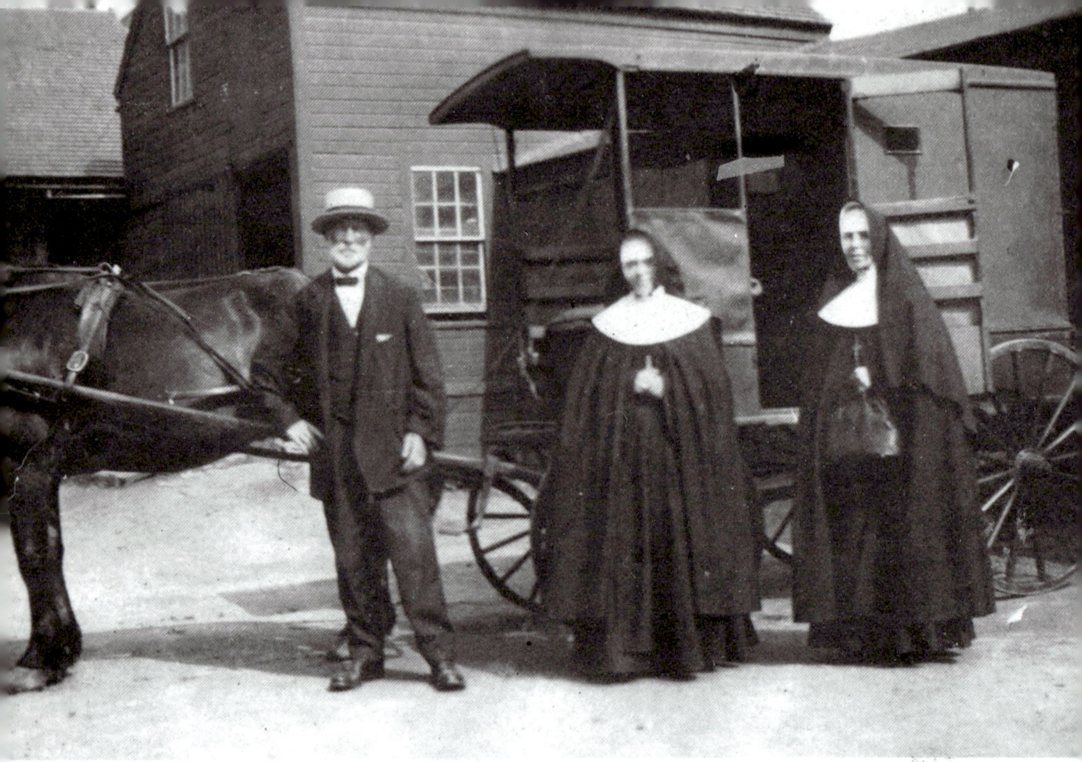

« Nous ramassons de tout : des poules, des oies, des dindes, des moutons, etc. [...] tout cela dans la même voiture » (ch. 3). Cette photo montre la « ouaguine » du même genre utilisée à Worcester. Source : APFM.

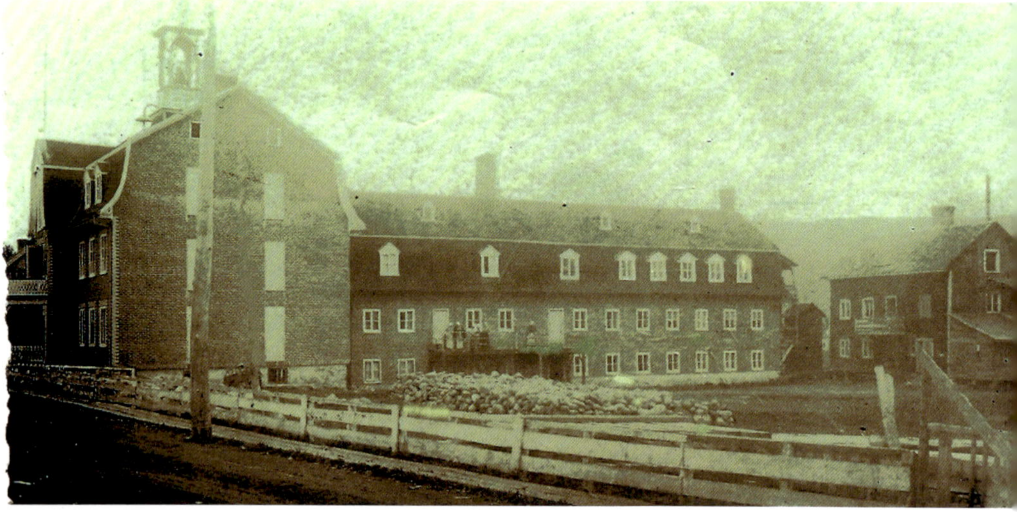

Les pavillons Sainte-Élisabeth et Saint-Ambroise. Entre les deux, la grange et une glacière : « Il y aura là un domestique l'hiver prochain [...]. Je ferai construire en septembre une glacière convenable (1895) » (ch. 4). À l'époque, la maison-mère n'est pas encore érigée. Source : APFM.

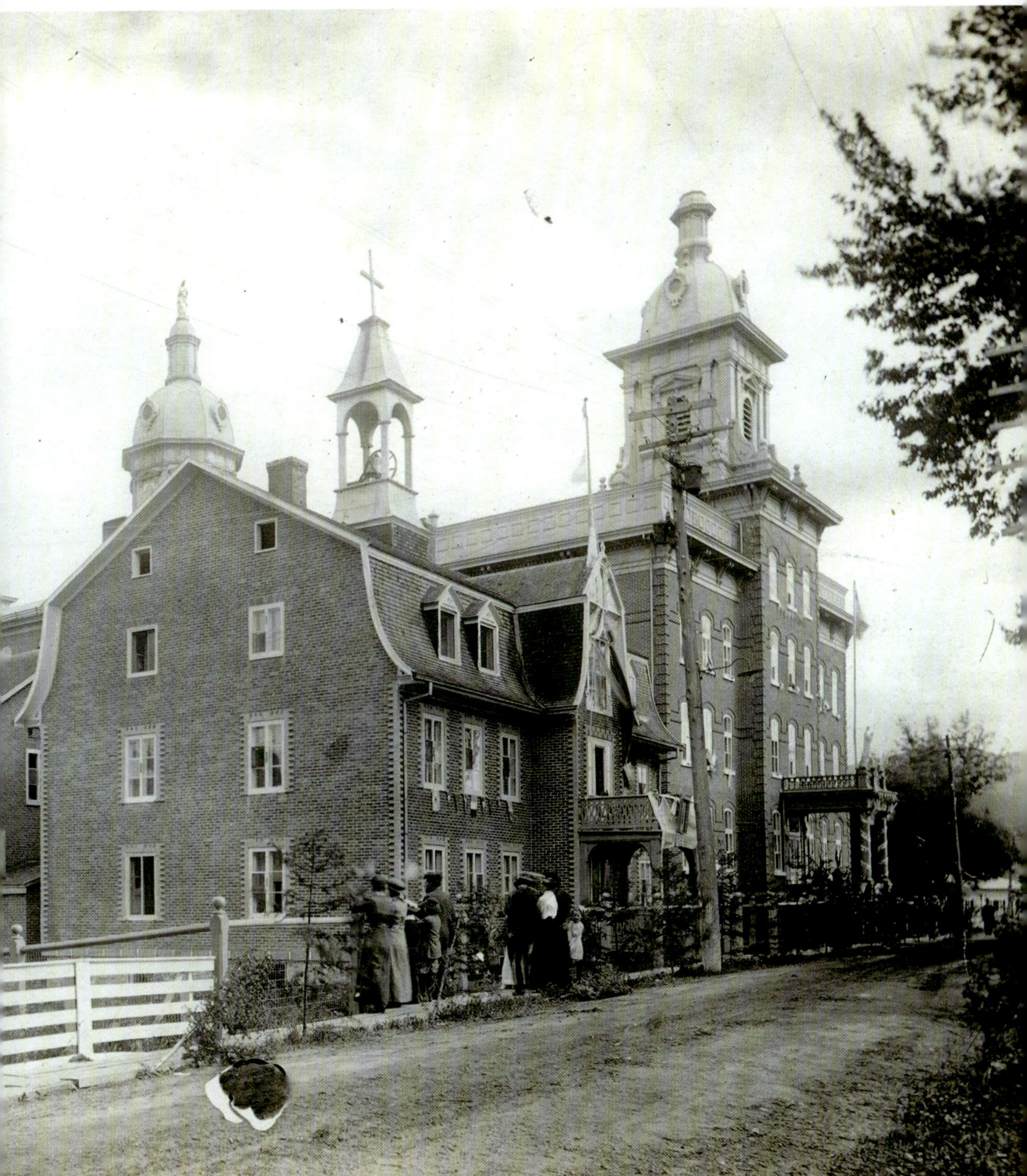

« Dès 1890, sur les instances [du curé Fafard], Baie-Saint-Paul se dote de trottoirs » (ch. 4). Cette photo date de 1914. Source : APFM.

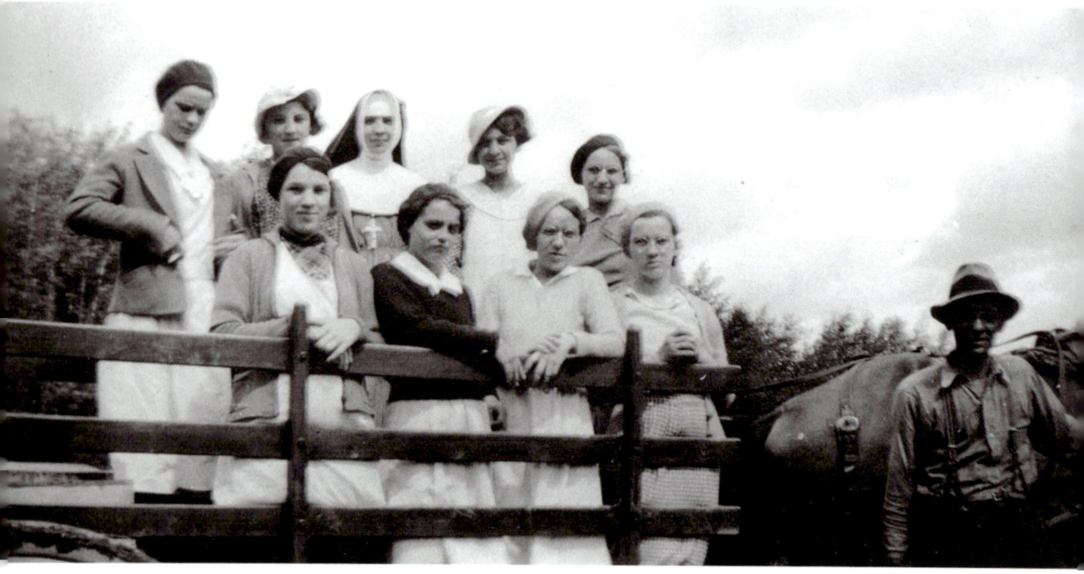

Pique-nique sur la batture, 1897. « On charge 2 voitures de tous ces comestibles auxquels sont joints chaudrons, gobelets, assiettes, ustensiles… des patates, un grand canistre d'eau potable, puis […] Joseph dans sa chaise, pépère Claude et sa chère vieille, et tous les autres, tant qu'il y a de la place dans les lourdes charrettes » (ch. 4). Source : APFM.

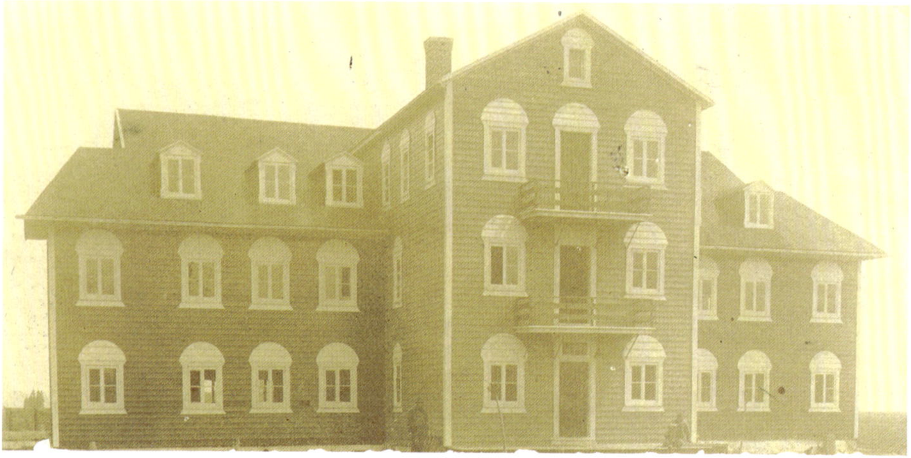

Le 29 septembre 1898, la maison Saint-Antoine ouvre pour accueillir près de 60 hospitalisés. « Il n'y a pas tant de cérémonies à observer ici qu'à Worcester. On ne connaît pas les architectes étrangers ni des approbations de la ville ni les soumissions des contracteurs. Tout se passe sans discussion au bureau du curé » (ch. 6). Source : APFM.

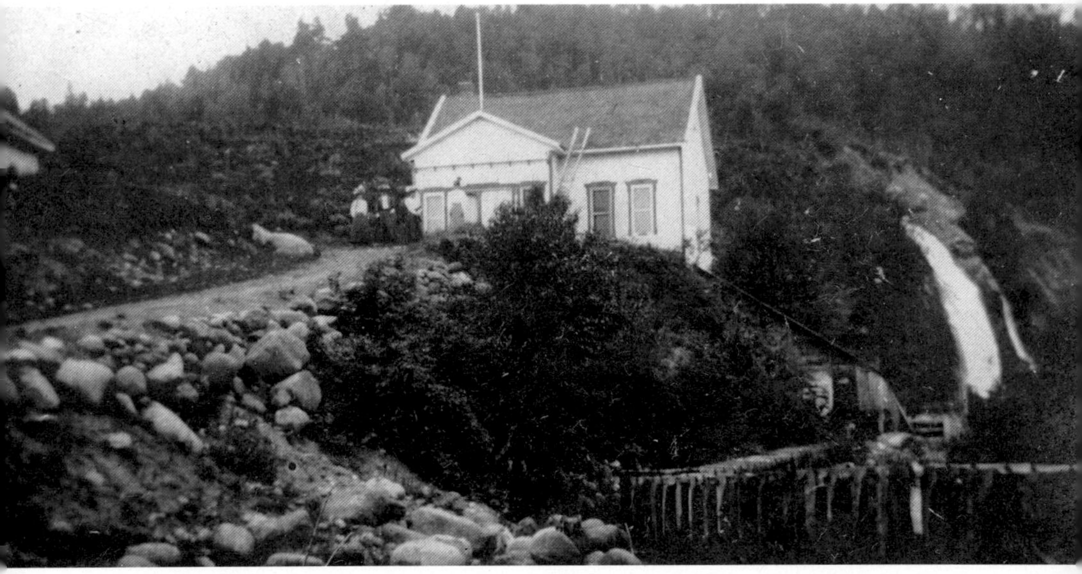

Mini centrale. C'est un projet du curé Fafard. En fonction à partir de l'été 1897, elle alimente en électricité l'hospice, mais aussi la municipalité de Baie-Saint-Paul. Source : APFM.

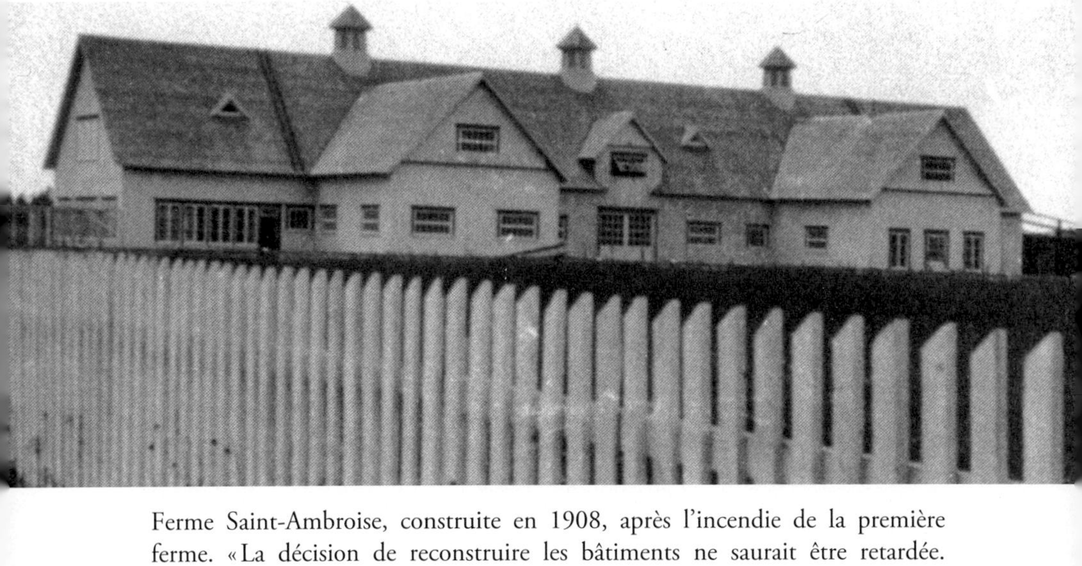

Ferme Saint-Ambroise, construite en 1908, après l'incendie de la première ferme. « La décision de reconstruire les bâtiments ne saurait être retardée. Aussi, l'architecte Eugène Talbot fournit le croquis de la grange-étable et fixe la prévention des coûts aux alentours de dix mille dollars » (ch. 7). Source : AHBSP.

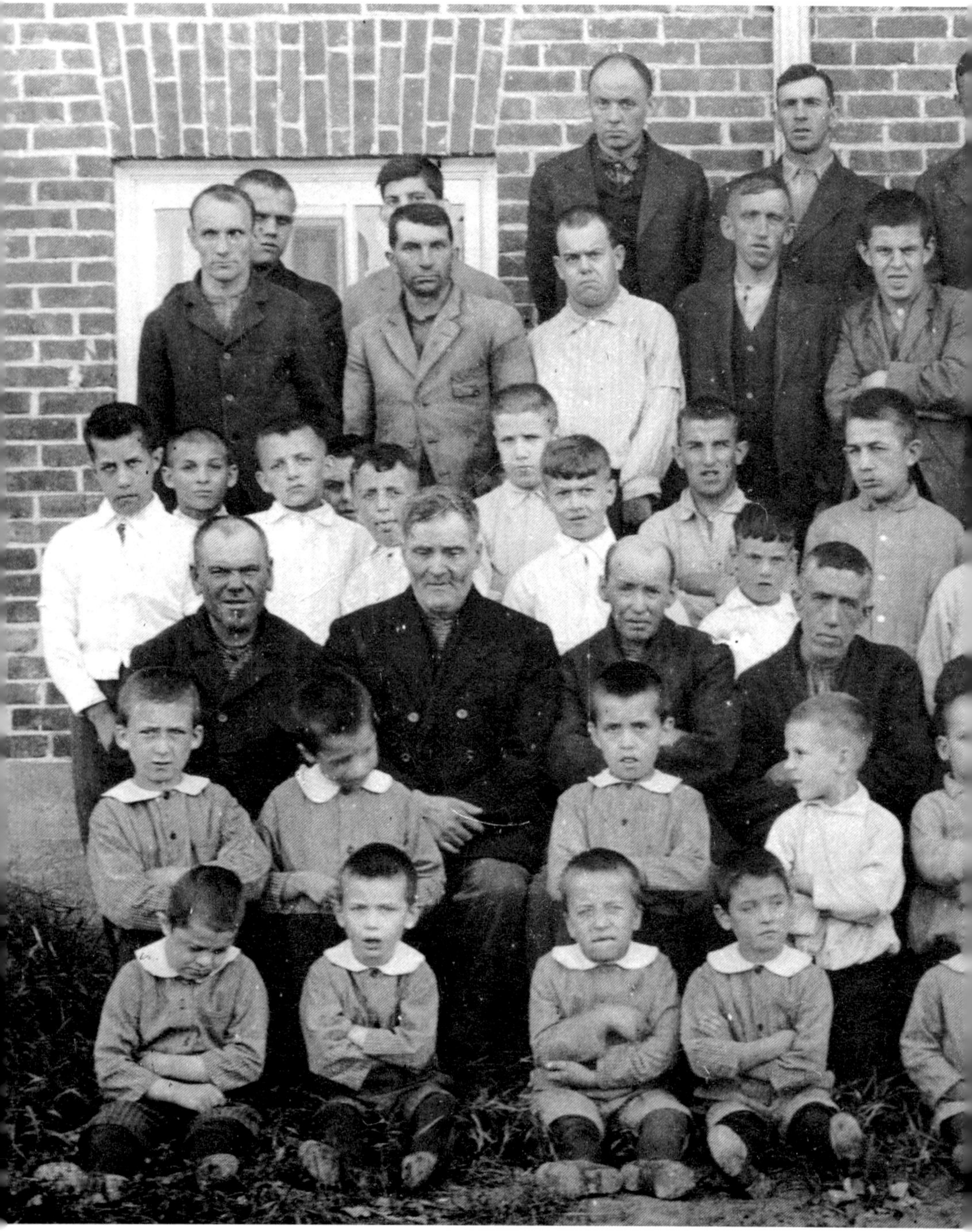

Groupe d'hospitalisés, hommes et garçons. Source : APFM.

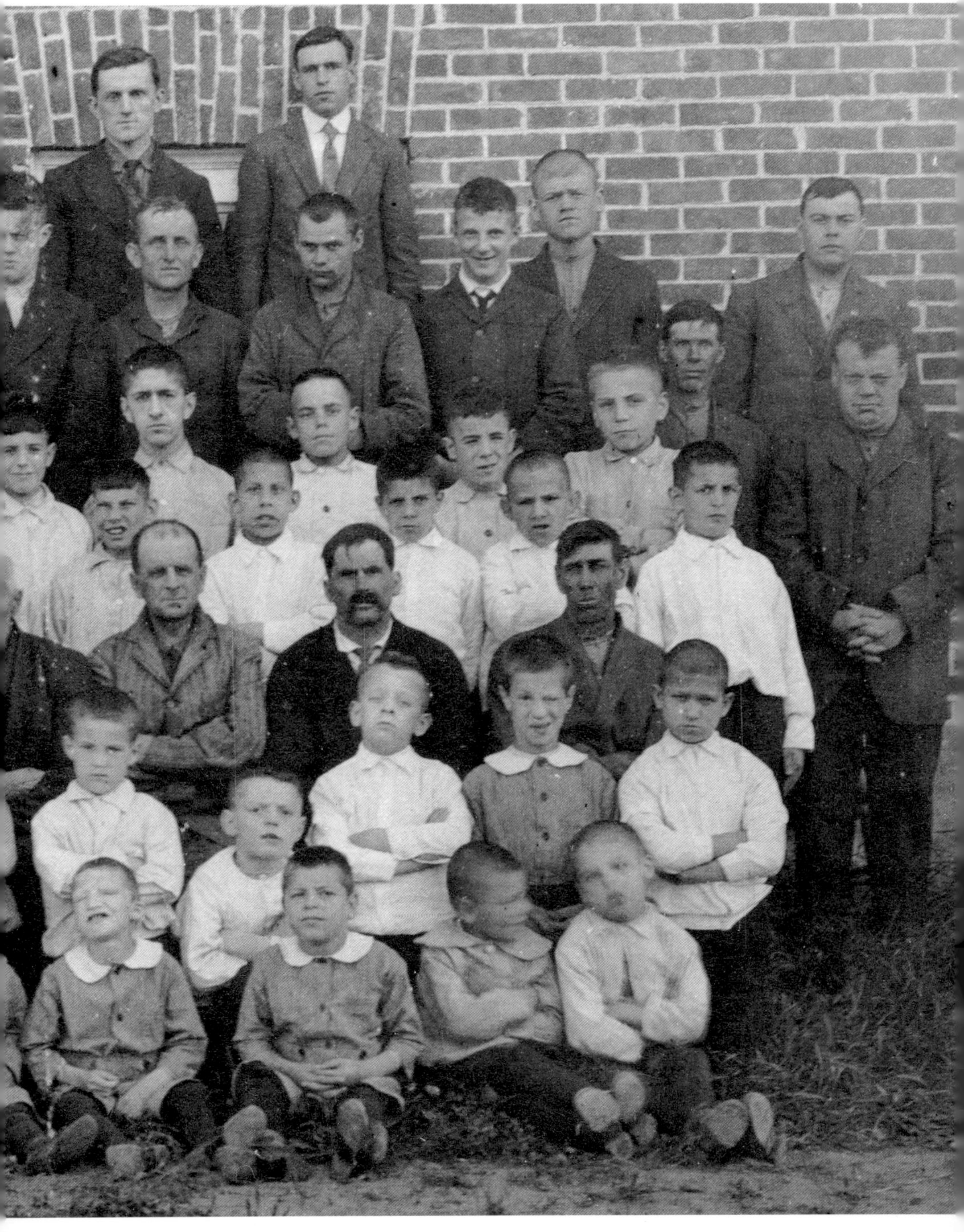

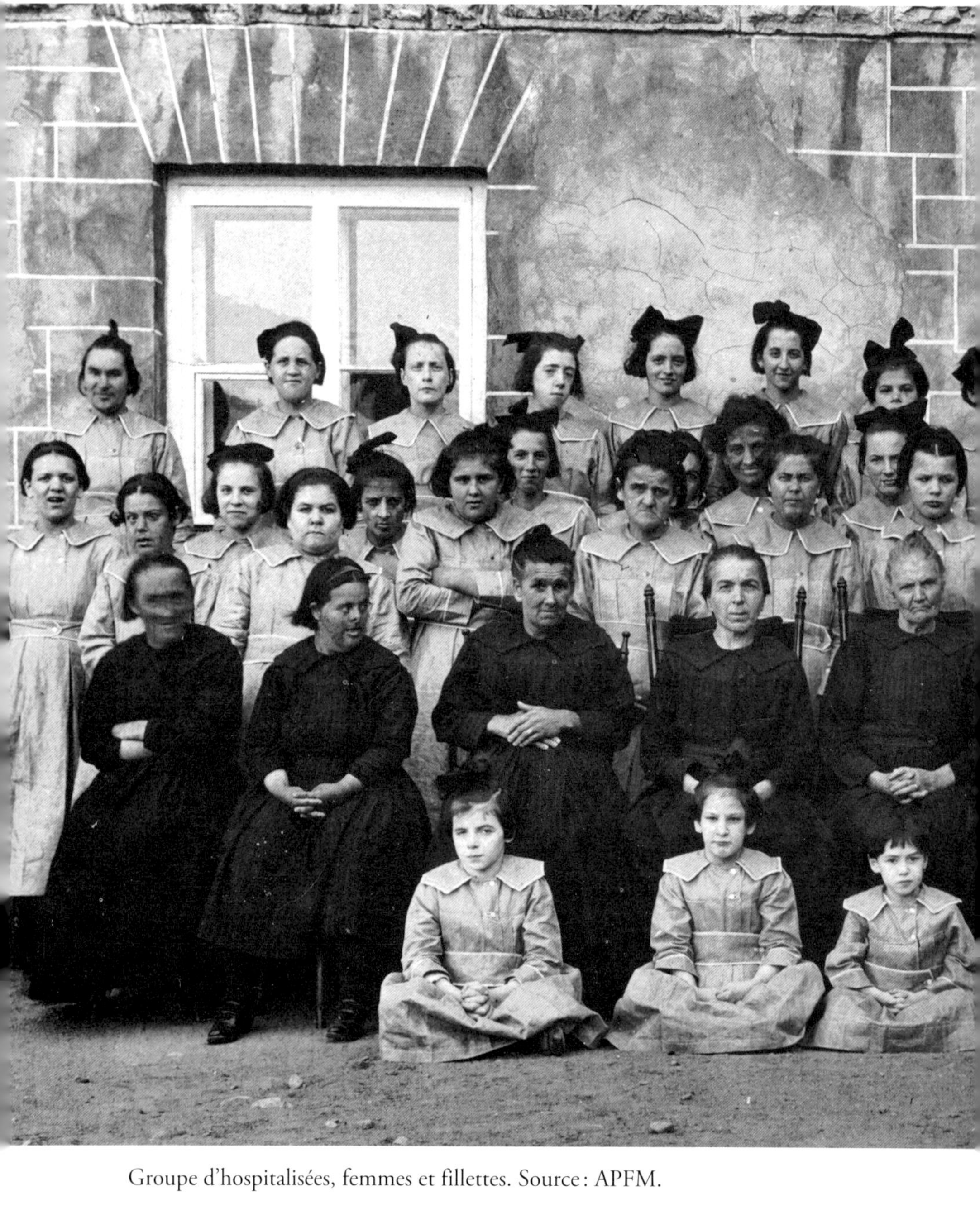

Groupe d'hospitalisées, femmes et fillettes. Source : APFM.

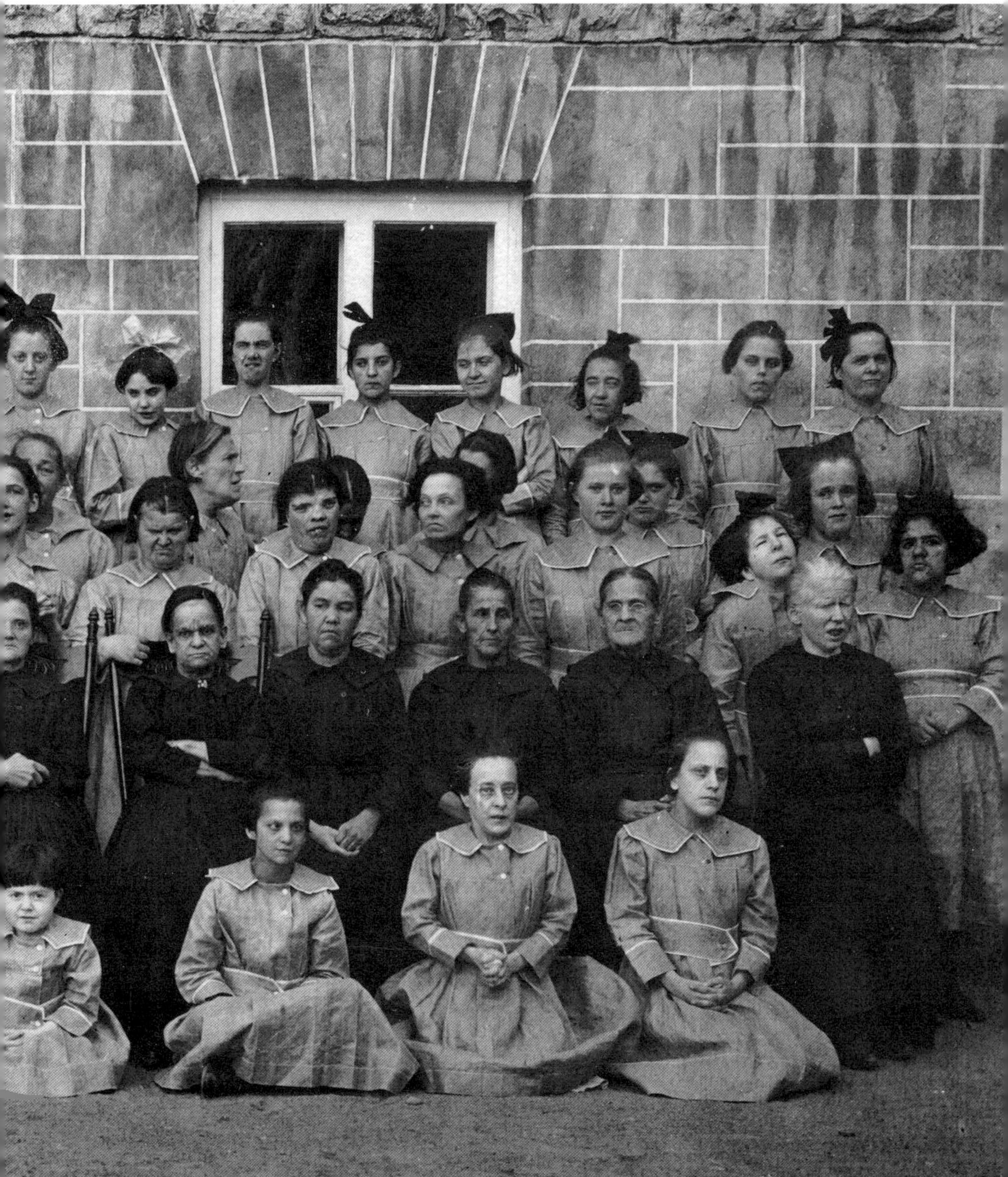

« Rien de plus probant que l'éloquence des statistiques, au dernier jour de décembre 1913. Pensionnaires du gouvernement : 150 (97 hommes + 53 femmes) ; pensionnaires privés : 19 (7 hommes + 12 femmes) ; pauvres : 28 (15 hommes + 13 femmes) ; Total : 197 » (ch. 8).

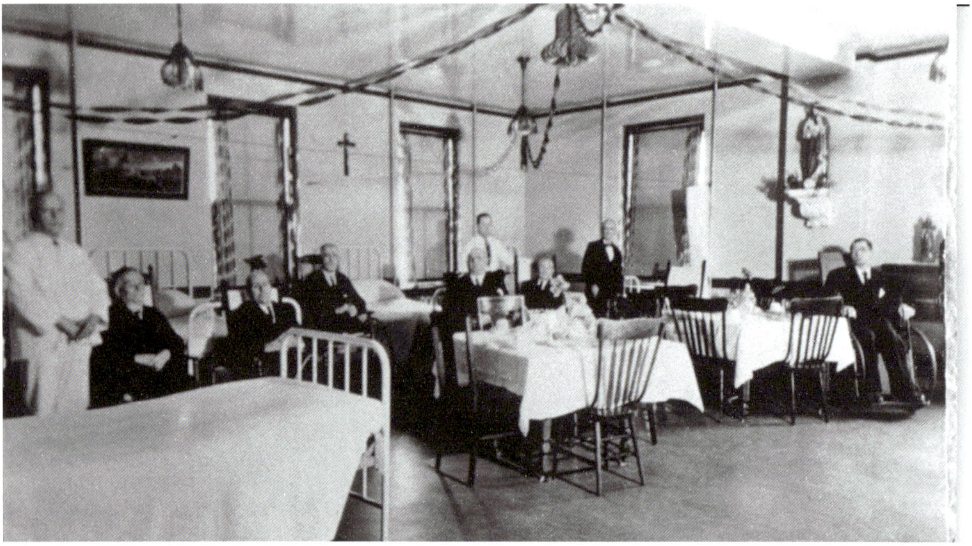

Une salle d'hommes lors d'une fête, en 1915. Source : AHBSP.

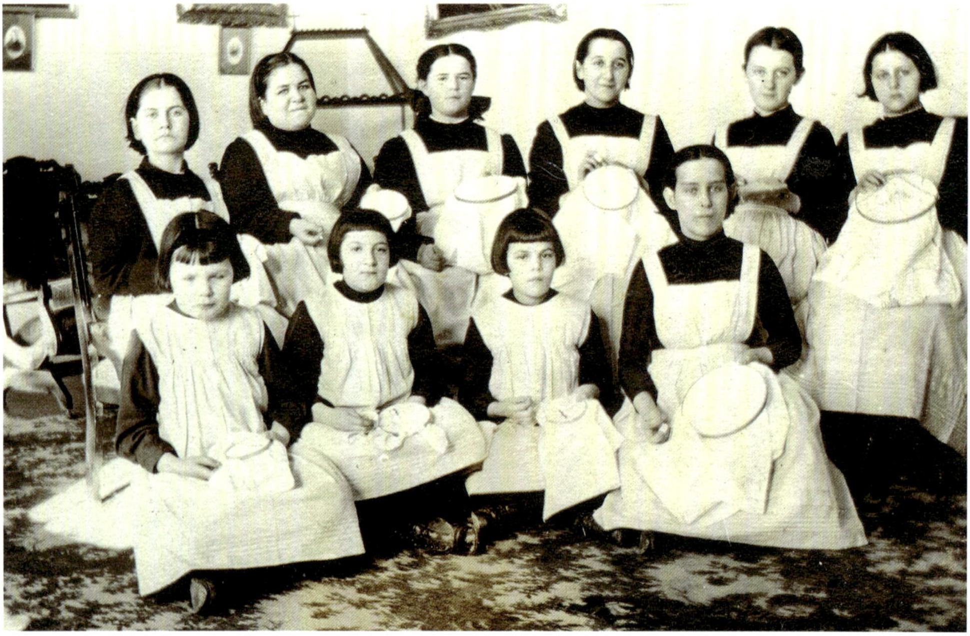

Travaux d'aiguille. « Une jolie exposition de travaux d'art est faite ce soir à l'oratoire par les élèves de sœur M.-Odoric-de-J. [...]. Il y a là des travaux demandant une grande attention, une patience et une habileté j'oserais dire peu communes : tricots, broderies, canevas, etc. (1916) » (ch. 9). Source : APFM.

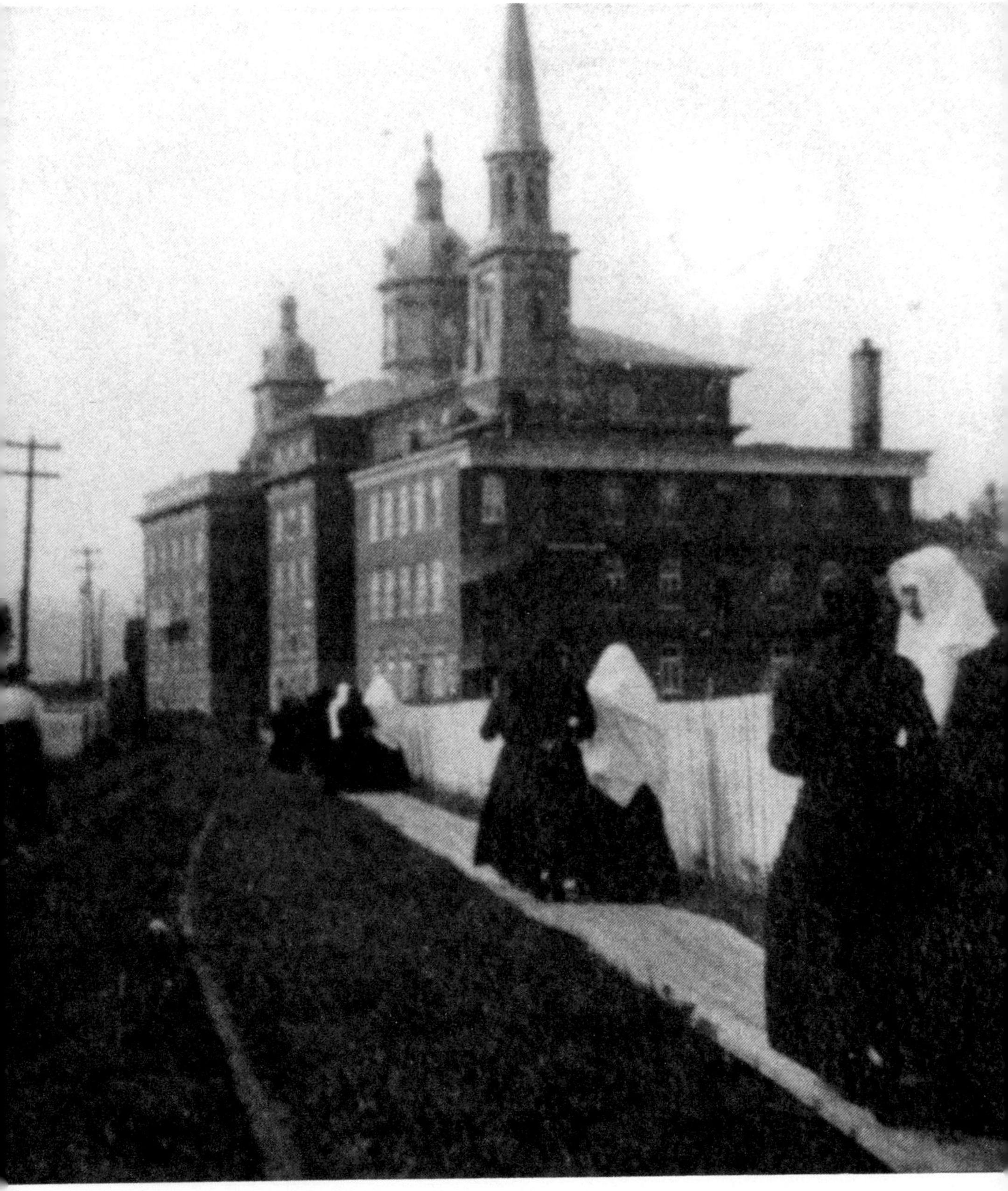

Promenade des postulantes et novices sur les terrains des religieuses. Elles reviennent de la batture. Source : APFM.

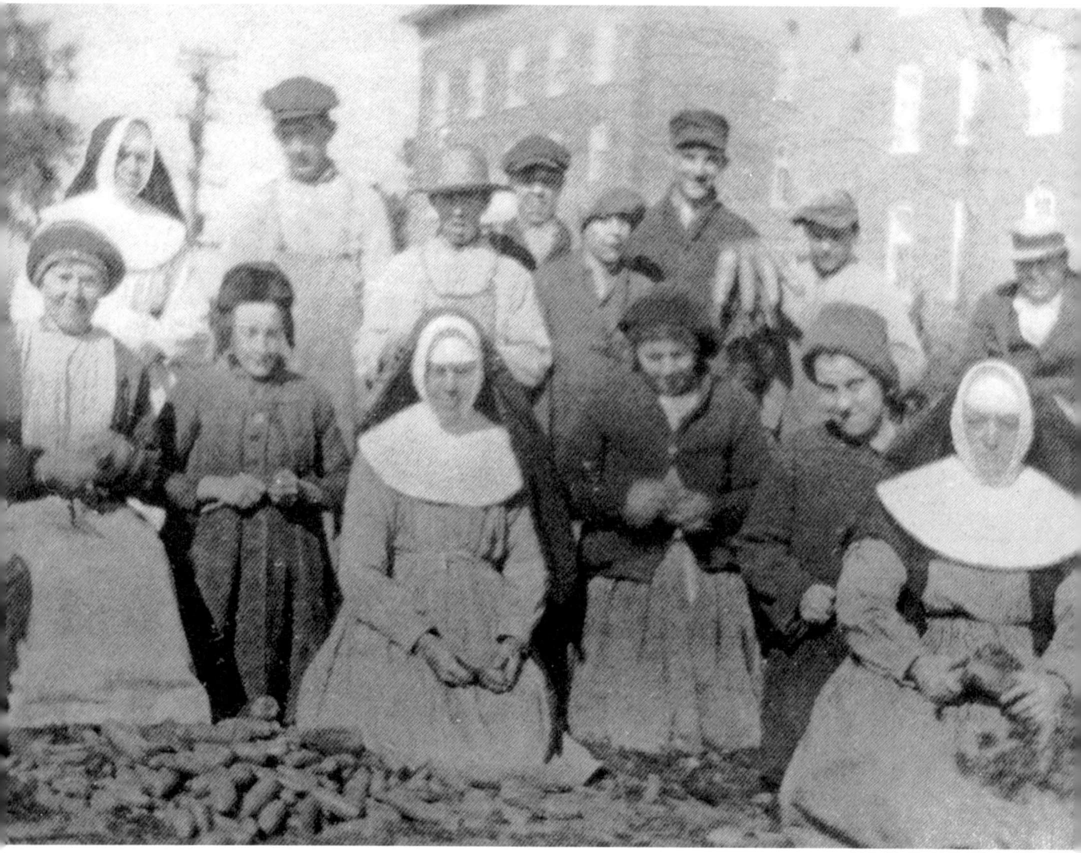

Le tri des carottes après la récolte, dans les années 1910. Source : APFM.

veulent compenser la modestie des installations et de l'équipement. Depuis 1901, l'hospice connaît, plusieurs fois l'an, ces longues séances de chirurgie comportant les stades de soins post-opératoires.

Pour le docteur Dagneau et les autres spécialistes de Québec, les conditions de transport seront certainement plus faciles d'ici quelques mois, car le train vient tout proche. À preuve, le 24 novembre, on reçoit madame Pierre Casgrain (Thérèse Forget). « Cette dame est venue par le chemin de fer Québec-Saguenay de Saint-Joachim à la Petite Rivière. »

Le train approche et, commencée en octobre 1916, la construction de la maison Saint-Joseph achève. Le terme des travaux ayant été projeté pour la fin de l'année courante (1917), il y a fort à faire et les corvées vont en se multipliant. Patronnées par mère Marie-Joseph (M.-Louise Rondeau), une bonne dizaine de sœurs font partie de l'équipe des manœuvres chargée de la peinture et, au 13 décembre, leur contrat est en voie de réalisation puisque « toute la peinture est posée, maintenant; reste encore des planchers à huiler ». Comme soulagement à leurs courbatures, elles n'ont qu'à se rappeler leur part dans l'avancement des travaux et dans l'économie de la main-d'œuvre : « Monsieur Charles Guillemette, notre contremaître, estime leur travail à 600 $ » (*APFM*, 13 décembre 1917, p. 341). La renommée de monsieur Charles Guillemette n'est plus à faire. Il a sans contredit le culte de la belle ouvrage solide et, devant une échéance à respecter, il est de la plus rude exigence pour lui-même et pour les autres.

Ces deux caractéristiques ont joué en faveur d'une touchante cérémonie marquant doublement l'après-midi de Noël. Les portes de la maison neuve largement ouvertes, monseigneur le curé François-Xavier Belley appelle la bénédiction de Dieu sur chaque pièce. Pour l'accompagner se trouvent : les mères, le surintendant, l'aumônier Pierre Bouchard, le père Georges Simard, o.m.i., l'abbé Jean-Séverin Pelletier, l'abbé Onézime Lavoie, les frères maristes et toutes les religieuses qui ont pu se libérer. Charles Guillemette pilote fièrement la visite. « L'assistance très nombreuse prouve, une fois de plus, la sympathie des gens pour notre œuvre. » Une fois terminés le *Veni Creator* et le *Te Deum*, on s'enligne dans « les chants français, appropriés à la circonstance, sur les airs de Noël». Il y a vraiment de quoi se réjouir, se féliciter et chanter car, pour ce nouveau pavillon et tous les autres qui l'ont précédé, jamais il n'a été question de subvention gouvernementale. Lundi, le 31 décembre, un joyeux défilé se reforme et chaque résident de l'hospice peut compter sur sa part d'attention, sur des vœux personnels et «sur un paquet marqué à son nom».

À mesure qu'avance le printemps (1918), l'angoisse monte comme la crue des eaux. C'est que les voies d'accès vont s'ouvrir et les polices militaires seront bientôt là pour accomplir leur misérable fonction de poursuivre et de traquer les réfractaires. En attendant, chacun jongle aux échappatoires possibles. La liste en est courte et guère «animante». On peut être déclaré indispensable pour sa propre entreprise agricole ou solliciter d'être accepté comme engagé sur les fermes des veuves, on peut encore simuler la maladie et s'y réfugier, on peut aussi prendre le parti de se cacher dans les bois ou de vivre comme des reclus au fond des greniers et dans les tasseries. Ceux qui pareront les fouilles des miliciens n'échapperont pas pour autant au désarroi et à la peur. Jamais l'hospice n'a eu tant d'offres de services et jamais elle n'a désiré y répondre avec plus de ferveur. Mais le groupe des huit employés actuels va chercher une somme trop importante dans la caisse. Les revenus demeurent toujours insuffisants malgré la récente hausse de la pension journalière des résidents, qui est passée depuis février de 0,32 $ à 0,41 $, soit de 120 $ à 150 $ par année.

Au début de mars, messieurs Ouellet, Paradis, Lemire et Grothé donnent des conférences agricoles aux sœurs et aux fermiers. «Leurs conseils sont très pratiques pour le drainage des terres, les jardins potagers, le soin à donner aux animaux.» Ces activités aident à croire au printemps malgré tout, c'est même une façon d'assourdir les bruits qui courent annonçant la disette et propageant la menace que «les exemptions du service militaire précédemment accordées deviennent invalides et qu'ainsi tous nos domestiques sont de la classe exposée à un départ prochain».

Les premières semaines d'avril sont consacrées à l'installation des adultes dans la maison Saint-Joseph; les réactions sont partagées:

> Ce changement plaît tellement à quelques-uns qu'ils ne savent comment exprimer leur joie ; d'autres [...] jettent de gros soupirs... ils craignent de regretter la vieille maison. [...] il fallait entendre Joseph G., le soir ; aidant à transporter les impotents, il faisait ses réflexions : [...] « Je vous dis qu'on a travaillé aujourd'hui... On a besoin d'avoir une bonne tête pour résister ! » (*APFM*, 29 avril 1918, p. 384)

Le déménagement des enfants a été retardé par une sorte d'épidémie qui a touché même leurs trois hospitalières. Il s'agit d'une maladie de peau qu'un jeune arrivant de l'été dernier apportait comme unique bagage. La soixantaine de garçons prend finalement ses nouveaux quartiers le 3 juin.

Il y a déjà deux mois que sont installés les adultes, voilà maintenant que les enfants sont entrés et qu'il reste de la place pour l'accueil. « Un soldat malade est arrivé... » « Sur la demande de monsieur le maire, nous prenons un autre soldat qui semble feindre la folie. » Mais que font-ils donc si loin du régiment ? Il revient à d'autres d'argumenter sur la question. Depuis 1889, on sait ici que le propre d'un hospice est de s'ouvrir à l'hôte dans le besoin.

Depuis l'automne dernier, le train se rend jusqu'à la Petite-Rivière et les événements se précipitent pour accélérer le service à Baie-Saint-Paul. Le 9 juin, « on est à poser les rails vis-à-vis de nos terres ». Samedi le 20 juillet, un message téléphonique « nous apprend que six sœurs et un père franciscain ont pris les chars à Saint-Joachim pour B.S.P. [...] pour la première fois, un wagon de passagers traverse les caps » et, pour comble de prévenance, « le train stoppe à notre route ; [...] ils sont venus en 3 hrs à partir de Saint-Joachim ». Bien sûr il ne s'agit là que d'un voyage d'essai ; l'inauguration officielle de la ligne du Québec-Saguenay, entre Québec et Baie-Saint-Paul, n'a lieu que jeudi, le 25 juillet. Il suffira de moins d'un mois pour enregistrer des faits d'importance :

> Le train nous amène des excursionnistes de Québec : 200 personnes. Plusieurs visitent la maison Saint-Joseph et notre chapelle. (*APFM*, 25 août 1918, p. 427)

> 2 chars de charbon sont arrivés le 29 [août] le taux du fret est encore haussé: 1.53 $ la tonne rendue ici. (*APFM*, 31 août 1918, p. 428)

Rien de tel pour supporter la guerre qui dure, les inondations qui surprennent et la conscription qui menace, qu'un mouvement de foi vers la douce aïeule aux bras grands ouverts. Rien de tel pour étrenner la nouvelle voie ferrée qu'un déplacement de groupe, sur une suite de trains à n'en plus finir, serpentant le bord des caps tout le long du fleuve. À lui seul, le paysage amorce la prière et toute la journée se passe à puiser des forces neuves:

> Le 25 septembre, 900 pèlerins de la Baie-Saint-Paul et des paroisses environnantes ont le bonheur de faire leur premier pèlerinage à Sainte-Anne de Beaupré en char, sous la direction de monseigneur F.-X. Belley. Le départ de la Baie-Saint-Paul eut lieu à 6 hrs du matin. Tout s'est passé dans le recueillement, la prière et un ordre parfait. La température magnifique que nous avons eue a rehaussé la beauté de ce pieux pèlerinage. (Journal local conservé aux *APFM*, septembre 1918, p. 435)

Au début d'octobre, une communication venant du docteur J.-F. Délisle, D.H.P., surprend la population comme un vent d'orage. La rédaction du document s'alourdit d'un double souci: faire prendre conscience d'un problème très sérieux, éviter de semer la panique.

> Nous ne voulions pas en parler, mais les circonstances nous forcent à le faire. [...] Le chemin de fer du C.N.R. qui relie Québec à Chicoutimi fait que nous pouvons dire que le mal est à nos portes, puisque plusieurs cas se sont déclarés dans la vieille capitale, qui ont été suivis de morts assez nombreuses, entre autres, parmi les militaires dont le camp est en quarantaine. [...] Il n'y a pas à s'alarmer outre mesure. [...] Cette grippe est dite espagnole parce qu'elle a sévi durant l'été avec une effroyable intensité en Espagne où environ 8,000,000 d'habitants auraient été atteints. [...] Elle est grave par elle-même et surtout par les complications

> pulmonaires qui la rendent très souvent mortelle [...]. Si tout le monde veut faire attention, nous n'aurons pas à craindre ce mal. (Journal régional, octobre 1918, conservé aux *APFM*, 10 octobre 1918, p. 436-437)

Le docteur Délisle a sans doute été le premier à comprendre qu'il est difficile d'annoncer quelque chose d'effrayant sans effrayer, de prédire un fléau affolant sans affoler. Avant même que les recommandations du médecin-hygiéniste n'aient rejoint le grand public, des familles entières sont atteintes de la fameuse grippe. Mère Marie-Anne-de-Jésus se réserve les cas les plus graves alors que, toute la semaine du 13 au 20 octobre, plus de douze sœurs se dispersent, de jour et de nuit, pour secourir les fiévreux. « 22 personnes mortes ont été recommandées aux prières, hier, dimanche 20 ; on ne compte pas les enfants. C'est surtout les jeunes mères qui meurent, emportant 2 vies du coup. » (*APFM*, 21 octobre 1918, p. 437)

En plus du service à domicile, il faut assurer des soins particuliers à une centaine de patients ainsi qu'à une quarantaine de religieuses contaminés par le fléau. Dès le début de l'épidémie, mère M.-Dominique, supérieure générale, prend en charge la buanderie. Tous les fermiers étant malades, les sœurs doivent arracher les patates (1 200 minots) et voir à ce que les légumes soient encavés avant les gelées. Elles projettent encore de rentrer le charbon, mais un employé du chemin de fer, dont elles ont secouru la parenté, s'y oppose et promet qu'il s'en chargera avec deux de ses hommes. Jour après jour, les faits pénibles se succèdent et s'additionnent dans « les quatre villages en forme de croix » :

> Hier, notre mère a reçu une famille : la mère est morte, dans un camp, très loin ; on l'a ramenée enveloppée dans une couverture ; le père est mourant, et les pauvres enfants n'en peuvent plus de fièvre. Il était tard avant qu'on ait trouvé des lits pour tout ce monde-là.
>
> Notre voisin, monsieur Edmond Simard, a perdu une fillette et deux petits garçons. Mère Anne espère que le quatrième enfant malade sera sauvé, même si le docteur Euloge a d'abord déclaré qu'il était le plus atteint. (*Ibid.*)

De tous les malades de l'hospice, seul un patient décède après une très courte maladie alors que dans le village cinquante-huit inhumations sont enregistrées au cours de la dernière quinzaine. L'épreuve a si péniblement marqué tous les gens qu'il y a très peu de différence entre l'équipe des soignants harassés et le pâle défilé de ceux qui, ayant frôlé la mort, s'engagent maintenant sur le long et pénible sentier de la convalescence.

Le 11 novembre, lorsque les cloches des églises se mettent à carillonner annonçant la signature de l'armistice, les gens se demandent s'il faut rire ou pleurer. Chacun a tant souffert dans son cœur et dans son corps que toute la terre aurait besoin d'être bercée dans la paix, pendant un long long temps. On a peine à croire que les sœurs, fatiguées jusqu'aux os, trouvent encore une réserve d'énergie pour se mettre au brayage du lin dès le lendemain :

> Les brayes sont placées dans la cour de la maison S. Antoine. Le séchoir servait de chauffoir, sous la direction de monsieur Oscar Boivin [...]. Il y a eu 82 lbs de filasse, [et une bonne quantité] de graines de lin. Aujourd'hui, l'écochage a lieu à la grange, vu que le lavage ne peut se retarder. Mère gé[néra]le est à la buanderie. (*APFM*, 12 novembre 1918, p. 455)

C'est déjà la Sainte-Élisabeth avec la danse des galettes à la branche, ce sera bientôt la Sainte-Catherine avec les blondes enfilades de tire et les résidents rêvent au gai retour de leurs fêtes annuelles. Maintenant que la guerre est finie, il ne leur vient même pas à l'idée que rien n'est plus comme avant et qu'il faut marcher sur les traces creuses de l'austérité. Heureusement, « l'abbé Jean-Séverin Pelletier prend sur lui de maintenir la coutume en se chargeant des frais du régal traditionnel ». Pour sa part, la responsable du tissage, sœur Marie-de-tous-les-Saints (Agnès Labbé), fait jouer les mystérieuses connexions qui relient le goût de vivre et le goût de s'habiller. Elle expose donc une pièce de flanelle à carreaux mesurant cinquante aunes (1 aune = 46 pouces 3/4) et plus d'un vieux monsieur se voit paré d'une chemise aux voyantes couleurs, pour passer les fêtes.

Du mystique mariage de l'amour et de la pauvreté[12] naît la créativité. Les étrennes des fêtes de 1918 ne s'expliqueraient pas autrement. « Pour remplacer les bonbons que nous ne pouvons acheter », mère Marie-Anne-de-Jésus avec quelques aides met à profit ses recettes-mystères, pour ne pas dire ses recettes-miracles, et chaque résident peut compter sur sa part de friandises accompagnant un modeste cadeau bien à lui. Les jeunes sœurs de la maison reçoivent une trousse d'épingles et d'aiguilles si elles sont postulantes, alors que les novices disposent d'une couverture de livre d'office en toile cirée noire. Sur quelle réserve de temps ont été fabriqués les calendriers brodés ou peints destinés aux amis-bienfaiteurs ? Cette question s'accompagne d'une autre : avec quel argent fut acheté le cadeau des enfants de chœur qui ont été pourvus de bottines et de claques ? Qui ferait le pari d'une entente entre mère Anne et monsieur Benjamin Simard aurait pour lui de bonnes chances. La plus suave confidence est peut-être celle-ci : « Les sœurs professes perpétuelles reçoivent chacune un timbre de trois centins, alors que les professes-temporaires ont pour partage un timbre de un centin. » Le compte y est ! Cette fois encore, toute la maison baigne dans la tendresse de Dieu.

Il n'est nul besoin d'être riche pour être généreux, tout comme il n'est pas nécessaire de recevoir beaucoup pour être véritablement comblé, l'amour fait toute la différence. Pour François d'Assise, le Poverello, célébrer Noël est à la portée de chacun, de même qu'il en fait à tous un pressant devoir : « Il faut que ce jour-là, tout le monde soit en fête, les hommes et les bêtes », disait-il à Greccio en l'an 1223. Prêtez un peu d'attention en ce Noël 1918 et vous entendrez Amen !

---

12. Le « mariage mystique de l'amour et de la pauvreté » est un des éléments centraux de la spiritualité franciscaine. François a pratiqué l'amour du prochain et la pauvreté par désir absolu de vivre en tout comme a vécu le Christ des Écritures et de la Tradition. En mariant amour et pauvreté, le saint d'Assise a vécu pleinement son amour du Christ et, par là, il a communié à Dieu. Comme les autres membres de la famille franciscaine, les Petites Franciscaines de Marie se fixent le même idéal.

CHAPITRE 10

Rajeunissement

Il en est qui donnent et
ne sont pas conscients de leur vertu.
Ils donnent comme dans la vallée là-bas
la myrrhe exhale son parfum.
Par les mains de tels êtres, Dieu parle,
et à travers leur regard, Il sourit à la terre.

Khalil Gibran

Aux Rois, le jour s'allonge d'un pas d'oie. Cette modeste avance vers plus de lumière suffirait-elle à expliquer l'élan qui anime la reprise des corvées, après les réjouissances des fêtes ?

La saison propice au rajeunissement d'intérieur favorise, cette année, les maisons Saint-Ambroise et Sainte-Élisabeth. Comme les travaux de menuiserie sont terminés, monsieur Charles Guillemette fait appel à son équipe la moins coûteuse et les sœurs s'empressent de préparer les surfaces pour leur contrat de peinture : « Par suite du vieux bois employé par économie, la besogne s'augmente d'un masticage double. » C'est le régime du travail d'un soleil à l'autre et la halte du septième jour est attendue comme une bénédiction. Pourtant, ce dimanche 12 janvier 1919, une nouvelle s'infiltre en courant froid et saisit toute la maison. Venu se rendre compte de la bonne marche des travaux de son chemin de fer, sir Rodolphe tombe gravement malade et lady Forget doit le ramener en toute hâte à Montréal. Cela explique le train spécial attendu vers trois heures. Le sympathique docteur Euloge n'essaie pas, cette fois, de nous rassurer et la grande offensive de prières s'organise en faveur de celui qui sut adopter le lointain Charlevoix.

Annoncé depuis plus d'un mois, monsieur A.-H. Desloges, surintendant général des asiles, s'amène le 28 janvier. La bonne réputation de nos résidents a passé le seuil de l'hospice et s'est même rendue par-delà les montagnes, si bien que la visite du haut dignitaire a pour objectif « d'examiner nos internés du gouvernement dans le but de transférer dans d'autres asiles ou de libérer ceux qu'il jugerait trop fins». On chercherait en vain par quelle fuite le grand Georges a connu l'intention du visiteur, mais tout le monde peut se rendre compte du jugement qu'il porte sur lui-même et sur le groupe: «Qu'il nous laisse tranquilles, on est fous guingue bin.» Le surintendant général repart trop tôt pour apprécier, à son juste prix, le sain humour de Georges; exprimant sa grande satisfaction, il annonce son retour pour le printemps. Peut-être ignorera-t-il toujours ce petit détail qui s'inscrit au cahier du soir: «Les vêtements en étoffe du pays et les couvertures de lits faites au métier ont attiré son attention, il a trouvé que c'était une excellente note pour les directrices» et, du même coup, il remportait une note de bon sens et de bon goût pour son propre compte!

Le 19 février, s'ouvre l'indéfinissable repos pour sir Rodolphe Forget et chacun évoque ses motifs de regretter l'infatigable travailleur et le grand financier. En lui disparaît la providence du comté, en lui de nombreux enfants dans chaque paroisse perdent un parrain débonnaire. Pour les résidents de l'hospice, c'est un personnage de contes de fées qui pénètre plus avant dans le domaine de la légende. Deux sœurs brunes sont là, priantes et amicales, pour la dernière nuit du terrestre voyage.

Il convient de souligner que les hospitalisés vivent intensément les réalités courantes. En effet, ils ont la réputation de tout savoir parce qu'ils possèdent un sens aigu de l'écoute. On leur reconnaît une telle capacité de prévoir qu'ils semblent parfois manipuler le cours des événements. Cet intérêt est, dans l'ensemble, considéré comme une bonne chose qui les porte dans le mouvement de la vie avec ses vagues successives de peines et de joies. Ainsi, comme ils ont partagé le lourd chagrin de lady Forget, la grande amie de la maison, ils entrent de plain-pied dans le bonheur du bon monsieur Benjamin Simard mariant son fils Charles à la douce Hermance, au début de mars. À mesure que s'ouvre la saison vive, le champ des intérêts s'agrandit pour nos gens et c'est tout comme s'ils répondaient de la bonne marche des travaux de printemps et d'été. D'aucuns sont intrigués par ces mesurages de terrains qui sont faits sur la batture dans le but de préciser les bornes de la Lumber Co. et pour délimiter les espaces dont monsieur Raymond Studor désire la location « en vue de l'élevage des renards, des chats sauvages et autres bêtes aux fourrures précieuses ».

Le docteur Dagneau et les autres spécialistes de Québec apprécient cette capacité d'un aller-retour par le train dans la même journée, et il en est de même pour les inspecteurs et autres fonctionnaires. Justement, parmi les passagers du 14 juillet, se trouvent le docteur H.-W. Woods, inspecteur, et le docteur A.-H. Desloges, surintendant général des asiles. Pour cette fois encore, les transferts d'internes sont question remise et les sujets portés à l'étude par les hôtes sont d'une autre nature :

> Dans quelques années, nous aurons, d'après monsieur le surintendant gén., 500 à 600 patients et on considère qu'il faut 8 acres de terre par patient. Nous devrions, suivant eux, avoir une pension assez élevée pour arriver dans nos affaires sans être obligées de recourir aux salaires des [sœurs œuvrant ailleurs]. Avoir l'aide de séculiers afin que les sœurs ne soient pas surchargées [...]. (*APFM*, 14 juillet 1919, p. 536)

Cette amicale sympathie et cette insistance pour que le personnel en place bénéficie de meilleures conditions de travail proviennent d'une sorte de stupéfaction soit devant un rendement qui dépasse les limites du possible, soit devant le défilé des jeunes religieuses trop minces dans leur large tablier bleu, soit encore devant l'estimation trop éloquente que monsieur Charles Guillemette tire de son vieux calepin noir : « Pour peinturage, [les sœurs] ont travaillé au montant de 975 $ à la maison Saint-Joseph, 700 $ à la maison Saint-Ambroise, 850 $ à la maison Sainte-Anne. Total : 2525 $. » (*Ibid.*)

Pour arriver à comprendre certaines évolutions rapides marquant une période ou une année, pour trouver comment se préparent les éclatements subits qui font brûler les étapes, il faut souvent repenser le mystère qui se joue au cœur des plus humbles choses : le travail secret du levain dans la pâte, l'entêtement sourd des racines sous la terre, la troublante montée de la sève dans les branches, l'impatiente poussée du vent dans les voiles. L'élan qui saisit et porte en avant tout le groupe de l'Hospice Sainte-Anne, en 1920, c'est un peu tout cela et plus encore.

Jusqu'à présent, les modestes ateliers de peinture, de couture, de tissage et d'arts féminins en général atteignent leurs objectifs de valorisation individuelle aussi bien que de sain emploi des loisirs. Les dames, les jeunes filles et même les fillettes y trouvent chaque jour une nouvelle raison de vivre et de refaire leur image. En vue d'agrandir le choix des activités, deux religieuses sont déléguées à Montréal pour « se familiariser avec le travail de la confection des fleurs et porter une attention particulière aux techniques d'empaquetage ». Quant aux bruyants garçonnets, ils évoluent assez bien et les réalisations des hommes plus âgés éveillent en eux le goût de grandir et de se rendre utiles. Plus d'un rêve de régner à son tour sur les poules, les canards, les veaux, et pourquoi pas, sur les chevaux. Il se produit un appréciable dépistage de talents facilité par le jour après jour autant que le proche à proche et voilà que naissent, spontanément, « de petites chorales, un orchestre probablement plus sonore qu'harmonique soutenant la fierté du petit monde que dirige sœur Marie-Paul ». Le rythme qui s'empare de tout le corps permet « de réussir un programme de gymnastique et des drills qui sont quelque chose à voir et supportent avantageusement les comparaisons ». On sent vibrer la fibre maternelle dans ces phrases qui vont rejoindre les sœurs œuvrant aux États-Unis ou dans les quelques maisons du Canada, tout comme on devine une sorte de pudeur lorsqu'il s'agit de déclarer qu'elles reçoivent des groupes envoyés dans le but précis de mettre en lumière les progrès accomplis.

Pour sa part, le docteur Euloge n'en finit pas d'être content lorsqu'à cette vitalité s'ajoutent quelques acquisitions, si minimes soient-elles, dans les embryons de classes que l'on voit sourdre avec une fraîcheur de matin. Les sœurs institutrices se lançant dans la grande aventure mettent en lumière les plus fragiles pousses qui naissent d'une espérance entretenue et s'épanouissent en plein soleil de joie par toute la maison. Que faut-il davantage au docteur Euloge pour exprimer, noir sur blanc, que se concrétisent le rêve partagé et la mission depuis longtemps entrevue: «Le docteur a fait imprimer du papier avec en-tête "École Saint-Joseph"». (*APFM*, 16 mars 1920, p. 22)

On y pense à deux fois avant de semer à tout vent son papier imprimé. Car c'est s'identifier, se reconnaître une vocation. C'est, en quelque sorte, donner à tous un droit de regard sur nos agirs et un droit de supervision sur notre aiguillage.

Comme on dit dans la région, le projet «ne prend pas goût de tinette» et, dès avant le 30 mars, un voyageur rapporte de Québec la livraison d'imprimerie revue et corrigée. En effet, l'en-tête ne se lit plus «École Saint-Joseph».

Cette correction est signe d'adresse et de sagesse, car «École Saint-Joseph» portait le risque de restreindre l'activité et l'évolution au pavillon de ce nom, alors que la nouvelle appellation englobe tous les secteurs et s'ouvre à toutes les initiatives: «Asile-École de l'Hôpital Sainte-Anne, à Baie-Saint-Paul, Province de Québec».

Quoi qu'on en dise et quoi qu'on en pense, les mots qui s'alignent en gros caractères sont de bonne souche et méritent un loyal entendement. *Asile*, dans sa nature originelle, comporte sécurité et porte même assurance d'indemnité; *école* suggère la souple contrainte qui s'impose aux frêles tiges pour les empêcher de grandir en herbes folles. Il s'agit donc d'un asile-école faisant corps avec un *hôpital* dont le propre est d'être secourable à toute souffrance comme à toute solitude.

Voilà qui pose résolument un signe d'être et trace clairement une ligne d'action alors que tout ce qui s'ajoute sert tout simplement à bien localiser l'institution: *à Baie-Saint-Paul, Province de Québec*, ce qui revient à dire en terre de beauté, en pays de promesse.

L'imprimeur est jugé comme ayant fourni de la belle ouvrage qui servira à personnaliser le papier à lettres, les papiers d'affaires et tout document d'identité ou de travail. Ainsi, la présente livraison comporte justement quelques centaines d'exemplaires d'une formule dont l'usage se révèle pour le moins avant-gardiste: «Asile-école de l'Hôpital Sainte-Anne, à Baie-Saint-Paul, Province de Québec. Mesure de l'intelligence. Méthode Binet-Simon revisée.»

Qui connaît le tempérament du docteur Euloge peut se faire une idée de la précision avec laquelle il transmet les directives d'application du test. Par souci d'objectivité, il choisit une religieuse non préposée à l'enseignement, sœur Marie-Raymond. S'il nous est impossible d'exposer le résultat de la recherche globale chez tous les sujets examinés, l'occasion nous est au moins fournie de porter un éclairage sur un cas particulier. Dans le calme du dimanche 30 mars, sœur Marie-Raymond fait passer l'épreuve à Rose-Anna Allard. Il s'agit d'une jeune fille de 18 ans dont l'admission date d'environ huit ans. La candidate présentait à l'entrée une importante déformation cervico-thoracique et, en plus d'un si grave handicap physique, le jugement porté sur ses possibilités intellectuelles était sévère et laissait peu d'espoir d'amélioration. En dépit d'aussi sombres perspectives, les personnes l'ayant prise en soin jusqu'à ce jour sont d'accord pour reconnaître une amélioration de la santé physique s'accompagnant d'acquisitions valables sur le plan de l'autonomie et de la compréhension. Voilà donc Rose-Anna bénéficiant d'une rencontre personnelle plus sérieuse que le jeu, plus agréable que le travail, ayant peut-être des points de ressemblance avec ce que des compagnes choyées appellent « une visite au parloir ». L'un après l'autre, tous les jeunes fréquentant les classes de sœur Marie-de-la-Visitation (Denise Bergeron) et de sœur Marie-Cécile-de-Jésus (Anne-Marie Furois) auront droit à cette suite de questions qui dure trop longtemps et qui, au gré de plusieurs, devrait être avantageusement remplacée par une histoire.

Avec un personnel plus nombreux qu'il pourrait former, le docteur Euloge serait donc en mesure de répondre à un autre désir du surintendant général en dressant une liste où le nom des sujets s'accompagnerait de l'âge chronologique et de l'âge mental. Mais la marche de ce travail est soumise au rythme des rares temps libres.

Le mois de juillet a toujours été, pour l'Hospice Sainte-Anne, un temps favorable aux visites d'amis. C'est comme tel que le docteur Henri-Séverin Béland, député de la Beauce, revient passer quelques jours. Il est suivi de près par deux autres habitués de la maison qui ont gagné de n'être pas perçus comme des fonctionnaires, monsieur J.-C. Simard, sous-secrétaire de la province, et monsieur. A.-H. Desloges, surintendant général des asiles. Alors qu'avec la mère générale et la sœur économe monsieur Simard parle de finances, d'agrandissement et de sécurité matérielle, le docteur Desloges et le docteur Tremblay s'entretiennent des progrès réalisés en faveur du bien-être physique et mental des hospitalisés. Il se trouve que ces deux hommes partagent les mêmes idées sur plusieurs points, et particulièrement lorsqu'il s'agit de constater et de déclarer que Baie-Saint-Paul répond à toutes les conditions d'un vaste développement en faveur des malades mentaux. Au cours de leur conversation, le docteur Desloges signale qu'il verrait ici la réplique d'un centre bien coté aux États-Unis, Watertown. Énumérant tout ce qu'il a retenu de son passage en ce lieu, il en vient à brûler les distances et à parler de Watertown (NY), de Waverly (NY), de Waltham (Mass.) comme s'il s'agissait de places avoisinantes et, tout naturellement, une visite de groupe s'inscrit au calendrier de l'automne.

Tel que projeté, le surintendant, son épouse madame Irma et les sœurs brunes se retrouvent à Waverly au matin du vendredi 15 octobre. Le docteur Desloges a si bien présenté les gens de Charlevoix que le nombreux personnel du Centre semble mis en disponibilité à leur intention :

> L'ensemble est une merveille d'organisation où se retrouvent à peu près toutes les industries propres à répondre aux nécessités domestiques ainsi que des fermes pouvant alimenter tout le personnel composé de trois cents employés et de mille six cents patients. Trois cents employés, c'est là une main-d'œuvre comme le Gouvernement n'en supporterait jamais chez-nous. Cette main-d'œuvre est logée dans des maisons et dispose de machineries comme jamais le gouvernement ne nous dotera. De même, il est vain d'espérer voir l'État souscrire à une dépense annuelle de cinq cent mille dollars. Le point capital quand il s'agit de répartir les résidants est basé non sur l'âge chronologique, mais sur l'âge mental ; c'est ainsi que sur mille six cents sujets nous n'en avons assurément pas vus plus de quatre cents à l'action ici et là dans les ateliers et sur la ferme. Quant aux enfants, environ cent vingt fréquentent les classes formant cinq groupes si l'on compte la section de première initiation ou mieux de première humanisation où le personnel est plus nombreux.
>
> Quand aurons-nous quatre ou cinq personnes à mettre ainsi dans une pièce pour exercer les enfants à se servir de leurs membres, pour tenter de les sortir de leur torpeur… En attendant, nous

remarquons d'ingénieux procédés pour développer les sens en faisant usage d'un matériel d'enseignement tout à fait particulier; ces moyens de transmission pourraient être utilisés avec avantage dans nos écoles publiques. Le personnel partage avec nous cette conviction que la musique est salutaire à cette catégorie de gens; ils font entrer le rythme en tout et chaque salle a son piano.

Quand notre équipe de l'Hospice Sainte-Anne se retrouve, chacun apporte sa part au trésor des renseignements et discerne les réalisations compatibles avec nos faibles ressources financières, tenant compte surtout des différences notables caractérisant nos clientèles: les plus enténébrés ici sont quasi des lumières chez nous. (*APFM*, 20 octobre 1920, p. 886)

Tout en gardant l'image du grand centre américain comme toile de fond, l'équipe pose maintenant un regard tout neuf sur ce qui l'entoure et découvre ainsi le nouvel ouvroir de sœur M.-Odoric-de-Jésus à la maison Saint-Antoine: «Nos fillettes s'y occupent à divers travaux de couture, broderie, cheveux, etc. Plusieurs couvre-pieds sont commencés. C'est vraiment beau de voir leur entrain et leur savoir-faire.» (*APFM*, 31 octobre 1920, p. 90)

Les montages en cheveux, voilà du nouveau! On imagine quelle dextérité exige l'art de faire fleurir, comme autant de petits chefs-d'œuvre, une matière première si fragile et si ténue. De telles réalisations connaissent une grande vogue inspirée par la tendresse: un bébé pressé de repartir après avoir dit bonjour à la vie laisse une mince pincée de duvet, un petit garçon échange ses boucles contre un sac d'écolier, une adolescente sacrifie ses nattes à l'univers d'un chapeau, deux amoureux mêlent quatre cheveux en guise de serment, et les mèches d'or, de cuivre, d'ébène ou d'argent prennent forme, s'attachent aux photos sur lesquelles, parfois, se referme à jamais l'écrin des souvenirs. Si l'affectivité trouve sa réponse dans les fragiles fleurs en cheveux, la joyeuse créativité prend toute l'erse qu'il lui faut pour s'exercer dans la confection des couvre-pieds. D'une génération à l'autre, les artisanes de la région transmettent en héritage la puissance qu'elles ont dans les yeux et le talent qui les anime jusqu'au bout des doigts. C'est ainsi que passe le secret d'agencer les couleurs, les formes, d'utiliser toutes les balances de tissu, trouvant une place pour mettre en valeur la moindre retaille. L'assemblage révèle une heureuse variété de points : piqué, double piqué, point d'araignée, point de chenille, point tailleur, point croisé, point de chausson, point de recul et point d'avant, si bien que la grisaille des boîtes de guenilles s'étale en courtepointes qui n'ont pas leurs pareilles à des milles à la ronde.

Le nouvel atelier peut paraître minuscule aux revenants des États, mais une chose est certaine, c'est qu'il est habillé à la mode d'ici. Nous sommes d'un pays romantique où il suffit d'un cheveu pour relier une histoire d'amour ou amarrer un bateau de rêves, nous sommes d'un pays fortuné où chaque lit a sa catalogne, où chaque coffre d'espérance protège une couverture de laine tissée à la main, un couvre-pieds piqué et une courtepointe dont chaque morceau rappelle quelque chose ou quelqu'un : le capot d'hiver de l'oncle Ovide, la bougrine du défunt Odilon, la jupe de Cédulie, l'habit de noces de Joachim, la robe d'Olympe. Gens d'un pays romantique, d'un pays fortuné, d'un pays où le travail garde une saveur de pain quotidien que les jours de fête arrosent d'un vin mousseux. Ici, personne n'échappe à la loi du labeur qui se fait particulièrement rigide à la bourrée d'automne. Après le grand dépouillement des prairies et des champs, des jardins et des vergers, les inventaires des récoltes sont dressés et comparés. Quand les personnes et les bêtes sont parées pour l'hivernement, alors s'ouvre la période privilégiée où l'on arrête le temps pour repasser ce qui fut et préparer ce qui sera. « Après-midi, les conseils général et local ont été en conférence avec monsieur le surintendant au sujet de l'innovation à apporter ou non dans notre œuvre : école des patients, si nous voulons que le voyage de Waverly ait son bon effet. » (*APFM*, 18 novembre 1920, p. 93)

À tout bien considérer, il est facile d'admettre que l'automne 1920 marque un point tournant dans l'histoire de l'Hospice Sainte-Anne. Plusieurs facteurs sont déterminants dans cette orientation, cependant il convient de mentionner les pressions exercées par le surintendant général des asiles. Accomplissant son travail de direction et de supervision dans les institutions de la province, le docteur A.-H. Desloges est saisi d'un même phénomène à chaque endroit visité : il se produit partout une augmentation de jeunes sujets pour lesquels un internement sans issue est chose impensable. Une telle constatation est plus que suffisante pour alerter les responsables de chaque asile. Quant au docteur Euloge, il en est très conscient. À preuve, cette assemblée de novembre toute centrée sur le fait que le tiers de la population de l'Hospice Sainte-Anne est composé d'enfants et de jeunes gens. Depuis lors, la prise de conscience générale des autorités porte en elle des éléments de réussite. Chaque démarche trouve sa motivation dans le sort réservé aux jeunes et les transformations constantes des locaux sont en fonction d'un agencement qui favorise l'apprentissage. Pour ne citer que les travaux de l'hiver 1921, la maison Saint-Antoine paraît plus vaste et plus claire, tant et si bien qu'il faut reconnaître à monsieur Charles Guillemette l'étonnante possibilité d'agrandir les pavillons par le dedans.

Pour peu que l'on soit d'un pays de montagnes où la rude saison n'en finit plus de finir, mars nous trouve aux aguets du moindre événement propre à déclencher la fièvre du printemps: « Monsieur l'avocat Em. Gagnon nous informe qu'il a obtenu du Gouvernement, par monsieur le ministre de la Colonisation, l'hon. J.-E. Perreault, la permission de donner à notre maison les produits de chasse de contrebande, confisqués par lui. C'est une aumône qui en vaut la peine: 997 lbs d'orignal, 20 perdrix et 20 lièvres. » (*APFM*, 31 mars 1921, p. 123)

En début d'été 1921, les plus forts investissements sont pour l'achat du cheptel mort aussi bien que du cheptel vif. La sagesse exige de remettre à l'automne les grosses dépenses prévues pour réparer la buanderie, pourvoir à l'aménagement d'un atelier de reliure et, surtout, équiper une cordonnerie devenue indispensable. Les problèmes d'administration courante se solutionnent l'un après l'autre avec plus ou moins de facilité. Fort heureusement, le docteur Euloge est stimulé par les difficultés à vaincre et les défis à relever. En plus de veiller sur l'hospice comme s'il s'agissait de sa propre famille, en plus de répondre aux appels de l'extérieur, en plus de gérer l'usine électrique comme son propre bien, voilà qu'il accède à la mairie de Baie-Saint-Paul au mois de juin 1921. Rien d'étonnant à ce qu'il donne, plus que jamais, l'image du docteur trop pressé pour passer les manches de son pardessus.

La température de l'été en cours est idéalement belle au jugement des touristes, mais les gens d'ici savent bien qu'un soleil aussi assidu compromet les récoltes, à la grande désespérance des cultivateurs du village et des rangs. Sans être taxés de sorcellerie, les fermiers de l'hospice semblent avoir leur petit manège pour « faire pleuvoir à toute extrémité ». Le rite se déroule ainsi. On exprime d'abord une simple observation : « Les novices ne vont pas souvent en pique-nique cette année ! » On passe ensuite à une sorte d'insinuation : « L'hiver est long pour ces jeunes-là, il faudrait profiter de l'été pour leur faire prendre de l'air ! » Et l'on en vient à une sorte d'insistance, si bien que les postulantes et les voiles blancs, ayant terminé la tâche du matin, prennent en chantant le chemin menant à la batture, sous le regard amusé des fermiers. À tout coup, l'effet attendu se produit : le groupe s'installe sur la grève dans la joie et la louange, frère Soleil se montre courtois et taquin pendant quelques heures et, en plein cœur d'après-midi, arrive une de ces ondées qui ne disent même pas bonjour. Le retour se précipite et, sur la route, fusent des rires venant de formes imprécises dont les unes vont courant alors que les autres se laissent taquiner par la pluie tiède qui ne saurait les tremper davantage. Bien à l'abri, les employés regardent la terre qui boit avidement alors que les patients, aides-fermiers, vendent la mèche pour des années à venir : « Les pique-niques de novices, c'est pour qu'il mouille à puis à siaux. »

Les excursions sur la grève n'ont pas le pouvoir magique de résoudre tous les cas de sécheresse, que non ! Combien ne faut-il pas de pressantes sollicitations et d'habiles démarches pour parer à la stérilité d'une caisse commune toujours à sec, pour obtenir que soit renouvelé et révisé le contrat liant le gouvernement à l'humble hospice du bout du monde. Quand « l'humainement possible est accompli », il n'est que de prier et de savoir attendre jusqu'au soir où le courrier apporte la bienfaisance d'une ondée :

> Lettre de monsieur le sous-secrétaire de la province, C.-J. Simard, annonçant que le Département offre, en réponse à nos demandes réitérées, d'augmenter la pension de nos patients de 25 $ chacun, soit 175 $ annuellement, et ce, à partir de juillet 1921, modifiant ainsi l'ancien contrat jusqu'à son expiration. (*APFM*, 22 novembre 1921, p. 193)

Après quatre ans de stabilité, la pension journalière passe de 0,41 $ à 0,48 $. L'effet d'un secours si longtemps attendu est pratiquement toujours le même. On a d'abord l'impression de traverser un rideau de brume et l'on commence à respirer jusqu'à ce qu'apparaisse, dans la lumière crue, le visage avide d'un nouveau besoin à combler. Cette fois, tout un essaim de petites filles attend d'être relogé. Alors que les garçonnets ont encore assez d'espace dans la maison Saint-Joseph, les fillettes n'ont de place nulle part. Formant un groupe assez nombreux, elles sont extrêmement différentes. Il y a les bébés si difformes qu'on ne saurait les mesurer, les petits êtres sans âge qui vieilliront sans jamais grandir, les poupées fragiles tenaces à vivre bien qu'elles soient toujours en menace de mourir. Il y a aussi les gamines bruyantes que les vieilles dames supportent mal. Il se trouve, heureusement, des petites femmes raisonnables qui s'entraînent au tricot et à la couture alors qu'une vingtaine d'écolières s'appliquent au travail le plus astreignant, lèvres serrées sur un bout de langue rose, doigts crispés sur un crayon qui glisse mal. Pour cette clientèle si diversifiée, y aurait-il moyen de trouver un logis convenable dans les ressources d'alentour ? Il faudrait quelque chose d'assez grand pour faciliter un certain classement, il faudrait quelque chose d'assez près pour communiquer avec le pavillon central qu'est la maison Sainte-Anne, il faudrait...

Pendant que l'on s'interroge et que l'on cherche, les événements commencent à donner des réponses. Au début de mars 1922, dans l'après-midi du samedi le 4, tout flambe chez le voisin. Monsieur François Audet voit sa boutique de forge entièrement détruite par le feu. Grâce aux secours spirituels et matériels de tout le personnel de la maison-mère, la résidence familiale est préservée. Depuis l'acquisition de cette boutique ayant appartenu à monsieur Toussaint Vandal, un réseau d'habitations s'est resserré tout autour, si bien qu'il devenait de plus en plus évident qu'un tel atelier n'était plus à sa place en plein cœur du village et, de plus en plus, les résidents lui trouvaient une allure menaçante. La boutique de forge sera reconstruite dans un endroit plus retiré et, forcément, les Audet songent à vendre l'élégante et confortable maison qu'ils ont eux-mêmes construite. En même temps que cette ouverture, le bruit court que monsieur Aimé Simard cherche preneur pour son hôtel.

Dans les deux cas, les propositions sont si élevées que l'achat devient impensable: «Nous n'en parlerons donc plus, attendant que la divine Providence agisse elle-même.» Il suffit d'un mois pour faire évoluer les deux partis vers un moyen terme et la mi-avril permet d'inscrire que les transactions sont chose faite:

> Le conseil général vient de prendre deux décisions importantes: l'achat des propriétés de nos voisins de l'est et de l'ouest, messieurs Frs Audet et Aimé Simard. Monsieur Audet aura l'avantage de bénéficier de son ancien logis pendant deux ans, afin de lui laisser temps de se bâtir ailleurs. Propriété acquise de monsieur Audet appelée maison Saint-François. [Celle de monsieur Simard] maison Sainte-Marie. (*APFM*, 12 avril 1922, p. 24-25)

Il n'est plus question d'hôtel Victoria dans Baie-Saint-Paul, mais l'Hospice Sainte-Anne compte un nouveau pavillon, la maison Sainte-Marie. Il s'agit d'une importante construction en briques rouges à plusieurs étages située en belle place sur le chemin du Roy. Les nouvelles propriétaires occupent les lieux sans trop attendre: «La salle des Saints-Anges (fillettes) déménage à la maison Sainte-Marie, qu'on vient de finir d'aménager [...]. Un chemin couvert unit la maison Sainte-Marie à la maison Sainte-Anne.» (*APFM*, 26 juin 1922, p. 42)

Tout est pour le mieux, les filles s'installent dans leur «hôtel» et les hommes font parler d'eux. Non contents de montrer leur force physique à l'atelier de réfection des matelas, ils se font valoir à la ferme et «se laissent photographier pour la postérité alors qu'ils conduisent fièrement les attelages de bœufs».

La ligne d'avenir se précise davantage avec la venue de monsieur le surintendant général des asiles, le docteur A.-H. Desloges, qui se dit «prêt à nous envoyer immédiatement 600 malades», de quoi couper le souffle aux pauvres religieuses qui ne comptent même pas sur l'aide d'un personnel masculin:

> Monsieur le surintendant gén. se rend voir le site de la construction projetée à Saint-Joseph; il croit que faire une aile aux deux extrémités de la maison actuelle, mais de biais, formant triangle, serait

d'un joli ensemble. Il nous a apporté tout un assortiment de plans de divers établissements des États-Unis et de la province, spécifiant bien que ce n'est pas pour nous en imposer un, mais simplement pour nous aider. [...] Le coût de ces sortes de construction, dit docteur Desloges, est de 1,000 $ par patient. (*APFM*, 12 novembre 1922, p. 76-77)

Le docteur Euloge, mère Marie-Claire-d'Assise et mère Marie-Anne-de-Jésus reprennent leurs visites à Québec. Il se trouve que des circonstances tout à fait particulières semblent avoir préparé les voies. L'honorable Athanase David, secrétaire de la province, et madame David sont déjà venus prendre un repas à l'hospice en compagnie de lady Forget et, au cours d'une tournée de quête à Pointe-au-Pic, l'attachante sœur Anne a conquis la sympathie de sir Charles Fitzpatrick, devenu lieutenant-gouverneur. Autant de gagné pour simplifier les présentations et raccourcir l'entrée en matière tout en laissant une bonne marge à l'inconfort, voire à l'angoisse. Enfin, rien n'est facile, et les écoliers de la maison en savent quelque chose, eux qui compensent aux trop rares visites en se mesurant aux complexités de l'art épistolaire : « Sœur M.-Thérèse-de-J., qui s'occupe de classes [...] de S. Joseph, fait écrire à leurs parents une trentaine de petits patients à l'occasion de la Noël. Ils sont si contents qu'ils baisent leur plume, leur papier, leur crayon, jusqu'au voile de la sœur. » (*APFM*, 15 décembre 1922, p. 88)

Dès le début, 1923 offre un visage bien particulier. Tous les souhaits sont teintés du maître-projet de l'année, soit l'agrandissement de la maison Saint-Joseph. Les traditionnelles festivités s'étendent jusqu'au 7 janvier et, sitôt la semaine suivante, on reprend les réjouissances en l'honneur du docteur Euloge « réélu maire du village à l'unanimité ».

La nuit du 12 mai est à peine commencée quand, à 1 h 25, sonne lugubrement le tocsin. Trois heures suffisent pour anéantir le travail de nombreuses années. *L'Action catholique* consacre un article à ce pénible événement :

« Le feu de la Baie Saint-Paul.
La destruction de l'hospice Saint-Joseph »

Baie-Saint-Paul, 16. Notre correspondant est allé voir les ruines de la maison Saint-Joseph dont il ne reste plus qu'un monceau de briques et d'acier tordus, et est passé ensuite à la maison-mère où le personnel de la bâtisse incendiée (224 patients et 17 religieuses) a pris ses quartiers. Les religieuses leur ont donné leurs dortoirs et se sont elles-mêmes, pour plusieurs, réfugiées dans les greniers. [...]

Dans la nuit de l'incendie, votre correspondant a été un des premiers rendus à l'édifice en feu. Les religieuses de la maison-mère y étaient déjà et procédaient avec leurs compagnes de la maison Saint-Joseph au sauvetage des infirmes et des enfants, 224 êtres malades, dont le grand nombre sont incapables de se mouvoir et privés de raison. [...]

Pendant ce temps-là, le feu faisait rage, le toit de l'immense bâtisse se couvrait de flammes. Les sœurs étaient et sont restées à leur devoir dans la maison qui allait s'effondrer. Aucune d'elles n'a même songé, en sauvant quelques meubles, à diminuer l'énorme perte matérielle qu'elles allaient subir, avant de s'assurer absolument du départ du dernier malade sous leurs soins. Aussi, tout s'est passé sans accident.

C'est une bâtisse et une organisation coûteuse qui disparaît, qu'elles ont créées elles-mêmes des deniers de la charité, et dont tout le pays bénéficiait. Vont-elles pouvoir reconstruire ? Elles sont pauvres et ont peut-être déjà trop escompté dans la construction qu'elles viennent de perdre. [...]

Nous croyons bon de rectifier ici une erreur d'information de nature à détourner la sympathie et la charité qu'appelle le malheur qui vient de frapper l'Hospice Sainte-Anne de la Baie St-Paul. Les 100,000 $ qu'on dit octroyés par le Gouvernement à cette institution, c'est purement et simplement un prêt fait à intérêts, selon un arrêté en Conseil, en date du 9 mai 1922. À une dette de 100,000 $ s'ajoute donc pour l'établissement une perte de 150,000 $ en immeubles, aménagement et lingerie. (*L'Action catholique*, 16 mai 1923, conservé aux *APFM*, p. 150-151)

Il y a moins d'une semaine, le docteur Euloge revenait de son voyage de visites de centres psychiatriques en Europe, « tout encouragé et formant de nombreux projets pour le développement de l'œuvre ». En ce deuxième lundi de mai, il rencontre les membres du conseil général et du conseil local afin de leur remettre le précieux document rapporté de Rome, une bénédiction du Saint-Père. Alors, d'une âme confiante et d'un cœur vaillant, s'amorce un entretien centré sur la reconnaissance : « aucun de ceux qui nous étaient confiés n'a été perdu », l'installation temporaire s'avère convenable et ne saurait être comparée aux pauvres conditions de logement qui suivirent le pénible incendie de la maison Saint-Antoine, le 13 mai 1902. À la suite de l'Action de grâces surgit le thème attendu de la reconstruction. Chaque mot porte son poids d'espoir et chaque silence libère son poids d'angoisse.

CHAPITRE 11

Quadrille des éléments

L'espoir, comme la foi, est une grâce de Dieu
départie à l'homme comme un pain quotidien,
dont il ne reste pas une miette chaque soir,
et qui se retrouve mystérieusement chaque matin.

Georges Bernanos

Un amas de débris sans nom et d'acier tordu, voilà tout ce qui reste de la solide maison Saint-Joseph. Les plans de l'architecte se sont mués en informes papillons noirs dont le vent s'est emparé pendant que, dans les derniers jeux de la fumée, le beau projet d'agrandissement s'évanouissait comme un rêve. On ne saurait transformer ce qui n'existe plus. Hélas ! Il semble même qu'il faille renoncer à l'espoir de rebâtir. Cette tournure des événements se révèle extrêmement pénible et prend figure d'un dépouillement radical. En effet, il est de plus en plus question de voir l'œuvre s'établir ailleurs. « La peine enveloppe notre maison à la pensée que nous devrons cesser ici, [...] l'œuvre péniblement commencée par notre vénéré père Fafard. « (*APFM*, 27 mai 1923, p. 152)

Devant cette alternative, chacun réagit à sa façon. En tant que surintendant, le docteur Euloge multiplie les interventions auprès des gouvernants ; en tant que maire de Baie-Saint-Paul, il réveille l'attention des citoyens les plus influents en les amenant à comprendre le dommage qu'une telle perte constituerait pour le village entier. Bien informées des démarches de leurs supérieures, les religieuses ne trouvent rien de mieux à faire que de prier, de sourire malgré un chagrin qui monte à la gorge, et de répondre aux tâches qui les interpellent sans cesse.

L'incendie de mai a démontré, une fois de plus, l'intolérance des hospitalisés à tout ce qui trouble le rythme paisible de leur vie comme à tout ce qui viole les remparts de leur sécurité. Aussi, le pénible événement est-il suivi de fugues répétées, de nombreux et regrettables incidents qui font de l'été un temps d'alerte. Il est même impossible d'assurer une certaine tranquillité aux pavillons épargnés. Car, pour cela, il faudrait compter sans le branle-bas imposé par la rallonge qui désormais rattachera la maison-mère à la maison Saint-Antoine et qui permettra de donner plus de confort aux malheureux qui y sont entassés à l'étage supérieur (*APFM*, 21 septembre 1923, p. 180).

Quand la saison d'automne apaise enfin les gens et les choses, la vie reprend son cours, tout sagement. « Les classes chez nos fillettes ont été réorganisées sous la direction de sœur M.-Cécile-de-Jésus », les récoltes sont rentrées et la longue liste des produits témoigne des bénédictions de la terre. Rien ne s'oppose plus à ce que certains spécialistes de Québec reviennent, à tour de rôle, se mettre au service de la population. Ainsi, en octobre, le docteur Dagneau pratique des interventions chirurgicales pour le mieux-être de plusieurs personnes de la région. La confiance de ces malades est augmentée du fait qu'ils peuvent séjourner à l'hospice le temps de se préparer à l'opération puis d'amorcer une saine convalescence.

En novembre, le docteur Alphonse Toussignant, de Québec, vient consacrer toute une fin de semaine. Arrivé vendredi le 23, les séances de consultation et de chirurgie commencent immédiatement pour s'échelonner tout au long du samedi et du dimanche. « Son passage est toujours désiré à la Baie Saint-Paul où il n'y a pas de médecin s'occupant des maladies des yeux, des oreilles, du nez et de la gorge. » (*APFM*, 24 et 25 novembre 1923, p. 204)

On dirait que le petit hospice du bout du monde se révèle d'autant plus indispensable que son existence même est gravement menacée. Au 31 décembre, il abrite au-delà de trois cent quatre-vingts personnes.

Avant que ne s'achève le premier mois de 1924, les destinées de l'hospice reviennent en surface et, de concert avec les autorités, le curé Jos. Girard écrit au cardinal L.-Nazaire Bégin pour le mettre au courant des faits.

> Éminentissime Seigneur, C'est l'intention du Gouvernement provincial de faire construire, à proximité de la ville de Québec, et avec l'agrément des autorités religieuses, une maison d'aliénés susceptible de recevoir un millier de patients.
>
> L'honorable premier ministre, de concert avec l'honorable secrétaire provincial, ont fait et font encore de pressantes instances auprès des sœurs de l'Hospice Sainte-Anne de la Baie Saint-Paul pour que celles-ci consentent à prendre la direction de cette maison.
>
> À titre de supérieur ecclésiastique, j'ai cru devoir communiquer les grandes lignes de ce projet à monseigneur l'évêque de Chicoutimi. (*APFM*, 28 janvier 1924, p. 11)

Voilà donc un clair exposé de la situation. Plus intensément que personne d'autre, mère Anne enveloppe d'espérance l'avenir incertain de l'établissement qu'elle a vu naître, tout comme elle regarde avec sérénité le soleil qui baisse sur sa propre vie. En effet, ce samedi 9 février, le médecin confirme qu'elle est irrémédiablement atteinte dans son corps. La douce soignante, la tendre consolatrice sait maintenant que nulle plante n'a le pouvoir de la guérir, nulle herbe, le secret de la soulager. Elle s'engage courageusement sur le dernier sentier qui la conduit à son dernier printemps.

Alors que le surintendant et les responsables de l'administration doivent faire la navette entre la baie et la capitale, mère Anne entend l'ultime appel dans la nuit du mercredi 30 avril. Le fin sourire, à jamais fixé sur son visage, laisse deviner que se trouve accompli le seul voyage nécessaire permettant de présenter à qui de droit, sans intermédiaire, la requête vitale en faveur de l'hospice.

Fait à noter, la population des internes augmente avec le printemps et dépasse la ligne des quatre cents. Les nouveaux pensionnaires sont des enfants, des oiselets frêles et frileux partant de la crèche, et tout un envol d'étourneaux bruyants en provenance de Beauport. « Arrivée de [...] 7 fillettes et 11 garçonnets. Ils nous sont conduits par deux religieuses [...] deux gardiens et une gardienne. Les pauvres enfants sont d'assez belle humeur et de condition mentale à peu près comme les nôtres.» (*APFM*, 15 avril 1924, p. 39)

Par beau temps, les vastes cours et les champs, la sapinière et les sables de la batture favorisent le décongestionnement des maisons surpeuplées. Encore faut-il ne pas s'en vanter trop vite. Juillet n'est qu'à son mitan lorsque les flammes rasent le couvent de la Congrégation de Notre-Dame. Comme il se doit, l'hospice demeure fidèle à sa longue tradition et trouve encore une ressource: «Nous décidons de leur abandonner la petite maison Saint-Jean. Elles y seront parfaitement chez elles et pourront y mener leur vie de communauté.» (*APFM*, 17 juillet 1924, p. 75)

Les hospitalisés, déjà trop à l'étroit, n'ont pas à payer la note de cet accommodement, ce sont les jeunes religieuses qui profitent encore de l'occasion pour pratiquer le dépouillement et s'entraîner aux déménagements hâtifs. Avec leur maigre baluchon, les nomades réintègrent les greniers de la maison Saint-Antoine.

Charlevoix, reconnu depuis toujours pour son aspect pittoresque et ses beautés naturelles, est en voie de se faire une réputation moins que rassurante. Trop souvent, cette région devient le théâtre d'une danse affolante et terrible où les quatre grands éléments se font tour à tour dangereusement valoir. Ainsi, à la mi-juillet, le feu a de nouveau dansé avec le vent et, comme un fait exprès, le lit des rivières se trouvait desséché. Si l'on déplore à l'occasion la rareté et la passivité des eaux souterraines, leur déchaînement tumultueux est jugé redoutable au plus haut point. Tous les adultes ont en mémoire le souvenir angoissant d'une inondation ou d'un coup d'eau. Voilà que les pluies de septembre 1924 sont à l'origine d'un nouveau désastre, des inondations considérables.

Les gens se remettent à peine de tant d'émotions lorsque, le mardi 30 septembre, la terre elle-même devient éprouvante et démarre une série de tremblements qui entretiendront l'insécurité pendant près d'un an. Il arrive que l'angoisse collective menace de tourner en obsession. Au cours d'une journée, d'une semaine ou d'un mois, il y a toujours quelqu'un pour ressentir l'étrange sensation d'un point d'appui se dérobant sous ses pieds.

Pour être honnête, il faut mentionner que le passage de 1924 à 1925 ravive la joie, malgré tout. Les friandises sont abondantes, les étrennes personnelles généreuses et les cadeaux de groupe extraordinaires : trois phonographes achetés à Montréal et une carriole, une vraie, donnée par tante Jessie Chamard de Pointe-au-Pic. L'esprit de Noël réussit à dissiper, temporairement, l'imprévisible et sourde menace qu'est le mouvement du sol.

Rien de meilleur qu'une vie plus intense pour dépasser la crainte. Les admissions continuent de même que l'on enregistre quelques départs définitifs et plusieurs mises en congé temporaire. Avec leur mentalité de propriétaires, les anciens patients assistent à ce va-et-vient tout comme ils assument la haute surveillance des jardins et des champs dont les limites reculent toujours. De plus, ils s'intéressent aux transformations de l'environnement. Tout près, une immense cave à légumes arrondit son dos, « s'enfonçant dans la butte, en arrière de la résidence ayant appartenu à monsieur l'inspecteur Thomas Tremblay ». La terre déplacée lors de l'excavation sert pour les trottoirs de ciment que l'on fait actuellement courir de la rue principale jusqu'à la grange, selon plans et ressources. Mais « la bienveillance de l'abbé Jean-Séverin Pelletier lui inspire un don de 400.00 $ afin que la promenade se déroule plus loin encore, jusqu'à la voie ferrée ». Que de distractions en perspective pour les hommes de la maison, toujours plus nombreux que les femmes, et toujours plus libres qu'elles ! Que de chances pour les badauds d'assister avec intérêt aux défilés les plus hétérogènes et les plus colorés : dames et fillettes des salles, vieux couples de pensionnaires s'appuyant l'un sur l'autre comme des amoureux, postulantes rieuses, novices recueillies, aumôniers et prêtres retirés lisant leur bréviaire ! L'intérêt est à son comble quand, d'occasion, passent, deux à deux en sérieuses robes noires, une centaine de beaux brins de filles que suivent dignement deux religieuses de la Congrégation de Notre-Dame. Vraiment ce long trottoir promet d'être aussi utile qu'agréable.

Tel un mirage, le projet de bâtir en banlieue de Québec s'est effacé. À la mi-septembre, les démarches reprennent pour savoir si le gouvernement consentira l'avance de deux cent mille dollars pour la construction d'une maison sur l'emplacement de l'ancienne maison Saint-Joseph. Tous sont conscients de la nature d'un tel emprunt et sont en mesure de comprendre qu'il engage fortement

« intérêt et principal », qu'il engage énergiquement en « redevance et conditions ». L'acte de prêt émis deux ans plus tôt est toujours là pour en témoigner.

Monseigneur Michel-Thomas Labrecque, évêque de Chicoutimi, ayant donné son approbation, et monsieur le premier ministre Louis-Alexandre Taschereau s'étant montré favorable à l'emprunt, la suite n'est que patience « jusqu'au jour où la question passe à la Législature ». Ce délai n'est pas trop long pour étudier toutes les facettes du projet en planifiant le grand jeu des affaires et des ententes. L'équipe en charge s'enrichit d'un nouvel élément en la personne de monsieur l'aumônier Georges Tremblay. Ce dernier apporte au trésor commun l'expérience acquise à la Fédération ouvrière mutuelle du Nord, ce qui l'amène à participer efficacement aux décisions et aux négociations : choix définitif de l'architecte Pierre Levesque, désignation de l'entrepreneur général Jules Toralli. Même si l'ébauche a été sensiblement simplifiée dans ses proportions, l'estimation de la future construction se porte encore à 290 000 $: « le plan d'ensemble représenterait une construction dans les 400 000 $. Nous devrons nous borner à ne bâtir qu'une aile de résidence et la partie de l'administration »(*APFM*, 23 janvier 1926, p. 24). N'avoir qu'une aile devient peut-être une assurance de stabilité et d'attache au sol...

Les soucis de la grande réalisation laissent place à mille choses qui ont aussi leur importance. Les religieuses, ayant assumé jusqu'ici la tournée de garde nocturne, peuvent maintenant profiter d'un sommeil réparateur puisque Jos. St-Hilaire devient l'officiel gardien de nuit à partir de janvier : « c'est un homme de confiance et nous sommes bien rassurées ». Dormir en sécurité est un bien, être confortablement chaussé en est un autre tout aussi important : « Arrivée de monsieur Roméo Caron, sourd-muet. [...] Il nous est recommandé comme bon cordonnier par les Clercs de Saint-Viateur. [...] Bien des ouvrages sont trop forçants pour nos sœurs et, dans une maison de 600 personnes, il en faut des paires de bottines et de souliers pour chausser 1 200 pieds. » (*APFM*, 15 janvier 1926, p. 20)

Être bien chaussé, dormir paisiblement dans des lits propres, il faut que tout se tienne ! À cet effet, l'équipe de réfection des matelas est toujours en activité et le groupe des garçons fréquentant l'atelier de peinture a entrepris de rajeunir les couchettes avant le printemps. René M. est l'un de ceux-là et il parle justement de ce travail dont il est fier dans une lettre dont il est plus fier encore puisqu'il en fait double copie pour la postérité :

> Mes chers parents, Vous me demandez si la peinture me faisait tort ; ça me fait pas tort. Ça fait 70 couchettes que je peinture ; je peinture les taches par deux fois d'abord, ensuite toute la couchette. Ça fait un mois que j'ai pas tombé ; je vous dis que les remèdes que les sœurs me donnent sont bons. Une autre faveur que les sœurs me donnent : quand je veux avoir des nouvelles de chez mon oncle, je vais au parloir et je leur téléphone. Vendredi j'ai parlé à mon oncle, ils sont bien, mémère commence à se lever et à marcher, mon oncle n'ira pas vous voir maintenant, ma tante a une petite fille encore, ça lui en fait plusieurs, hein.
>
> Je vous dis qu'on a passé un beau dimanche gras ; les mères nous ont passé dans les 40 à 50 livres de bonbons et de chocolats ; pour ma part, j'en ai bien eu une bonne livre. J'ai aussi un beau petit coffre pour mettre mes petites affaires en sûreté ; il a une bonne petite serrure dont j'ai la clef.
>
> Ces pas mal tout ce que j'ai à vous dire là. Votre très cher enfant qui vous aime gros et fort. René M. (*APFM*, 28 février 1926, p. 43)

Durant deux années, la petite maison Saint-Jean a été prêtée aux religieuses de la Congrégation de Notre-Dame. Cette mise en disposition se termine à la fin de juin. Les anciens locataires sont contents d'y reprendre leurs quartiers de nuit. Il s'agit de vingt-six garçons turbulents qui, d'ordinaire, capitulent facilement devant le sommeil. Arrive-t-il que le marchand de sable tarde à passer, chacun a sa façon de l'attendre sans avoir peur. Il est étonnant de voir tout ce que l'on peut glisser sous son matelas ou emmagasiner au creux des poches pour ces occasions-là : galettes et prunes en cas de faim, bouts de ficelle pour des tours de magie, cailloux ronds pour le troc, tessons colorés pour faire danser la lueur de la lampe, brins de foin pour chatouiller le nez des voisins. Et dire qu'il s'en trouve quelques-uns choisissant de se balancer pour appeler le sommeil !

Le mois de juillet commence en lion. Dès le matin du 1er, les cordes sont tirées, marquant les bornes pour le creusage. Deux jours après, le terrain est grouillant d'ouvriers venant de la région pour la plupart, selon l'entente des sœurs avec monsieur J. Toralli. Les anciens de la place suivent les travaux avec beaucoup d'intérêt et sont unanimes à reconnaître qu'ils ont rarement vu tant d'habileté et d'entrain.

> On admire beaucoup l'ordre et la discipline qui règnent sur le terrain des travaux. D'abord on exige le silence des ouvriers ; on est très sévère pour qu'il n'y ait pas de temps perdu. Chaque ouvrier a une carte portant son numéro qu'il doit aller chercher le matin à son arrivée et remettre le soir au départ. Il remet en même temps tous les outils dont il s'est servi. [...] Il y a un petit garçon pour les commissions et pour distribuer de l'eau fraîche lorsque les ouvriers désirent boire. (*APFM*, 17 et 25 juillet 1926, p. 115-116 et 118)

Au train où vont les choses, il n'y a pas à se surprendre du fait que la pierre angulaire, portant le millésime 1926, soit bénite et encastrée dès le dimanche 15 août. Avant la fin de septembre, tous les planchers sont coulés et « des frais supplémentaires sont consentis pour mettre le toit complètement à l'épreuve du feu ». Monsieur Toralli se montre satisfait des travaux, mais il supporte mal que la pierre ne soit pas expédiée assez vite. Un tel dynamisme se communique même aux résidents. Croyant favoriser la bonne marche du chantier, trois pensionnaires se munissent d'une autorisation du docteur Euloge et se présentent à l'embauche : Henri Dodd, Ruben dit Georges-Henri et Jules-Arthur s'ajoutent à la liste des employés pour une période de travail plus ou moins longue, méritant un halo de fierté qui durera.

Sur les hauts de Saint-Aubin, tout se révèle important et sérieux. Il y a d'abord les inévitables discussions de l'entrepreneur et de l'architecte Levesque dont l'entêtement fait dire à monsieur Toralli : « quand il a fourré son tête dans une idée, pas moyen de le faire changer ». La situation devient plus tendue lorsque les rivalités éclatent entre les briquetiers de l'Union catholique et les briquetiers de l'Internationale, contestations s'envenimant de telle sorte, à certains jours, que le chantier de la brique doit s'arrêter. Heureusement qu'il se trouve toujours quelque part une vision de paix :

> Notre gros Stanislas [...] lui, n'a pas ces soucis-là [de la construction] il tient les comptes. [...] Sur une feuille de calepin, il trace une ligne pour indiquer chaque sac de bonnes patates, et sur une autre feuille les sacs de patates endommagées. Le calepin [...] il le sort dans le fond de sa casquette. [...] Il faut entendre de quel cœur il chante : « Ça bergers, assemblons-nous ! » pendant que, monté sur la charge, et au pas cadencé de son bœuf il se rend à la cave. (*APFM*, 11 octobre 1926, p. 176)

En première page de 1927, il est écrit que les étapes de la construction sont accélérées, que la protection de saint Joseph se manifeste chaque jour, ce qui inspire à monsieur Toralli et aux sous-entrepreneurs de participer à l'achat de l'imposante statue qui dominera l'édifice. De plus, il est noté que la signature du nouveau contrat avec le gouvernement est chose faite au 19 janvier : l'engagement couvre les vingt-cinq prochaines années et fait passer le *per diem* de quarante-huit cents à cinquante-quatre cents. Rassuré par cette marche progressive, le docteur Euloge peut entreprendre un autre voyage en Europe, accompagné de son épouse. Monsieur le docteur Eugène Guillemette exerce, par intérim, la fonction de surintendant. Cette marque de confiance l'amène à prendre plus de responsabilités, comme à vivre plus intensément au cœur de la maison et des événements.

Le 8 mai, fête du patronage de saint Joseph, est jour choisi pour ériger la statue dans une corniche extérieure donnant sur la façade de la maison neuve. Mesurant 6 pieds et 4 pouces, en bois de pin recouvert de plomb doré, l'œuvre est signée par le sculpteur québécois Henri Angers.

Revenant des vieux pays le lundi 16 mai, le surintendant se retrouve dans une bourdonnante ruche. Des couturiers et des couturières travaillent par relais sur les six machines à coudre et ils tiennent en haleine les plus rapides plieurs de l'hospice.

C'est merveille de voir le linge s'entasser en pile! [...] L'ambition de bien aménager la maison neuve gagne même nos gens: Henri [...] coud 12 draps de lit par jour à part les autres petits services qu'il rend. Léopold [...] prépare ou pique presque autant de piqués dans ses bonnes journées.

Dans chaque salle d'hommes, il y a toujours un groupe bien occupé à gratter les chaises ou les autres meubles, afin de les préparer à recevoir les couches de vernis qui leur donneront bonne mine. (*APFM*, 28 février, 1927)

Quant à monsieur Toralli, il se félicite d'avoir trouvé la meilleure équipe pour le grattage et le lavage des vitres. « Il y a trois cent cinquante-cinq châssis, sans compter les divisions intérieures vitrées ainsi que les petites fenêtres de la cave et du grenier. »

Le dimanche 17 juillet 1927 est jour de profonde joie: un grand rassemblement célèbre la bénédiction et l'ouverture officielle de la maison Saint-Joseph qui deviendra le Centre hospitalier de Charlevoix (aujourd'hui l'Hôpital de Baie-Saint-Paul). Les cérémonies terminées, seule demeure sur la colline la petite troupe à qui revient l'impérieux devoir d'animer la maison et de faire honneur aux conditions du prêt. Il faudra ouvrir les portes pour abriter « pas moins de 700 sujets et laisser le Gouvernement faire, deux fois l'an, une retenue d'intérêts de 5,000.00 $ à même la pension des hospitalisés »; toutes modalités rappelant qu'un prêt n'est pas un don!

« Pas moins de 700 patients. » Voilà une bien grande famille qui s'annonce comparable au déferlement d'une vague de fond. Au cours du premier semestre de la présente année, le mouvement de la population se lit ainsi: au mois de janvier, les pensionnés du gouvernement sont au nombre de quatre-cent quatorze auxquels s'ajoutent depuis toujours la trentaine de pauvres inscrits uniquement sur le registre du cœur. À la fin de mai, s'effectue un transfert de huit fillettes et de deux jeunes filles allant habiter le couvent des Petites Franciscaines de Marie à Québec, avec l'autorisation de monsieur le sous-secrétaire de la province. Les statistiques de juillet totalisent 496 personnes, dont 441 sur la liste des pensionnaires de l'État. Mais la déferlante s'annonce.

Plus de quatre cents personnes à déménager et plus de deux cents dont il faut préparer l'arrivée : brusque réveil pour un lendemain de fête ! Dès le mercredi 20, à force de jambes et de bras, il faut réaliser le transport et l'assemblage de deux-cent trente lits, la compagnie responsable de l'ascenseur et du monte-charge n'ayant pas terminé ses installations.

Sœur Marguerite-Marie a beau prévoir le déroulement des activités, il est des jours où tout se complique et c'est miracle de femme lorsque le soir tombe sur un programme rempli, malgré tout :

> Jour fixé pour le déménagement des salles. Par malheur, d'autres besognes réclament en même temps : il y a deux goélettes remplies de marchandises et deux chars de charbon à décharger et à transporter ici. Cela occupe tous nos employés et même nos patients les plus capables. Cependant, le soir, deux salles, une de 70 hommes et l'autre de 55 garçons avec aussi nos 20 petits de la maison Saint-Jean sont rendus à la maison neuve pour l'heure du souper. (*APFM*, 28 juillet 1927)

S'il y avait concours entre juillet et août, quel mois gagnerait dans la course au travail ? Question délicate qui se dénoue au fil des rencontres du docteur A.-H. Desloges avec le surintendant et d'autres responsables d'hospice. En accord avec la direction de Saint-Jean-de-Dieu et celle de Verdun, il est prévu que « 120 [patients] de 12 ans en montant nous arriveront jeudi le 1er septembre. [...] Une quarantaine de patients nous seront envoyés de Beauport, un peu plus tard. » (*APFM*, 27 août 1927)

Ce jeudi 1er septembre n'est pas un jour comme les autres, le train entre à l'heure habituelle, mais il est loin d'être un train ordinaire. Trois compartiments spéciaux amènent le personnel attendu : cent vingt nouveaux pensionnaires. Sur demande, le convoi s'arrête vis-à-vis du chemin de l'hospice où de charitables amis se sont rendus en auto pour accommoder tous ces gens.

> Dix gardiens et monsieur le docteur Gauthier de Saint-Jean-de-Dieu, avec un gardien et un docteur, de Verdun, nous conduisent

> les malades. [...] Nos employés et quelques gardiens engagés pour l'occasion aident à rendre ce nouveau monde dans les salles et à donner les bains... et à les coucher. (*APFM*, 1er septembre 1927)

Le plus ardu reste à faire auprès de ces personnes incapables de s'identifier et même de répondre à l'appel de leur nom. Après les événements de la nuit et le bain du matin, que restera-t-il du tracé sur l'omoplate et du fragile galon distinctif ? Il est convenu que les accompagnateurs, avant de reprendre le train vers Montréal, viendront réviser la concordance entre la personne, le signe et la liste. Tout danger de confondre les individus ne sera pas écarté pour autant, aussi chaque responsable exerce son initiative et tient en éveil toutes ses facultés d'observation.

Cette épreuve étant passée, on ne tarde pas à prendre conscience d'une situation non moins critique. Tel qu'entendu, les arrivants devaient être « des garçons entre douze et quinze ans pour la plupart », en conséquence, les vêtements disponibles ont été confectionnés selon les mesures pour adolescents moyens avec quelques morceaux prévoyant un échantillonnage de long et de court, de mince et de large. Rien ne va plus ! Ce sont des hommes qu'il faut vêtir. Quelques-uns sont si « corporents » qu'un gardien ne peut s'empêcher de dire, chaque fois qu'il tente un ajustement : « Des colosses, des vrais colosses ! » Émile, le commissionnaire, n'en revient pas non plus et, toujours en difficulté avec ses « r » et ses « l », il s'en va répétant par la ville : « Nous avons reçu des vrais carrosses de Montréal ! »

Si le processus d'habillement se révèle aussi pénible que l'effort d'identification, rien n'est comparable aux énergies déployées pour contrer le phénomène de rejet, l'intolérance de l'ancienne population face aux nouveaux venus :

> Hector, lui, n'en revient pas d'étonnement : [...] « Des grands hommes et c'est pas capable de s'habiller tout seul, ça sait pas manger, c'est malpropre, ça crie et ça rit pour rien. On n'est pas fou pantoute au prix d'eux autres ».
>
> William dit en bégayant que « c'est bien démontant de rester avec du monde comme ça, c'est assez pour venir fou ».

Émile conclut : « Ce doit être des hommes qui sont venus fous à la guerre ». (*APFM*, 2 septembre 1927)

Passant des déclarations orales au sérieux des écrits, on trouve des phrases qui ont valeur de page : « Il ne reste presque personne de fin à l'hospice, à part moi et des sœurs. » Advenant que le deuxième élément de l'énumération ne soit qu'un ajout dicté par la déférence ou la prudente politesse, il faut convenir que l'extension se trouve dangereusement réduite.

Après ce mémorable 1er septembre 1927, l'Hospice Sainte-Anne abrite 638 personnes, dont 407 hommes et garçons logeant à la maison Saint-Joseph. Deux fois plus d'hommes que de femmes. Cette dominance est d'ailleurs une constante et la dernière addition donne à la population masculine une si forte avance qu'elle ne la perdra jamais plus.

Rien ne vaut une pareille situation de fait pour accélérer les démarches et se décider sans retard à l'engagement d'un personnel mieux étoffé, « d'autant plus que les nouveaux sont habitués à se faire conduire par des hommes et paraissent tout disposés à le prouver ». Dès le samedi 3 septembre, entrent en fonction les six premiers employés dont l'appellation imprécise va de « gardien à infirmier ». Peu importe le titre ou la classification, ce renfort initial sera suivi de toute une lignée d'hommes et de femmes qui se mettront en disponibilité pour le meilleur et pour le pire. Qui sont ces pionniers ? Monsieur Joseph Tremblay (Arthur) attitré à la salle Saint-Joseph où le groupe se chiffre à 73 résidants, monsieur Auguste Rochefort affecté à la salle Saint-Antoine où l'on trouve 77 garçons, monsieur Paul-Georges Bouchard désigné pour la salle Saint-Jean-Berchmans où l'inscription est de 72, monsieur Dollar Gravel nommé à la salle Saint-Jean-Baptiste où le nombre des patients monte en flèche jusqu'à 98, mesdemoiselles Marie-Anne et Hermance Tremblay de la Petite-Rivière-Saint-François sont dirigées vers le service des dames.

D'une part, on peut compter sur une aide aussi régulière qu'efficace ; d'autre part, la tâche est rendue moins dure grâce à l'organisation de locaux fonctionnels et le climat devient plus vivable à mesure que les sujets transplantés se laissent apprivoiser. Serait-ce l'annonce d'une période sans histoire et sans problème ? Peut-être bien ! Tout porterait à le croire si ce n'était ces visites multipliées d'un certain médecin « étrange ». En effet, plus d'un s'interroge sur les mobiles qui incitent le docteur Charles Miller, de l'Hôpital Saint-Michel-Archange, à rendre des visites dont la fréquence intrigue jusqu'au jour où l'on apprend qu'une école pour enfants mentalement retardés se prépare dans l'enceinte de l'asile de Beauport. Les incursions du docteur Charles-J. Miller, directeur de l'école La Jemmerais, s'expliquent, de même que le mouvement qui s'ensuit : « Le docteur Miller parcourt nos salles. Il fait subir des examens minutieux. Il examine nos enfants en vue de trouver des élèves pour son institution : cinquante sont enregistrés dont trente-cinq garçons et quinze filles. » (*APFM*, 18 juillet 1928)

Tel est le début de ce qu'il conviendrait d'appeler l'exode des enfants. Le lundi 8 octobre s'effectue le premier départ par train. Un compartiment spécial a été retenu. En dernière heure, trois garçonnets s'ajoutent et l'on compte bien cinquante-trois voyageurs sous la conduite de monsieur le surintendant, de mère Marie-Dominique, de mère Marguerite-Marie ainsi que de monsieur Joseph Boivin. Il s'agit des sujets les plus autonomes, de ceux pour lesquels des classes avaient été ouvertes. Après le départ de ce groupe aussi actif que turbulent, la maison semble plus morne et plus sombre. Mais, comme toujours, c'est l'action qui dissipe la nostalgie. Une nouvelle répartition des effectifs libère un département à l'avantage des femmes habitant la maison-mère. Lorsque le contingent traverse la rue et s'engage sur le chemin de la côte, c'est encore William qui joue le rôle de crieur public : « Les créatures s'en viennent rester avec nous autres. Il y en a bien cinq à sept cents ! » Concession faite à l'extravagance, c'est quatre-vingt-dix créatures qui viennent mettre un peu de couleur dans cette maison d'hommes. Les petits garçons non sélectionnés pour La Jemmerais se retrouvent à la salle Saint-François. Comme leur nombre dépasse encore la centaine, il est jugé nécessaire de faire appel aux services d'un nouvel employé, monsieur Édouard Boily, de la paroisse.

Pour donner suite aux conditions du prêt, il faut savoir que d'autres sujets sont en attente et qu'il faut porter secours au surpeuplement de Saint-Jean-de-Dieu et de Saint-Michel-Archange.

Monsieur le surintendant s'absente au début d'octobre pour se rendre à Québec et à Montréal afin de contrôler le choix des patients avant d'effectuer les transferts. Le mois n'est pas terminé qu'il faut recommencer la cérémonie d'accueil d'un groupe sans objectif touristique : « 60 hommes, dont 49 de Saint-Jean-de-Dieu, Montréal, et 11 de Saint-Michel-Archange, Québec. » (*AMSJ*, 19 octobre 1928)

Les premiers sont des hommes robustes... les derniers sont plus jeunes, cinq à vingt ans. Ils paraissent aussi indifférents qu'inoffensifs. Comme il faut retourner leur linge le lendemain matin, les sœurs auront une bien courte nuit de repos.

Pendant que se stabilise la population adulte, le petit monde des enfants est terriblement ballotté. Il suffit de piger, ici et là, pour ressentir le point douloureux de ce grand dérangement.

> Deux autos de Saint-Michel-Archange nous amènent six garçons non éducables, deux de nos anciens sont du nombre... En échange, nous envoyons les onze enfants que le docteur Miller a désignés pour La Jemmerais.
>
> L'on nous ramène, de La Jemmerais, cinq garçons jugés trop peu intelligents en échange de quatre des nôtres... des plus fins.

Sans qu'il soit nécessaire de multiplier les exemples, on saisit très bien les austères règles du jeu : retraits successifs des sujets en éveil, admissions et réadmissions inconditionnelles des cas sans promesse d'évolution.

Les faits sont là très éloquents et si concluants que, dans la tête de plusieurs, se vrille l'idée que l'hospice de la baie n'est rien de moins qu'un *terminus* vers lequel on oriente les voyageurs sans les munir de billet de retour. Fort heureusement, sur place, il y a toujours quelqu'un pour pétrir le pain quotidien de l'espoir, « ce pain dont il ne reste pas une miette chaque soir et qui se retrouve mystérieusement chaque matin ».

CHAPITRE 12

Tour de carrousel

Tout le monde a eu son enfance
si l'on entend par là les premières années de la vie...
Tout le monde a eu son adolescence
si l'on entend par là les années du printemps de la vie...
Et pourtant!

Le carrousel de la vie ne tourne pas aussi allègrement pour tous les enfants et tous les adolescents du monde. D'aucuns sont tendrement bercés, sagement guidés au son d'une musique harmonieuse et douce alors qu'il s'en trouve pour être perdus et oubliés, meurtris et bousculés sur un manège désarticulé grinçant un air désespérément triste.

Lorsque l'on s'arrête à déplier l'éventail des années 1930 à 1940, ce qui frappe d'abord, c'est le nombre toujours grandissant des hospitalisés. Mais c'est peut-être davantage le jeune âge d'une bonne moyenne de ces arrivants. La première question qui se pose est sans conteste: « D'où viennent-ils tous? » Et l'on s'empresse d'ajouter: « Comment expliquer cette migration des adolescents et surtout des petits enfants? »

Ouvrons le dernier volet de cette triple question et parlons des enfants. Il suffit que le vent batifole dans les feuilles de calendrier et l'on peut, au hasard, saisir quelques données très éclairantes:

- Ce soir le train nous amène 16 enfants de La Jemmerais et de la crèche de Québec...
- Nous recevons 2 petits de l'Orphelinat de Saint-Jean...

- 6 enfants de quatre et cinq ans nous sont envoyés de la crèche Saint-Vincent-de-Paul.
- Le personnel de la salle Sainte-Thérèse se chiffre à 93 bébés ; cette augmentation est due à l'admission de 15 sujets de la crèche de Québec...
- Aujourd'hui nous avons reçu une fillette et 6 garçonnets de la crèche des Trois-Rivières...
- Sans crier gare, monsieur l'abbé Victorin Germain nous enrichit de 5 bébés de la crèche.
- Monsieur l'abbé Germain, accompagné de monsieur l'abbé Houde, arrive avec 4 bambins de la crèche de Québec et nous annonce 2 autres admissions pour demain...
- 6 enfants de Chicoutimi sont accueillis ce soir...

Comme toujours, les garçonnets détiennent la majorité dans ce petit monde qui vient des grands centres. C'est une constante prenant sa source dans le fait suivant : à l'heure des crèches surpeuplées, les adoptions avantagent les belles et douces petites filles dont le dressage et l'éducation permettent des pronostics favorables, les mignonnes créatures dont on peut espérer qu'elles deviendront d'aimables compagnes pour la mère et d'appréciables aides dans la maison. Parmi les sujets laissés pour compte et plus exposés aux difficultés d'apprentissage comme aux arrêts de développement, très peu de fillettes venant des crèches seront orientées vers la baie alors qu'on y dirigera de nombreux garçons. Quelles raisons motivent cette sélection préférentielle dans l'adoption et cette condition défavorable pour l'évolution ? La situation tient souvent du bébé garçon lui-même dont l'éveil est généralement plus lent, dont le langage tarde à s'organiser et dont l'approche est souvent moins confiante et toujours moins câline. La condition frustrante peut tout aussi bien provenir des adultes qui reculent devant l'adoption d'un garçon en évoquant une hérédité possiblement lourde, une éducation pouvant se révéler plus ardue, les charges découlant de l'instruction à payer, de l'établissement à prévoir. Dans ce domaine, les vieux préjugés aux racines nouées, tout comme les vieilles peurs aux dents fourchues, ont une telle force de résistance au bon sens que le nombre des petits bonshommes esseulés n'en finit plus d'être inquiétant.

Certes, beaucoup d'enfants non adoptés se sont d'abord arrangés d'un nid artificiel et sont bravement passés d'une douce main tendue à une âpre main qui se refermait, de la réconfortante chaleur d'un accueil à une atmosphère d'indifférence ou d'exploitation. Il n'est vraiment pas possible de dresser la liste des enfants marqués, pas plus qu'il n'est facile de publier le palmarès de ceux qui ont réussi leur vie d'homme malgré les frustrations de la plus rude course à obstacles qui soit.

Passant des enfants de partout aux enfants d'ici, les chiffres nous étourdissent : 93 bébés à la salle Sainte-Thérèse, 130 enfants à la salle Saint-François, 85 garçonnets à la villa Fafard. Donc, plus de 300 petits de sexe masculin, plus de trois cents fragiles bateaux de papier échoués sur les battures de la baie !

À l'âge où les enfants en général ne sont que jeux, rires et chansons, ceux-là, comment sont-ils ? Ce sont de petits êtres malvenus, corps de misère ne donnant aucune chance à l'esprit ou corps magnifiques mal animés par un esprit trop faible. Sans attendre les mots savants qui les classifieront, des cœurs intelligents sont prêts à les aimer et à les reconnaître à mille signes qui ne trompent pas : traînant une inguérissable carence affective, pleurant et riant sans raison et sans fin, embarrassés de mains et de pieds ne sachant ni prendre ni marcher, refusant de s'alimenter ou mangeant tout sans distinction, posant le mystère des yeux éteints et des oreilles inutiles, fermant la bouche à la magie des sons et des mots, présentant la confusion du oui et du non comme du tien et du mien, scandant l'écho pénible d'une tête qui se frappe sur le mur, offrant l'intolérable image d'ongles avides labourant leur chair tendre, ignorant la réalité en faveur de quelque inaccessible paradis perdu, et quoi encore ?

Faute d'un matin de vie normal ou normalisant, de trop nombreux petits d'hommes ont été déclarés perdants avant même d'entrer dans la course. Cela résume la brève histoire des bateaux de papier.

À leur façon, les adolescents hospitalisés réclament de l'attention, un peu comme le font les cerfs-volants. La plupart de ceux qui les regardent monter se contentent d'y poser leur rêve et ne pensent à rien de plus en poursuivant leur chemin. Il arrive que d'autres se prennent à réfléchir sur la fausse liberté laissée aux cerfs-volants par les invisibles ficelles, pendant que d'aucuns attendent la fin de l'éphémère envol portant un regard nostalgique aux lambeaux de papier déjà accrochés aux clôtures, aux branches, aux mélancoliques pignons.

Il y a de faciles rapprochements à faire entre les cerfs-volants et ceux dont l'adolescence est venue s'accrocher aux arbres de la baie comme un rêve traqué, un pauvre oiseau blessé. Dans le groupe de jeunes adolescents que le destin a conduits jusqu'ici on retrouve la même constante, à savoir que les garçons sont toujours plus nombreux que les filles. À cet état de chose, on ne saurait trouver d'autres réponses que les suivantes. Les orphelinats mixtes ou les institutions pour garçonnets maintiennent une limite d'âge au-delà de laquelle les enfants mâles doivent être confiés à des éducateurs masculins ; le sujet est donc orienté ailleurs lorsqu'il atteint ses douze ans ; par exception, il peut être gardé jusqu'à treize ans, mais le changement de la prise en charge doit se faire sans faute avant quatorze ans. Justement, il y a très peu de ressources de transfert pour les garçons, alors qu'une fois encore les jeunes adolescentes sont favorisées puisque rien ne s'oppose à ce qu'elles soient abritées à volonté, prenant tout le temps de grandir, de se préparer à un métier, à une profession et surtout à leur mission de femmes.

Les rares ressources offertes aux adolescents sont vite saturées par les sujets intelligents et harmonieux tant dans leur comportement que dans leur apparence physique. Mais il y a les autres… Quelques portes s'ouvrent encore à des sujets présentant des problèmes mineurs ou de simples retards d'adaptation : institutions spécialisées, fermes accueillantes, etc. Mais les autres… Pour sa part, Baie-Saint-Paul recevra les garçons-problèmes jugés irrécupérables et non intégrables dans une société qui a toujours eu ses critères d'acceptation et ses processus de rejet. Le moins que l'on puisse dire de ces cas, c'est qu'ils présentent un indicible enchevêtrement de causes et d'effets. Ils sont là, les adolescents, sans liens affectifs valables et sans appartenance, en réaction de défense contre un monde leur paraissant hostile et dangereux, démunis devant des adultes chez lesquels ils n'ont pas trouvé l'image à imiter. Ils sont là, dévalorisés et angoissés par le cauchemar des expériences infantiles traumatisantes, allant à contre-courant de conventions sociales s'imposant sans être comprises, en révolte contre l'exigence de lois non sous-tendues par l'amour. Ils sont là, fascinés par le plaisir de posséder pour posséder ou tenaillés par l'incompréhensible besoin de détruire pour détruire. Ils sont tristement là, traînant les séquelles d'une enfance souffreteuse ou développant la maladie-refuge pour revivre les expériences d'un bienheureux surplus d'attention. Ils sont terriblement là, n'ayant pas trouvé d'équilibre entre une accaparante dépendance et une incontrôlable indépendance. Ils sont dangereusement là, hypnotisés par l'eau ou par le feu, fugueurs obsédés par l'idée de partir pour partir sans raison, sans but comme sans bagages. Ils sont là sans y être, vivant leurs rêves, s'entretenant avec d'invisibles compagnons, repoussant d'impalpables obstacles, s'épuisant à poursuivre je ne sais quel irréalisable projet. Ils sont vaguement là, portés par tout vent d'influence, suggestibles à l'excès, fauteurs de troubles ou suiveurs invétérés.

Oui, ils sont là. L'intelligence froide en a décidé ainsi. Il reste à l'amour patient de comprendre ce qui peut être compris, de sauver ce qui peut être sauvé et, surtout, de cultiver l'espérance.

En attendant, voilà qu'ils sont accrochés à leur enfance ou à leurs rêves, irrémédiablement accrochés dans leur évolution scolaire ou sociale, pris dans le réseau de leurs problèmes affectifs ou de leurs troubles de caractère, accrochés comme des cerfs-volants déchirés.

Maintenant que sont ouverts deux volets du triptyque, nous nous retrouvons face à la question centrale : « D'où viennent-ils tous ? » Au fil du temps, il est facile de retracer plusieurs éléments de réponse. L'Hospice Sainte-Anne a d'abord présenté à la région le visage attirant d'une ressource neuve, d'un milieu d'accueil desservi par un personnel soignant composé de femmes jeunes et chaleureuses. À lui seul, l'environnement se révélait bienfaisant et curatif, alors que la situation géographique elle-même devenait avantageuse, son accès difficile jouant pour diminuer d'autant les possibilités d'évasion.

Si l'on attribue aux migrations de groupe d'avoir déplacé brusquement la ligne des statistiques, il nous faut reconnaître qu'à long terme les admissions individuelles ont un semblable effet. Les cas s'additionnent, l'un après l'autre, provenant de tous les milieux et couvrant toutes les catégories d'âge : le bébé malformé ou mongolien arrivant droit des familles et des pouponnières, l'enfant épileptique ou instable jugé compromettant pour la santé de la mère et l'éducation de ses frères et sœurs, l'infirme-moteur ou l'insuffisant mental très longtemps gardé en foyer naturel et pour lequel s'impose une décision de placement. Physiquement les responsables s'épuisent pour suppléer le manque d'autonomie de ces enfants, ou encore ils n'en peuvent plus d'être moralement torturés par la vision d'un avenir incertain, eux qui se disent : « Qu'adviendra-t-il d'elle ou de lui lorsque nous serons vieux, lorsque nous partirons ? »

Les résidents de l'Hospice Sainte-Anne présentent l'image d'une population aussi diversifiée qu'imposante. De moins en moins sommaires, les feuilles d'admission en témoignent et font ressortir les particularités de chacun : date et lieu de naissance, appartenance ou non-appartenance familiale, antécédents, race, nationalité, langue, confessionnalité, état physique, état mental, raisons motivant le placement, signatures du médecin soignant et des répondants.

Tous différents au point de départ, tous semblables au point d'arrivée si l'on considère qu'il n'est jamais question de prise en charge temporaire.

Ils sont majoritairement originaires du Québec, mais un certain nombre sont en provenance des autres provinces, des États-Unis et même de pays éloignés :

> Le docteur Desloges envoie un bon colis de formules, c'est-à-dire des questionnaires bien détaillés au sujet de nos patients d'origine étrangère. Les recherches pour les remplir établissent que nous avons 9 hommes nés en dehors du Canada et 4 femmes ; puis 26 hommes et 31 femmes dont les parents sont nés en pays étrangers. La plupart sont des Juifs venant de la Russie, de la Pologne ou de la Roumanie… Le nombre total forme le dix pour cent de la population. (*AMSJ*, 10 mars 1931)

S'il est étonnant de voir tant de gens se regrouper au cœur de la vallée paisible, il ne l'est pas moins de constater qu'ils y sont accueillis sans distinction de nationalité, de religion ou de langue. Bien au contraire, les différences individuelles deviennent une forme d'appel à plus d'attention :

> Nos juifs reçoivent une trentaine de livres de pain sans levain pour leurs trois jours de jeûne précédant leur fête pascale. Plusieurs des nôtres sont fidèles à cette coutume. (*AMSJ*, 20 avril 1932)
>
> Grand deuil dans la salle Sainte-Thérèse aujourd'hui : Nathan, un bébé juif de 2 ans, est décédé… (*AMSJ*, 5 juillet 1932)

Pas plus que la croyance, la langue d'expression ne saurait élever de barrières. Fort heureusement, il s'est toujours trouvé des religieuses bilingues capables de mettre en confiance les personnes de l'un ou l'autre groupe linguistique de la province, capables d'échanger et d'être à l'écoute des désirs concernant l'hospitalisé. La liste serait longue de ces femmes chaleureuses possédant l'art de mettre à l'aise les étrangers et de correspondre avec facilité dans les deux langues du pays.

Qui s'interrogerait sur l'emploi et l'efficacité de telles secrétaires bénévoles trouverait éloquent l'exposé des faits : « Nous finissons aujourd'hui les accusés de réception et les réponses aux lettres de nos patients ; deux cent soixante (260) colis étaient à l'adresse de ces derniers… » Alors que sévit la crise financière des années 1930, un cadeau de Noël ou du Nouvel An mérite plus que jamais un mot de remerciement.

De part et d'autre, on réussit des prodiges d'économie et d'ingéniosité au profit de ceux qui s'expliqueraient mal les contraintes d'une pauvreté qui s'installe. On reconnaît à notre classe de résidents le droit d'être épargnés, tout comme, dans les familles, on tient les enfants à l'écart des soucis financiers. En leur faveur, il est demandé à la terre tout ce qu'elle peut donner et l'on tire de la ferme tout ce qu'elle peut produire. Tant et si bien que les réserves de l'hospice prennent visage de provocation et de tentation pour ceux que le dénuement restreint toujours davantage :

> Depuis quelques semaines déjà des employés faisaient la garde de nuit dans la cave et au dépôt. On avait constaté des vols considérables de sucre, de sel et de beurre. Les gardiens n'ont rien découvert […]. Il y a tant de pauvreté et de misère, on comprend facilement que la tentation puisse être forte ! (*AMSJ*, 4 juin 1934)

Une telle réaction permet de prendre le pouls d'une annaliste autant que de toute une maisonnée et l'on sourit à ce reflet de la douce pitié de Dieu.

La prévoyance des responsables et le travail de toute la communauté concourent à l'équilibre d'un niveau de vie assez enviable : chaudement logés, proprement vêtus, bien soignés, sainement nourris, les patients eux-mêmes savent le reconnaître et le dire. À la suite de son passage dans l'institution, le journaliste Eugène L'Heureux traduit l'admiration qu'il éprouve face au dévouement qui s'exerce dans la sérénité, de même qu'il s'avoue déconcerté par certaines contingences d'ordre administratif :

> Voici quelques chiffres donnant une idée de la consommation alimentaire mensuelle dans cette maison : 5 531 livres de pain, 1 606 livres de porc, 4 553 de bœuf, 620 lbs de poisson, 375 sacs de pommes de terre, 4 160 gallons de lait, 1 372 livres de beurre, etc. (*L'Action catholique*, juillet 1934, conservé dans les *AMSJ*)

Il est vrai que l'on respire ici un certain air de bien-être contrastant avec le climat général d'un temps difficile. Il s'ensuit que cela interpelle les profanes. En effet, plus d'un se risque à demander d'où viennent les secours permettant de maintenir et même d'améliorer les conditions de vie, de travail et de service. Reconnaissons d'abord que sœur Marguerite-Marie tient les rênes de l'administration et qu'une telle femme aurait pu sauver l'Égypte aux jours des légendaires famines. Ensuite, il faut se rappeler qu'un air de bien-être est souvent le fruit de « l'invention dans les petites choses ». Parce que les sœurs malades font danser les aiguilles et courir le crochet, « les bébés connaissent le confort des lainages et l'éclat des couleurs ». Parce que les officières ont obtenu des laveuses domestiques, « les habits des enfants durent plus longtemps et gardent forme et fraîcheur ». Parce que sœur Marie-Jean-Baptiste (Cordélia Morin) s'est adonnée à la culture du tabac, « les messieurs du gouvernement peuvent fumer comme des rentiers ».

Les visiteurs qui s'interrogent devant l'acquisition ou le remplacement d'équipement coûteux n'ont pas à faire de liens avec le monde des fées ou celui des sorciers :

Nous recevons une table d'opération et différents articles de pharmacie, achetés par notre bon docteur E. Tremblay avec l'argent reçu pour souligner son 25e anniversaire comme surintendant médical de notre maison.

Nous devons aux démarches du docteur Olivier Frenette, spécialiste en ORL, d'être pourvus d'un appareil à succion.

En multipliant les défis à relever, les années de restrictions deviennent stimulantes. Il le faut, car rien ne doit fermer la porte. « Il sera peut-être intéressant de noter que nous enregistrons le no 2 000 au dossier du prochain patient que nous admettrons. C'est dire qu'au moins 2 000 malades, pens[ionnaires] publics ont été hospitalisés depuis la fondation. » (*AMSJ*, 8 novembre 1933)

Pour parer au surpeuplement des salles Saint-François et Sainte-Thérèse, la communauté se porte acquéreur de la maison et de la ferme voisine de la maison Saint-Joseph, propriétés de monsieur Adélard Boily. Alors que la ferme se transforme en poulailler, l'aménagement de la maison a lieu de novembre 1934 à février 1935. Le vendredi, 8 de ce mois, un imposant groupe de 96 garçonnets envahit le nouveau gîte qu'est la villa Fafard. L'extension des locaux donne une très brève impression de mise au large. Le 1er septembre 1936, l'institution sert de refuge à 1 023 personnes, dont mille ont le statut de pensionnaires publics. Un tel personnel résidant commande une augmentation du personnel aidant. Pour épauler la trentaine de religieuses assurant la permanence, les employés en divers services passent de la douzaine à la quarantaine. À temps partiel, s'ajoutent une trentaine de postulantes qui, vêtues de longs châles à carreaux bruns s'en viennent bravement, deux à deux, par les petits matins les plus sombres et les plus frisquets : « On fait poser des crochets dans le corridor du rez-de-chaussée pour que les petites sœurs y suspendent leurs châles carreautés. »

Réveillant le goût de vivre chez les résidents, ces beaux brins de filles permettent aussi quelques échappées aux sœurs professes sur lesquelles retombe, à cœur d'année, le service de jour et de nuit. Grâce à cette aimable suppléance, les officières peuvent suivre les cours que le surintendant organise avec beaucoup de zèle, même en faisant appel à son propre fils. « Le docteur Jean-Marie Tremblay

[...] commente et explique le *Manuel des Hospitalières et Garde-Malades* par Vincq et Chicandard [...]. Notre jeune docteur est un professeur tout à fait intéressant. » (*AMSJ*, 24 mars 1936)

Le dynamisme du docteur A.-H. Desloges, président du Comité d'hygiène mentale de la province de Québec, favorise la diffusion de conférences particulièrement au sein des hospices d'aliénés dont il assume la direction médicale.

Plus positif qu'on ne le croirait, le bilan de cette décennie est en voie de marquer des points sur tous les plans quand, soudain, un coup de barre gouvernemental provoque une surprise qui n'épargne personne :

> Une bien triste nouvelle nous est communiquée ce matin. Nous perdons notre bon docteur [Euloge] Tremblay. Le gouvernement vient de nommer le docteur J.-G. Dufour, surintendant-médical. [...] Chez nos malades, la peine est sincère aussi ; [...] ils ont l'intuition de la sympathie que leur porte celui [...] dont la charité s'est exercée inlassablement ici pendant plus de trente ans. Le docteur Dufour n'est pas inconnu et nous pouvons avoir confiance qu'il sera, lui aussi, bien sympathique à notre œuvre. (*AMSJ*, 27 février 1937)

Le temps n'a pas couru six mois qu'une autre nomination est officielle : « Monsieur notre député, le docteur A. Leclerc, devient assistant-surintendant. » Depuis toujours, l'esprit de la maison sait faire l'alliage de l'accueil et du souvenir. Chacun sait entendre et respecter l'écho d'un discours que le docteur Euloge prononce un mois plus tard : « Après trente et un ans de travail assidu, [...] mon âme vous est restée, et d'autant plus attachée qu'elle doit retenir un dévouement qu'elle aimerait exercer, un amour paternel qu'elle voudrait satisfaire. » (*APFM*, 10 octobre 1937)

Le pionnier se retire à l'écart en transmettant une succession qui n'a rien de statique. D'une part, durant ce même automne, un octroi permet de tailler à même les locaux de la pharmacie un modeste laboratoire répondant aux besoins de l'heure. D'autre part, l'honorable A. Paquette laisse espérer la subvention qui rendra possible l'ouverture d'un département de radiologie.

Dès leur entrée en fonction, les autorités médicales orientent leurs activités selon une forme nouvelle qui nuance le progrès tout en respectant la couleur de la tradition. À partir de 1938, les statistiques mensuelles mettent en relief les soins donnés en infirmerie, les traitements, les pansements. Une attention particulière s'attache au contrôle de l'épilepsie et, si l'on tient compte du nombre de crises qui s'enregistrent dans le mois, on passe rarement un semblable laps de temps sans déclarer la libération d'un sujet épileptique: «Gérard S., âgé de 12 ans, nous quitte aujourd'hui. Il était ici depuis deux ans comme épileptique, mais il va mieux.» (*AMSJ*, 18 juillet 1938)

Un autre élément prenant de l'importance dans les statistiques est, sans conteste, le nombre d'interventions chirurgicales pratiquées sur place. Qu'il y ait des opérations à l'Hospice Sainte-Anne n'est pas un fait nouveau car, déjà en 1901, la venue d'un chirurgien de Québec est signalée pour de «graves cas très bien réussis». L'élément nouveau tient à ce qu'un chirurgien soit sur les lieux, dans la personne du docteur Arthur Leclerc. On reconnaît, chez ce professionnel, un réel souci de perfectionner ses techniques de même qu'une volonté de pourvoir l'institution d'un équipement rajeuni et plus fonctionnel.

Tradition et progrès, chant d'espoir sur musique de reconnaissance. Pour l'Hospice Sainte-Anne, rien ne définit mieux la chaîne et la trame de l'histoire. Cela convient particulièrement à l'été 1939 au cours duquel se déroulent les fêtes d'or de l'établissement.

Alors que les mois de juillet et d'août donnent à chacun l'impression d'être enivré de soleil et porté par l'amitié, septembre sonne le réveil brutal devant un monde dont la moitié est en feu: 1889-1914, 1889-1939, pour la deuxième fois les trompettes d'un jubilé sont troublées par l'appel aux armes, c'est la guerre.

La décennie prend fin sans que la population masculine de l'hospice ne soit menacée de l'extérieur. Pourtant, devant le fort contingent de jeunes hommes que présente le groupe de 1940, on décèle une grande préoccupation: plus que jamais, l'intérêt au travail s'impose comme mesure de thérapie et de paix.

CHAPITRE 13

Propriétaires terriens

L'intelligence montera des mains vers la tête.

Henri Bergson

Toute société un tant soit peu fermée développe à l'endroit de ses membres certains critères d'appréciation, elle établit un système d'évaluation qui lui est propre et le pose en absolu. À cela, la petite population de l'Hospice Sainte-Anne ne saurait échapper. Ici, ce n'est pas la richesse qui sert de palier aux classes sociales, ce n'est ni le niveau d'instruction ni la résistance physique qui font émerger un sujet donné, seul le *travail* définit une sorte d'élite.

Benoît est haut comme trois pommes, mais il plie quatre serviettes avant chaque repas, ce qui lui permet de proclamer : « Je suis grand moi, je travaille ! »

Luc est frêle comme un brin d'herbe séché, mais il tient l'écheveau pendant qu'on enroule la laine, aussi peut-il déclarer : « Je suis fort moi, je travaille ! »

Pierre réveille ses facultés de réaction quand il voit venir le balayeur et il déplace mécaniquement les chaises de sa rangée en prononçant les mots magiques : « Fin, Pierre, travaille ! »

Qui est long comme un tuyau d'orgue, mais ne travaille pas est encore tout petit ; qui est solide comme un pont, mais ne sort pas de son inertie est reconnu comme faible et malade ; qui semble comprendre et savoir s'exprimer n'est pas intelligent s'il ne fait bon usage de ses dix doigts.

Il ne revient donc pas au médecin de délimiter les frontières entre santé et maladie, tout comme il n'est rien de probant dans les dossiers où s'inscrivent l'âge et la taille. Quoi qu'on en dise, il n'y a pas que les tests pour mesurer l'intelligence, c'est le travail qui fait foi de tout dans la mutuelle considération des hospitalisés.

Devant une telle poussée vers l'agir utile, on se demande à qui va la plus grande admiration : aux sujets dont le vouloir s'éveille et tente de s'affirmer, ou bien encore aux membres du personnel s'imposant de traverser un désert de patience, de briser un embâcle de passivité pour favoriser la plus modeste réalisation et soutenir l'effort jusqu'au dépassement.

Un apprentissage qui se paie de la sorte peut, de loin, être regardé sous l'angle utilitaire. Mais, dès que l'on s'y arrête de près, l'aspect récupération de la personne se précise jusqu'à l'évidence. Il ne faut pas se faire d'illusions. Si « l'attachante maladresse de l'innocence » est de nature à produire l'émerveillement, il y a danger pour cet émerveillement de se muer en impatience lorsque la gaucherie perdure. Le pire qui puisse arriver en l'occurrence serait la brutale substitution au nom de l'efficacité : « Laisse ! J'aime mieux le faire moi-même. » Néfaste pour tout débutant, cette attitude serait fatale dans le cas d'un diminué physique ou d'un insuffisant mental.

Par tempérament, d'aucuns sont tout à fait inaptes à ce jeu du qui perd-gagne, totalement incapables de se faire à l'idée qu'en rééducation il faut savoir perdre du temps pour en avoir assez.

Si l'on considère le climat d'activité régnant dans l'Hôpital Sainte-Anne, il en ressort que de nombreuses personnes partagent un charisme de longanimité et de tolérance à l'égard d'un « travail émietté » selon l'expression d'un brave gardien, d'un « travail microprogrammé » selon les écrits des théoriciens et des savants.

Le jour où Marco en vient à saisir que les petites cuillères vont dans le petit carreau et que les grandes cuillères se placent dans le grand carreau, il n'a certes pas réussi une action d'éclat, mais bien facilité le service et, grâce à lui, quelque chose est plus harmonieux dans l'ordre du monde. C'est par de tels modestes sentiers que, l'un après l'autre, les hospitalisés gagnent leur entrée dans le grand réseau des services ancillaires animant le cœur de la maison.

Le goût, les aptitudes, les influences, l'offre et la demande jouent tour à tour comme dans toute orientation et voilà qu'insensiblement se fait l'insertion dans un secteur donné. Louis travaille à la cuisine centrale depuis quelques mois, c'est par la petite porte qu'il fait entrer son ami Normand. Par un bon matin, ce garçon rondelet et gourmand s'affuble d'un long tablier et prend place dans le chœur des marmitons, exhibant la bonne humeur et le physique de l'emploi. Depuis longtemps, Albert ambitionnait le métier de plongeur, maintenant c'est fait et il n'a plus qu'un désir, celui de « faire allonger le manche de lavette à la dimension des manches de balai ». Enfin, Jean-Claude a dépassé la classe des gâte-sauces, il est devenu aide-cuisinier avec spécialité de bouillie pour les bébés, de gruau et de spaghetti, toutes cuissons à l'eau bouillante salée. Semblant de rien, Nicholas s'est glissé dans ce lieu où il a rejoint Antonio, et le voilà installé dans l'équipe du pelage des patates et des légumes. Il a sa place bien à lui, son banc et son couteau, ce qui fait très sérieux ; moins sérieux toutefois qu'Edmond, employé à la boucherie. Les départements des viandes, des légumes de même que les cuisines offrent des tâches si nombreuses et si enviables qu'il faut éviter le surpeuplement et fonctionner à guichet fermé.

Après le secteur de l'alimentation s'alignent la buanderie et la salle de repassage. Ce qu'il en passe du linge et ce qu'il en faut du monde ! Théophile réclame de travailler à la calandre en raison de la longueur de ses bras. Israël ne voit personne qui puisse le remplacer aux presses. Gabriel prend la tête de tout un groupe qu'il dirige et houspille légèrement étant donné qu'il s'est lui-même classifié « le plus habile plieur de l'hospice ». Albéric et Joseph ont le coup d'œil du géomètre, ils rangent la lingerie dans les armoires, portant toujours une règle comme instrument pour égaliser des piles de linge qui s'élèvent comme des tours.

La buanderie voit ses effectifs dépassés par l'atelier de couture et reprisage. Il y a autant de linge brisé qu'il y a de linge à remplacer et c'est le jeu continuel du neuf et du vieux : deux draps pour en faire un, courtes culottes provenant d'un long pantalon, assemblage, rapiéçage et renforcement, on n'en finit plus et chacun trouve place selon le degré de son habileté. Passant des praxis grossières aux praxis fines, Paul-Émile et Claude se classent pour les « coutures droites », admirant Raymond et Denis qui atteignent leur niveau d'excellence dans les « coutures à dévirons », tandis qu'Augustin, avec le sérieux d'un contremaître, exerce la supervision. Ici, il y a même moyen de faire tourner à bien certaines manies. Pierre, grand déchireur devant l'Éternel, transforme les surfaces de tissu en lisières. Lucien, que l'on ne peut fournir en lacets parce qu'il les rend « inutilisables à force de nœuds », se contente en nouant les fils de fin de couture.

Comme Philibert et Eugène, il se trouve des gens qui affectionnent de chasser la poussière dans les longs corridors et de faire briller les planchers en se promenant tour à tour sur les larges vadrouilles. D'aucuns semblent descendre directement du lointain inventeur de la roue et ne sauraient fonctionner autrement qu'en poussant des chariots rattachés au transport du matériel, des comestibles, du linge. Une seule condition entre en jeu pour les motiver, celle de rouler. Certains sont reconnus pour leur discrétion et leur minutie, ainsi Daniel et Olivier sont comblés par la tâche de sacristain. Dans le domaine de la haute messagerie, Hermas a reçu d'Émile la mystérieuse serviette et jusqu'à l'allure compassée de fonctionnaire.

Chez quelques individus, l'attirance du travail en équipe cède le pas au goût d'accompagner les hommes de métier. Ainsi en est-il pour la lignée complète des électriciens de monsieur Ryan à monsieur Barras, en passant de monsieur Bouliane à monsieur Jean-Pierre Tremblay jusqu'à monsieur Paulo Boily. Chacun a connu, tour à tour, le sympathique acolyte portant fils, pinces et tournevis comme si le tout était chargé de courant à haut voltage. Que dire du légendaire accueil réservé aux usagers dans la menuiserie où règne le pacifique contremaître général, monsieur Henri Tremblay. Pour sa part, Danis vient chaque matin y décharger les chaises et les meubles brisés. Comme bien l'on pense, le charroyeur s'accorde une halte plus ou moins longue avant de remettre dans sa voiture les articles réparés. Observer Danis, c'est apprendre qu'il partage avec ses compagnons le plus grand mépris pour les choses en voie de se détériorer. Telle chaise nécessitant un barreau neuf est projetée avec tant de force qu'il faudra en remplacer au moins quatre ou cinq, alors qu'il manipule avec un souverain respect tout objet reconditionné. Entre l'arrivée et le départ, c'est toujours le même rituel: recueillir les roulades de longues ripes pour les offrir à quelque brune petite fille qui s'en fera une blonde chevelure, dénicher une berçante en assez bonne condition pour prendre tout le temps de « respirer l'bon bois », et salut!

Les goûts ne sont pas à discuter. Si Herménio trouve son bonheur à noyer de térébenthine les vieux « fonds de peinture », Arthur préfère évoluer dans la cave aux fournaises et se bercer devant « le feu qui mange le charbon »; tandis que Maurice ne se lasse pas de « flâner en regardant monter le pain » dans la boulangerie où monsieur Gérard Gilbert lui donne de l'importance.

Suivre les hommes de métier, c'est s'engager pour chaque jour ouvrable. Les spécialistes du « bi » et de la corvée n'acceptent pas semblable contrainte. Leur préférence les fait s'inscrire sur la liste de sœur Marie-de-la-Compassion (Lauréanne Julien), contremaîtresse des grandes entreprises. À cette faction appartiennent les travailleurs occasionnels, ceux qui savent donner à leur vie un certain style non dénué de sagesse: après avoir tranquillement fumé et s'être bercé pendant une bonne escousse, on se lève tout d'une pièce pour donner un grand coup de collier après lequel s'opère la douce retombée dans la confortable triade, repas-repos-repus. Voyons quelques exemples des coups de colliers dont il est question: sensiblement à la même époque de l'année, il s'agit de sauter dans « les longues bottes qui attachent au cou » et de se rendre en force pour nettoyer le pouvoir d'eau alimentant l'usine. Quand le groupe revient gavé de bon air et fourbu de saine fatigue, c'est alors qu'il s'impose de faire un peu de lumière sur les déclarations peu rassurantes de Napoléon: « Nous autres, on l'a complètement vidée *la dame*..., astheur elle est ben propre, ben nette, elle a pu rien en toute! »

L'arrachage des patates s'inscrit en majuscules sur le calendrier et prend une telle importance que d'aucuns, à la manière de Jos, « cachent d'un automne à l'autre le costume qu'ils se réservent pour l'occasion ». Il y a encore l'entretien des chemins qui commande un effort collectif. Les sept cent cinquante pieds d'asphalte consentis par le député Rochette, au cours de la deuxième décennie, appellent un complément qui ne saurait venir par subvention : « Les grands travaux pour les chemins sont commencés. Un groupe de nos hommes travaille à casser de la pierre à cet effet. Ils sont enchantés de leur emploi : "On a une job pour l'été, c'est plaisant ! Mère générale est venue nous voir et mère Marguerite aussi… »

Aux équipes de travailleurs permanents, d'assistants, de besogneux occasionnels, s'ajoute la longue liste d'individus faisant cavalier seul soit par intolérance, soit par indépendance, toujours par libre choix. Où Denis a-t-il pris le boyau d'arrosage et tout cet attirail de brosses et de torchons dont il se sert pour faire briller les voitures d'un pare-chocs à l'autre ? La clientèle n'en a aucun souci, seules comptent les performances du meilleur laveur à cent milles à la ronde. Les mordus de la pêche peuvent réclamer des appâts à volonté sans se douter qu'Alphonse-Gilles sectionne les plus longs vers de terre pour augmenter ses ventes à l'unité. Alexandre a ses clients et surtout ses clientes pour les ménages de semaine et les bardas de saison. Martin prend des contrats de nettoyage de vitres alors qu'Édouard aime faire frissonner les passants qui le regardent déneiger les toits. Entre ses chefs-d'œuvre de broderie, Marcel se montre disponible lorsqu'une aimable dame réclame ses services pour l'ajustage et le bord de ses robes ou de ses jupes. Alcide ne voit rien de meilleur au monde que de faire reluire les chaussures comme des miroirs ; quel employé compréhensif l'a aidé à monter son installation dans un coin de corridor, à même une ancienne chaise de barbier ? Un tel lieu conviendrait mal pour la délicate entreprise de Maxime qui démonte et remonte les vieux mouvements d'horloge et de réveille-matin, aussi s'est-il déniché un endroit sûr et tranquille. Après bien des recherches et maintes démarches, Osmond a son propre recoin pour la réparation des bicyclettes ; ce travail l'a toujours fasciné car, en plus d'arrondir son pécule, il apprécie hautement la traditionnelle balade de vérification.

S'assurer un petit boulot bien personnel est affaire de créativité, d'intelligence pratique ou, tout simplement, fruit d'une débrouillardise qu'il faut susciter, entretenir et encourager. Chez cet ensemble de francs-tireurs, on dépiste toutes sortes de motivations : démontrer sa force, satisfaire son goût du risque et de l'aventure, rendre service, se faire des amis, se retirer du groupe, aller vers son autonomie et, pour plusieurs, répondre à la fascination de l'argent. Ce dernier facteur joue moins pour les artistes en sculpture. En effet, Fernand, Édouard et Joseph-Azarias trouvent leur récompense dans les chevaux, les orignaux, les castors et les oiseaux qui sortent des morceaux de bois avec un air étonné. Il en est de même pour René qui fignole tous les détails de ses maisons miniatures avec tant de soin qu'il mériterait d'entrer dans l'Ordre des patenteux du Québec.

La tournée de ces travailleurs est loin d'être exhaustive, la visite ne fait que commencer. Depuis messire Ambroise et les premières sœurs brunes, chaque génération se trouve une voix pour transmettre en héritage la logique du paradis terrestre avant la première contestation : douce est la paix, généreuse est la terre, fraternelle est la nature que l'on respecte et bonnes sont les bêtes sans révolte.

À ce jour, rien n'a changé le visage d'une telle sagesse. La valeur thérapeutique du travail au grand air est reconnue pour mettre en appétit de vivre, pour réduire l'agressivité, pour appeler le sommeil en reculant l'angoisse d'une aube à l'autre. Nul ne met en doute qu'il existe une forme de tendresse à partager avec les animaux paisibles et taciturnes. Un échange est particulièrement bénéfique aux personnes coupées de toute communication, pour lesquelles une approche humaine est souvent perçue comme une sorte de menace et d'agression alors que les bêtes innocentes n'exigent rien, leur seule compagnie étant un rappel de soumission aux lois naturelles.

Conformément aux directives et à l'aiguillage du début, les jardiniers de tout acabit ont toujours été en nombre impressionnant. Plus que les autres, les amoureux des jardins, des vergers et des potagers semblent portés par le bienheureux mouvement des saisons : sensibles à la poussée du printemps, subissant les langueurs de l'été, plongeant dans l'exubérance de l'automne pour accepter, en toute patience, la longue traversée de l'hiver. Alors, Nazaire répétera cent fois qu'il a déterré le plus gros navet, Réginald se vantera d'avoir encavé une patate à cinq bosses. Sans se croire moins importants, d'aucuns berceront le souvenir d'une caboche de dahlia rouge, d'un caillou blanc, d'un écureuil effarouché hivernant dans l'arbre creux ou d'une verte grenouille les attendant au bord des ruisseaux d'avril.

C'est quelque chose de faire fleurir les plus beaux jardins, de voir les arbres fruitiers courber le dos sous la charge, de monter des amas de citrouilles capables de provoquer une crise de découragement chez les postulantes allergiques à la compote! Pourtant, toutes ces richesses de fruits, de légumes et de fleurs n'arrivent pas à réveiller l'intérêt de Camilien, de Roger, de Gérald et de leurs copains du poulailler. Le poulailler, un simple mot pour évoquer tout un univers. En effet, ferait une grossière erreur celui qui en réduirait l'extension à une volée de plumes et de duvet, à un quelconque concert de piaillement, de caquetage et de gloussement, à de rituelles distributions de graines associées à une malodorance bien déterminée. L'appellation s'entend d'abord d'une solide et spacieuse construction en accord avec les exigences d'une saine exploitation avicole. Ce corps central est entouré d'une vingtaine d'unités de sélection et d'élevage, dispersées sur une vaste étendue de terrain où trouvent place l'enclos des dindes et l'étang des canards. Une fois dépassée la généreuse plantation de lilas se déroulent de longs tapis de trèfles et le bourdonnement des abeilles annonce la proximité des ruches. Ici et là, les tournesols balancent leur grosse tête.

À ces colonies d'abeilles et de volailles, ajoutons les chiens et les chats nécessaires pour tenir en respect les voleurs de poules et détruire la vermine. Il serait imprudent de tirer une ligne sous l'inventaire, car, de tous les coins du domaine, peuvent surgir les initiatives privées, telle la chasse gardée où les lapins d'Henri-Pierre se transforment en boules, à même les reliefs de la cuisine.

La déclaration «Je travaille au poulailler!» couvre une longue série d'apprentissages et s'ouvre sur un champ de connaissances impressionnant. C'est donc une justice de mettre en lumière la valeur des acquisitions transmises par des maîtresses-femmes sachant mener à bien cette entreprise de grande envergure et favoriser, du même coup, la récupération humaine d'un grand nombre d'hospitalisés; le niveau de la sagesse vient à monter un peu par un bon dosage de leçons de choses et de leçons de vie. Pour qu'un joli poussin devienne un pauvre rien inerte, il suffit d'une trop grande pression de la main. De même, il suffit d'un geste maladroit pour qu'un grand panier d'œufs s'écrase en gâchis sur le bord du chemin.

Tenant le poulet mort, Édouard dira : « Je ne connais pas ma force ! », alors que devant le panier vide Arthur avouera « la faiblesse de son mauvais bras ».

Dans un contexte de travail manuel, de tels incidents ne se comptent plus et il ne faut surtout pas en minimiser la portée éducative. Une seule expérience du genre renverse le système rousseauiste qui suggère « d'imaginer des scènes destinées à compléter l'éducation expérimentale ». Nul besoin de montages artificiels pour apprendre mille choses aussi importantes que le respect de la vie ou la protection du petit et du faible. Malgré sa grandeur impressionnante et une vigueur au-dessus de l'ordinaire, le géant roux qu'est Édouard se fera toujours remarquer pour sa douceur envers les êtres fragiles que sont les femmes, les enfants, les petits animaux et les oiseaux, alors qu'Arthur manifestera une prévenance de chevalier à l'égard des vieillards, des infirmes et des êtres de toute faiblesse.

Saisir la nature, les effets et les conséquences du trop et du trop peu, c'est en fait un entraînement de toute la vie. Au bout de la course, clairsemés sont les gagnants dans cette recherche du juste milieu, pivot de toute la philosophie orientale, comme le chante Li Mi-An : « J'ai déjà vu la grande moitié / De cette vie flottante... Ah, il y a un mot magique / Ce mot « moitié » d'une portée si riche... »

Et suit une énumération où nos gens peuvent trouver des éléments à leur convenance : avoir une ferme à mi-chemin entre la rivière et la montagne, des vêtements moitié vieux, moitié neufs, une nourriture mi-recherchée, mi-simple.

Il n'y a qu'à se pencher pour voir « que les fleurs à moitié en boutons sont les plus belles », il n'y a qu'à regarder pour apprendre que « les bateaux à demi voilés naviguent le mieux ». Dès que l'argent commence sa fascination, chacun peut vérifier pour son propre compte : « Qui possède moitié trop est inquiet. Qui possède moitié trop peu désire posséder plus. » Quant aux travailleurs de la ferme, ils sont à la bonne école pour apprendre de sœur Marie-Jeanne-de-Valois (Albina Chevrette) et de monsieur Stanislas Fillion que la sagesse, le calme et la pondération sont richesses d'Orient et d'Occident et « que les chevaux aux rênes à moitié tendues trottent le mieux ».

Tout un monde d'hospitalisés s'active dans le milieu de travail qu'est la ferme. Cette appartenance suscite une fierté telle que chacun semble porté par une âme de propriétaire : les dépendances sont importantes et, dans les plantureux pâturages, s'alimentent les plus enviables troupeaux laitiers de la région.

C'est en novembre 1893 que le fondateur faisait construire la première grange-étable. L'histoire dit que le bâtiment attirait tous les regards, bien campé qu'il était, « à mi-chemin entre le fleuve et la montagne ». Cette construction initiale se révéla fonctionnelle pendant vingt ans. Quand s'éleva une nouvelle bâtisse, il se trouva des gens pour assurer que messire Ambroise jugerait encore que sa grange est la « plus belle de la vallée ». L'avancé paraît juste, à en juger par l'album-souvenir de 1914. Constamment maintenue en bon état, la seconde construction fait partie du paysage durant trente années. Puis vient le jour où les proportions paraissent nettement insuffisantes, où plusieurs points d'aménagement et d'équipement marquent un retard sur la science et les techniques agricoles. De ce fait, une reconstruction s'impose en priorité pour les années 1940.

Au printemps de 1941, le projet prend forme et vie grâce à un pont de solidarité, à un courant de mutuelle confiance. Mère Marguerite n'ira pas au-dehors chercher son maître d'œuvre car il serait difficile de surpasser le talent et l'honnêteté professionnelle du contremaître en place, monsieur Henri Tremblay. Pour tracer les grandes lignes du plan d'ensemble et fixer les détails, monsieur Henri ne voit pas de conseillers plus valables que monsieur Stanislas Fillion et sœur Marie-Jeanne-de-Valois. Une fois le plan arrêté, c'est à la main-d'œuvre de Baie-Saint-Paul que les responsables font appel. Décision d'une grande sagesse, car on trouve ici les travailleurs manuels les plus habiles et les plus désireux de fournir de « la bonne ouvrage ». Bien sûr que l'on fera appel à Québec pour le fer et l'acier, les installations particulières, mais, pour ce matériau de première nécessité qu'est le bois, à deux pas il y a l'entreprise Boily et fils. D'autre part, qui oserait croire que les hospitalisés seront avares d'un bon coup de main occasionnel, d'encouragements généreux et même de critiques dont ils ne mettront pas en doute la pertinence. Pour eux, monsieur Henri est un ami qui les respecte et, s'il est là, ils y seront aussi !

Après un chantier qui s'étend de mai 1941 à l'automne 1943, chacun peut contempler la réussite : une immense grange-étable toute blanche avec des découpages rouges, une vraie carte postale sur le plus merveilleux fond de montagnes. Passant en train ou s'arrêtant au sommet des côtes Saint-Antoine, les gens d'ailleurs ne manquent pas de la remarquer et les gens d'ici sont à même de dire : « C'est à nous autres ! »

Les personnes qui subissent l'attirance de l'extérieur gagnent facilement qu'un hospitalisé leur offre le tour du propriétaire. En l'occurrence, elles voient leur cicérone prendre à son compte toutes les appréciations se rapportant à l'ordre des lieux, au caractère moderne des aménagements, à la propreté. Toujours, le visiteur peut compter sur un arrêt du côté de l'écurie car, pour tous les garçons, ce secteur est préférentiel. Ils se plaisent à nommer chacun des chevaux comme s'il était nécessaire d'en faire une présentation individuelle. C'est un fait que la lecture des noms qui s'alignent au-dessus de chaque stalle peut réveiller un certain intérêt. D'où viennent ces appellations ? Une postulante s'étonne d'y trouver un rappel de toute sa parenté : Jim, Jack, Tom, Bill, Pitt, Nelly, Dick. Les raisons du choix paraissent assez souples. Une novice garde le souvenir qu'à la fin d'une tournée où son père favorisa le guide d'un intéressant pourboire, Jean-Marie traduisit son contentement par une offre assez originale : « Dites-moi votre nom, quand on aura un autre cheval on l'appellera comme vous. »

Les travailleurs de la ferme, depuis toujours, projettent une image bien caractéristique. Ils jouissent d'un statut particulier soit en raison de l'importance qu'ils se donnent, soit grâce à un horaire les sauvant des habitudes communes à tout l'hôpital. Avec leurs compagnons du jardin et du poulailler, ils constituent en grande partie la clientèle de la salle Saint-Joseph : « Plus de 125 travaillants auxquels sœur Marie-Hugolin [Victoria Pépin] assure un mode de vie différent des autres milieux. » Plus libres de leurs allées et venues, ils habitent un département où même les divisions physiques sont favorisantes. Ces messieurs disposent d'un grand vestiaire où ils pendent leurs habits de travail et se donnent une allure plus fraîche avant de passer à la pièce voisine, vaste fumoir où ils bercent leur fatigue et racontent leurs exploits à qui veut les entendre.

Il est une série d'activités que l'on est trop porté à minimiser et même à jeter aux oubliettes. Pourtant, des auteurs érudits et sages se sont bien gardés d'en faire abstraction. Écoutons le docteur Thomas Simon :

> Beaucoup d'entre eux [les hospitalisés] veulent vous aider, non seulement au ménage, mais auprès des autres malades. Et il semble qu'il n'y ait aucun inconvénient à ces manifestations d'altruisme. Il arrivera même qu'un malade mangera quand la nourriture lui sera présentée par un autre et point par vous. Laissez faire, mais soyez à proximité, rendez-vous compte de très près[13].

Si vous traversez les corridors de l'Hôpital Sainte-Anne en fin d'avant-midi, vous devrez livrer passage à tout un essaim de garçons qui se dispersent en ayant l'air de bien savoir où et vers qui ils se dirigent. C'est l'heure de pointe, l'équipe de la salle Saint-Antoine se rend prêter secours au département Saint-François où plus d'une centaine d'enfants attendent qu'on les nourrisse. Le groupe de ces auxiliaires est imposant, plus d'une soixantaine de jeunesse que sœur Marie-Cyrille (Laura Émond) passe régulièrement en revue : cheveux peignés, mains lavées, tablier blanc. Le rite se complète par une homélie-maison sur le sérieux de la tâche avant que chacun aille retrouver son « Apart ». Contentons-nous de suivre Boniface. Il se présente comme sortant d'une boîte de surprise, choisit la meilleure cuillère, s'empare du plus beau plat en lorgnant la qualité, mais surtout la quantité de la portion. Sitôt qu'il rejoint son protégé, il commence par lui servir un tour de clownerie en l'installant au meilleur de ses aises. Puis, commence la becquée… C'est la partie grave de l'affaire car sœur Marie-Simon-de-Jésus (Annette Ferland), monsieur Sylvio (Tremblay), sœur Marie-Luc (Ursule Millette) ou monsieur Étienne (Desgagné) peuvent arriver à tour de rôle et à tout moment pendant l'opération. Il n'y a vraiment pas moyen de tenter le jeu du « à toi, à moi » pour goûter la purée et le dessert, il n'y a pas moyen non plus de continuer les pitreries sans que monsieur Sylvio s'interpose : « Boniface, si tu fais rire Gilles pendant

13. Thomas SIMON, *L'Aliéné, l'asile, l'infirmier*, Paris, Berthier-Bourgault, 1911.

qu'il mange, il va s'étouffer! » La fin du repas donne lieu à une sorte d'examen diagnostique: Boniface tapote les joues, palpe les jambes, les bras et dit plein d'assurance: « Mon Apart n'a pas maigri », pendant que Gilles, croyant à une « amicale chatouille », sourit comme un bienheureux. Dans le lit voisin, se trouve un « petit garçon en satin blanc » n'ayant pas plus envie de manger qu'il n'a goût de vivre. Pour lui, la déglutition est si pénible que chaque séance alimentaire s'éternise, bien que sœur Simon fasse entrer dans la préparation du minuscule repas les vitamines, le tonique, etc. Seul Albéric peut relever le défi de le sustenter à force de douceur, d'encouragement et d'une patience qui le tient hors du temps. Bien après le départ des bruyants moineaux, on voit encore Albéric penché sur son Apart. À ceux qui s'en étonnent, il répète la seule explication valable selon lui: « Richard ne se souvient jamais comment avaler. »

Pour sa part, le docteur Jules Morel recommande « que l'on confie aux hospitalisés des occupations nombreuses et variées[14] ». Ignace, un adolescent frêle et blond, nous rassure par le détail de ses besognes journalières: « C'est moi qui place les bancs sur la galerie, j'essuie les poignées de porte, j'ai un Apart, je joue dans les pièces (de théâtre) et sœur Cécile m'a choisi dans la chorale. »

Comme dans chaque milieu d'action et de vie, on retrouve ici les grandes classes où se rangent les individus: des hommes à tout voir comme Aimé, véritables instruments de prévention, des hommes à tout dire comme William, possibles sources de dissension, des hommes à tout faire comme Séverin et Vallier, après lesquels il est prudent de passer en colmatant les brèches, enfin, des hommes à ne rien faire comme Léopold, cette dernière catégorie étant la constituante du plus lourd fardeau qui soit.

Pas plus que les autres tentatives visant la récupération de l'homme, ce domaine n'est à l'abri des gaffes et des accidents de parcours. Ainsi, on doit considérer comme une grave erreur le fait de mépriser le travail parcellaire ou d'apprécier le travail en fonction des performances qui en résultent alors qu'il faudrait plutôt référer

14. Jules MOREL, *Manuel des garde-malades, y compris le soin à donner dans les maladies mentales*, Paris, A. Maloine, 1913.

à sa valeur intrinsèque : besoin, récompense, droit de l'homme en quête de son expression et de son épanouissement. Une telle idéologie entraîne une rectification pour tous ceux qui brandissent l'aspect pénitentiel du travail quand, pour la majorité, c'est le retrait de toute activité qu'il faudrait considérer ainsi. S'inscrivent en regrettables porte-à-faux les personnes qui veulent poser et généraliser des bornes d'apprentissage et d'entraînement. Les sujets limités doivent bénéficier de périodes illimitées pour se faire la main et la tête. C'est avant tout en leur faveur que « le temps n'a point de rive ».

Le travail à l'extérieur fut toujours préconisé comme étant favorable à la détente de tout l'être comme à l'éveil des intérêts. Cela explique pourquoi Eugène en connaît plus long que bien des gens sur le ciel qui dit la température, les montagnes extravagantes, l'eau s'amusant dans les ruisseaux et s'activant dans les rivières avant la grande aventure du fleuve, les arbres qui n'en finissent plus de cacher les oiseaux et de balancer les écureuils, les champs qui s'étirent en formant des courtepointes au pourtour piqué de pissenlits, les animaux qui se présentent deux à deux, comme dans l'Arche.

S'ils pouvaient se définir, les habitants de l'Hôpital Sainte-Anne se diraient avant tout propriétaires terriens, avec priorité d'accès au grand livre de la nature, l'unique livre dont on peut dire qu'il convient à tous, tant aux hommes fatigués d'avoir tout lu qu'à ceux qui n'ont jamais su et ne sauront jamais lire ailleurs.

CHAPITRE 14

En filigrane

Les légendes tiennent à un mince fil de vérité.

Dans le pays de Charlevoix, l'automne s'annonce si tôt et l'hiver se termine si tard que l'on pourrait, à strictement parler, ne mentionner que deux saisons. Ce qui reste de printemps et d'été serait qualifié, tout au plus, d'agréables saisonnettes.

À bien y penser, un tel ordre de choses a certainement joué en faveur de l'intimité familiale, des rencontres d'amis, des palabres enfumés, des parties de cartes en enfilade agrémentées par la transmission de cadences et de refrains folkloriques, de contes et de légendes.

Qui parle de contes et de légendes pense avant tout aux enfants et cela est bon. Édouard Jaloux va jusqu'à soutenir que « la mythologie et les contes de fées sont plus nécessaires aux intelligences que l'orthographe et l'arithmétique ». Sans attendre de telles affirmations, les grands-mères se sont toujours prévalues de leur privilège pour faire danser les lutins et les sorcières sur un brin de laine, au cliquetis de leurs aiguilles à tricoter. Quant aux grands-pères, ils n'avaient qu'à tirer de leur pipe savamment bourrée d'épaisses volutes pour que se profilent, tour à tour, de terrifiants visages d'ogres ou d'amusantes frimousses de nains. Tout cela, bien entendu, tenait au programme diurne des jours de tempête, de convalescence, de rêvasserie, de fin de vacances. Voilà qui explique comment les histoires ont fait le tour de la terre, véhiculant les mêmes thèmes et les mêmes personnages avec quelques changements de noms, de vêtements et de caractère. C'est ainsi que le goût du merveilleux, de l'extraordinaire, de l'effrayant se réveille au cœur des petits et continue de se cacher au cœur des hommes.

À la brunante, le rite change. C'est de toutes générations que l'on se retrouve groupés pour les chouennes, les histoires de loups et de coyotes, d'enfants perdus dans les bois et retrouvés à la barre du jour frais comme roses dans le matin. Une fois les plus jeunes couchés, les chaises se rapprochent et on emprunte une voix grave pour se raconter des peurs : mauvais sorts, empoisonnements, maisons hantées. Quand, à leur tour, les femmes enceintes se sont retirées, l'on ferme le cercle, le ton baisse et, dans le plus grand mystère, on évoque les *légendes de l'hospice*.

Né d'un simple chuchotement, un bruit peut courir dans toute la province répandant qu'une maison abrite des êtres fabuleux, dont le nombre va se multipliant en fonction de la cote d'écoute. Selon le don du conteur, une histoire à dormir debout devient un récit à tenir longtemps éveillé. De même, un établissement aux lignes régulières et simples prend toutes sortes de formes hallucinantes. Pour cela, il suffit de prononcer la formule magique *Il était une fois...*

Il était une fois une grande maison où l'on envoyait de partout des êtres profondément marqués dans leur esprit et dans leur corps, des êtres devant lesquels la science et la patience, ayant capitulé, avouaient leur défaite. Les individus s'additionnaient dans l'institution et, comme toutes ces maisons que l'on ne regarde que de loin, l'Hôpital Sainte-Anne de Baie-Saint-Paul s'entourait de mystères et même de légendes si vivaces que rien n'arriverait à les contrer. Au cours des années, les visiteurs terminant une tournée complète en viendront toujours à la question rituelle : « Où sont donc les monstres ? » Et, loin de se laisser dissuader, ils préciseront : « Mais, l'homme à la tête de cheval ? » Il n'y eut jamais personne à tête de cheval, mais un homme aux cheveux mal implantés, au crâne difforme, au visage vineux affligé d'une langue si disproportionnée qu'elle ne logeait pas dans sa bouche. De ce fait, la salive ne suivait pas son cours ordinaire et les sons émis prenaient une résonance étrange. Frappé d'hémiplégie, le sujet se déplaçait par sauts et bonds, c'est tout ! En grandissant, cet individu se révéla intelligent, démontra un comportement normal et n'affichait une attitude farouche que devant les indiscrets qui le méritaient bien.

« Où est l'enfant-singe ? » Il n'y eut jamais d'enfant-singe, mais bien une mignonne fillette microcéphale dont les cheveux poussaient immédiatement en haut des sourcils. Avec sa tête grosse comme un poing, son front couvert, elle ne pesait pas trois plumes. C'était probablement l'enfant la plus heureuse et la plus choyée de l'institution : on pouvait la faire sauter sur la main, la porter sur l'épaule, s'amuser à lui tailler des robes dans un morceau de tissu aux dimensions d'un mouchoir. Quand la maladie eut raison d'elle, le départ de cette toute petite fille créa un vide incroyablement grand.

Et d'autres questions fusant, les mêmes mises au point s'imposeraient. On n'est pas un garçon-crapaud parce que les articulations des bras et des jambes sont soudées dans leur repliement. On n'est pas non plus une fille-canard parce que les doigts des pieds et des mains sont palmés. On ne dira pas d'un encéphalocèle qu'il est un bébé à deux têtes parce qu'une énorme tumeur se développe, rivalisant de grosseur avec le crâne. On ne sera jamais un enfant-oiseau parce que l'on présente une dysmorphie faciale.

L'énumération pourrait se prolonger indéfiniment, il suffirait d'entrer plus avant dans le jeu facile des associations, tel que le démontre l'exemple qui suit. Il y avait un enfant maladif qui émettait, à intervalles réguliers, le même cri strident et plaintif. Bernard en avait la charge. À certains moments de la journée, sœur Simon répétait les suggestions : « Change-le de position, veux-tu ? », « Tourne-le, un peu ! » Après un temps, la patience du garçon démissionnait : « Je l'ai tourné sur tous ses côtés et il braille tout le tour ! » De là peut venir l'idée d'un bébé-sirène. Que seulement passent des individus portés à raconter des chouennes, des gens aimant se faire des peurs, du monde s'amusant à semer des graines de mystère partout, des personnes se plaisant à envoûter les amateurs de transes et de cauchemars, et ça y est !

Le plus étonnant, c'est que tous se défendent d'être pour quelque chose dans la genèse et la diffusion des *légendes de l'hospice*. La population s'en garde bien, elle avait déjà tout son trésor de récits :

> On a toujours eu nos hommes forts comme Jean-Baptiste Grenon, Ernest Leclerc et Hilaire Tremblay. Avez-vous déjà entendu parler d'une femme extraordinaire telle Marie Grenon qui transportait

un sac de ciment aussi allègrement qu'un oreiller de plumes de dinde ? On parle de grimpeurs qui n'ont pas le vertige, mais pas un n'approcherait monsieur Xavier Cimon. Même que, par ici, il y a des trésors cachés sous terre. Nos jeunesses sont allées à l'or du Klondyke et savez-vous que, nous autres, on a déjà fait reculer un bataillon de soldats anglais, à même nos oies ?

Non, vraiment, les natifs de la baie n'y sont pour rien, les médecins non plus, les gens de l'intérieur encore moins. Tout doit venir de certains « étranges » qui, pour se faire valoir, ont dépassé les bornes de l'extravagance !

Fait à noter : alors qu'à l'extérieur se propagent des histoires effrayantes et morbides, les hospitalisés ont plutôt tendance à tout sublimer, à créer des fables aussi douces que rassurantes. « Ce soir, c'est un beau grand vieillard qui nous arrive. Il ressemble au père Noël… En le voyant, les patients lui font la plus cordiale bienvenue, c'est à qui l'aurait dans sa salle. Le bon vieux est touché d'une telle réception. » Une autre fois, il s'agit d'un petit enfant très malade au sujet duquel deux grands bonshommes se partagent des projets consolants : « Il est trop beau, quand il mourra, on le fera sécher pour remplacer le petit Jésus dans la crèche. » Le personnage mythique du père Noël, le doux enfant de Bethléem, voilà enfin des associations où la joie et la sérénité trouvent leur compte.

Dès avant la triste expérimentation de la thalidomide, on signale l'admission de phocomèles venant vivre ici leurs difficiles premiers mois, avant d'être orientés vers des centres spécialisés en réadaptation. Ne seront jamais écrits noir sur blanc les petits miracles de sœur Simon pour alimenter un bébé sans palais dur et sans maxillaire inférieur. Ne seront jamais racontés les délicats stratagèmes de sœur Marie-Thérèse-d'Avila (Françoise Cossette) fixant aux vêtements d'une petite fille sans jambes les membres inférieurs d'une grosse poupée, en attendant le meilleur et pour réveiller le désir d'un complément plus adéquat.

Et que dire des hydrocéphales, avant l'ère des interventions ! « Arrivée d'un pensionnaire de deux ans… sa tête seule pèse trente livres et mesure trente-huit pouces de circonférence. » Un minuscule visage d'ange et une incroyable surface de cuir chevelu où les fines mèches blondes ne demandent qu'à s'enrouler sur un doigt caressant. Au fil d'une étrange conversation entremêlée de chantonnements, c'est à quoi s'occupe sœur Marie-de-Fatima (Thérèse Béland) lorsque, étant au service du bébé François, elle doit « voir à ce qu'il soit retourné tous les quarts d'heure » selon les recommandations précises. Une autre directive veut qu'elle fasse appel à l'un ou l'autre des gardiens pour cette délicate opération. Un jour que le temps passait et que l'aide ne se présentait pas, la petite sœur décida de procéder. Elle souleva l'enfant ; mais, si lourde était la tête et si menu était le corps, qu'elle fut prise de panique, se laissa doucement glisser sur le parquet avec son précieux fardeau, puis attendit... On retrouva la petite nonne au teint rosé bien assise en tailleur. Elle tenait l'enfant dont la tête immense portait un reflet doré, tous les deux souriaient avec un air de bénédiction.

C'est ainsi que, là où d'aucuns ne perçoivent que les aspects affligeants, il est réservé à ceux qui ajustent leur regard de capter la pacifiante vision d'une image d'Épinal.

Pendant qu'à l'extérieur se déforment inconsciemment les lignes d'un tableau déjà trop pénible, pendant que dans la mémoire collective se déroulent les vieux enregistrements faussés, on remarque de l'intérieur un phénomène tout à fait opposé : l'attention aux personnes et le souci du bien-être quotidien font que tout s'estompe, s'atténue, se normalise. Cette forme d'acceptation explique l'effet de surprise causé par certains passants et visiteurs qui, autrefois, parlaient de circassiens possibles alors qu'ils émettent, aujourd'hui, l'idée de l'euthanasie.

Jusqu'à maintenant [1980], de tels propos n'ont pas trouvé d'oreilles et de cœurs attentifs ni chez les médecins dont l'éthique professionnelle et les principes sont reconnus, ni chez les religieuses qu'une sérieuse formation entraîne à voir au-delà des apparences, ni chez la majorité des employés pour lesquels une longue tradition de dévouement fait sans cesse reculer le seuil de tolérance.

Comme chacun le sait, il faut surveiller de près la légende au caractère bohême avant qu'elle ne modifie le visage de la réalité et s'infiltre dans l'histoire pour en changer le cours. Pratiquer une telle intervention présente le risque de se voir servir, par l'ineffable C.K. Chesterton, une rasade de son cru : « Une légende doit être traitée plus respectueusement qu'un livre d'histoire. La légende est en général faite par la majorité des gens du village, ceux qui sont bien portants. Le livre est généralement écrit par le seul homme du village qui soit fou. »

L'humoriste anglais nous fait rire et c'est nécessaire. Georges Hourdin, lui, choisit de nous faire réfléchir : « Je pense que les êtres sont semblables au regard qui est porté sur eux. » Pour pénétrer dans le vif de la situation, il y a cette jeune sœur qui lave doucement l'enfant le plus laid et le moins conscient en lui posant, sans doute, la seule question pertinente : « Seigneur Jésus, veux-Tu bien me dire pourquoi Tu as choisi ce visage-là pour Te cacher ? »

CHAPITRE 15

Musique de fond

Moi, quand j'ai connu la musique
Elle était en habit rustique
Mais n'avait pas perdu son nom
S'appelait encore cotillon
Moi, quand j'ai connu la musique
Elle était vêtue en violon.

Gilles Vigneault

Aux toutes premières heures de l'Hospice Sainte-Anne, la musique gagna ses grandes entrées. Lorsque messire Ambroise était soucieux, l'histoire dit qu'il chantonnait. Devenait-il préoccupé, alors c'est très fort qu'il chantait. Il est à noter que les sœurs avaient le même viatique pour traverser les heures difficiles et percer les brumes de l'ennui. Quant aux résidents, ils ne boudaient jamais la réplique lorsque mère Alexis lançait une chanson à répondre. Ce rappel des temps anciens présente donc le visage d'aube d'une maison qui chante, signant l'accord avec la vie.

Qu'un arrivant tire gauchement de son maigre bagage une bombarde enveloppée dans un mouchoir, qu'une vieille dame sorte précieusement une musique à bouche de la poche de son deuxième jupon, libre est la musique de s'installer ici comme chez elle.

Dès les années 1890, afin de ne pas être en reste, le vicaire Amédée Gagnon donne comme objectif aux jeunes de son cercle dramatique l'achat d'un harmonium qui soutiendra les offices de la chapelle. Pour agrémenter les fêtes et les réunions, on accueille avec joie le double cadeau d'une frêle postulante et d'un lourd piano car, souvent, « qui donne la musicienne fait suivre l'instrument ».

Dans ce qu'il convient d'appeler les *fioretti de l'hospice*, il est des traits si charmants qu'il y a plaisir à les citer : « Notre vieux monsieur Desbiens, aidé de deux de nos vieillards, est à fabriquer un violon pour notre Benjamin Michaud, qui s'ennuie, paraît-il... » (*APFM*, 9 janvier 1900)

Sachant quel art de précision est la lutherie, voilà une réalisation commandée par beaucoup de sympathie, expression d'une confiance pour le moins aussi aveugle qu'aveuglante. Il est certainement plus facile d'appeler la musique... « accordéon », c'est d'ailleurs l'avis de l'aumônier qui signale ainsi le jour de l'An, alors que les prêtres de la paroisse y vont de leur quote-part : « À peine avions-nous soupé que les messieurs vicaires reviennent avec un gramophone. » (*APFM*, 24 janvier 1901)

Devant la toute récente invention, faut-il parler de détente musicale ou de séances d'émerveillement ? Toujours est-il que sœur Marie-Madeleine-du-Sacré-Cœur (Alphonsine Carlos) emploie ses loisirs à promener l'appareil d'un coin à l'autre de la maison. L'évolution suivant son cours, l'usage d'un pathéphone ne se fera pas attendre.

Même avant 1910, le docteur Euloge se révèle le spécialiste de l'image. Toujours accompagné de son obligeant opérateur, monsieur Oscar Boivin, il fait la conquête d'un public assidu. Après quelques mois d'initiation, les deux hommes sont à même de se prononcer sur les préférences de leur auditoire : revues militaires, bateaux et voitures motorisées, processions flamboyantes, cirques, comédies de situation. Très tôt, les vues fixes sont disqualifiées et méritent l'appellation péjorative de « vues plantées ». La seule formule qui les rend désirables tient à la projection de photos où, avec une indescriptible euphorie, les patients se reconnaissent et s'applaudissent.

Les années 1920 mettent à l'honneur les séances dramatiques et musicales. L'hospice présente ses chorales qui font bonne figure et savent retenir l'attention sans, toutefois, soutenir la comparaison avec les alignements impressionnants de l'académie des garçons ou du couvent des filles. C'est l'heureuse période où l'on chante pour les autres, où l'on enregistre patiemment des mélodies dont Rosanna et ses amis se souviendront dans cinquante ans.

Pour inaugurer les années 1930, monsieur H. Barras, le chef électricien, apparaît comme le magicien des ondes. On ne va pas plus loin pour s'expliquer l'impensable communication qui s'établit, d'un bout à l'autre du monde. Au début de février 1931, la voix du pape arrive jusqu'ici. L'enthousiasme gagne la population et chacun sent que, désormais, sont ouvertes les digues d'un fleuve de musique et de paroles. Extrêmement sensible au rythme des chansons et des instruments, la clientèle est assez imperméable aux textes, quels qu'ils soient et d'où qu'ils viennent; le seul intérêt provoqué par le langage s'attache à la percée qu'il opère dans les murs de la solitude.

Le radio, c'est d'abord le gros meuble massif plus ou moins fignolé, placé à des endroits privilégiés de la maison et que l'on entoure d'une attention admirative. Avec le temps, le cœur des ondes emprunte un habitacle de plus en plus réduit et l'on assiste à la multiplication des appareils. Il appartiendra aux années 1950 de tout miniaturiser, de tout vulgariser, mettant à la portée des hospitalisés le transistor que l'on glisse sous l'oreiller et qui permet de promener la musique jusqu'à ne plus l'entendre. Si, pendant très longtemps, un coffre avec cadenas traduisait le rêve des résidants, les attentes semblent passées de l'objet sécuritaire aux articles de luxe que sont les montres et les transistors. Même si la lecture de l'heure reste un mystère, il y a toujours le tic-tac, même si l'on n'arrive pas à la compréhension d'un texte parlé ou d'un texte chanté, il y a cette puissance de mettre ou d'enlever le contact du transistor, ce qui permet de déclarer victorieusement: « Il marche! », constatation très rassurante.

Quand sonne la sixième décennie, on se demande bien comment s'appellera maintenant la musique. Y a-t-il vraiment place pour autre chose? La réponse est de Noël 1962 où l'on installe, dans chaque département, un appareil de télévision. C'est le monde tout entier qui passe devant les yeux, l'attrait devient si fort que seuls y sont indifférents les sujets coupés de la réalité. Même les enfants surhandicapés réclament leur part du spectacle sans cesse renouvelé.

Sitôt mise à la portée de tous, la télévision glisse au rang des choses ordinaires pour les patients plus évolués, ceux qui s'accrochent toujours à un élément de distinction. Cette fois, le signe sélectif s'appelle « enregistreuse » et tout ce qui s'inscrit sur ruban sonore prend titre d'exploit : chansons inachevées, discours sans suite, applaudissements gratuits, airs de guitare et glossolalie.

À son tour entre en jeu la fascination des amplificateurs, des haut-parleurs et des microphones. Comme toujours, certains amateurs sont possédés par la hantise de défaire ces articles, pièce à pièce. Cependant, la plupart cherchent à les utiliser sans plus. Précisons que, pour cette dernière catégorie de patients, il y a d'une part les microphones proprement dits et, d'autre part, tout ce qui peut en tenir lieu. Théodule est un microcéphale de plus de vingt ans, mais il n'en paraît que dix. Aussi dénué de défense qu'inoffensif, il ne compte heureusement pas d'ennemis. Chacun subit l'attirance de cet étrange petit bonhomme mince et longiligne exhibant une tête en forme de noix de coco, une houppe de cheveux blonds, deux yeux qui rient, une étonnante petite bouche qui émet des sons plus étonnants encore s'apparentant aux gazouillis des oiseaux et des jeunes enfants. Très assidu à l'office dominical, le garçon se place tout en avant et prend position de soliste. Il a fallu plusieurs rencontres pour saisir son rituel aussi discret qu'original : Théodule arrive, distribue des saluts à l'assemblée, sort de sa poche un sac de plastique dont il tire une petite chose sombre qui, à mesure qu'elle se déroule, s'avère être un lacet de bottine. Plaçant l'un des ferrets dans un repli de son veston, il saisit l'autre entre le pouce et l'index et le tient devant sa bouche, dans la plus complète assurance. Tout comme l'aumônier, Henri-Pierre, Édouard et Alain, Théodule dispose de son micro et l'office peut commencer ! Jusqu'où parviendra la louange de Théodule ? Nul ne le sait… très probablement plus loin qu'on ne le croit et plus haut qu'on ne le pense.

Dans ce milieu où presque tous les sujets fournissent la vivante preuve qu'un handicap va rarement seul, l'important est de reconnaître à la musique le pouvoir de se faire un petit chemin, là où rien d'autre ne saurait passer. Écoutez Ferdinand, le mélancolique aveugle, chanter dans le noir. Voyez le ravissement d'André, le jeune sourd, lorsqu'il capte les vibrations de l'orgue en posant ses deux mains sur le bois de l'agenouilloir. Apprenez que Louis n'a jamais su son nom, mais qu'il est prêt à danser sur un air de violon, dès que Médéri-à-Nâzaire aura la fantaisie de faire courir son archet.

CHAPITRE 16[15]

Virage et tournant

Le mystère du temps me fut révélé :
le temps est fait d'interruptions et de renaissances,
on appelle cela la vie.

A.M. Carré, o.p.

Né d'une volonté gouvernementale visant à décongestionner les milieux asilaires de Beauport et de Saint-Jean-de-Dieu, l'Hospice de Baie-Saint-Paul s'est longtemps protégé lui-même contre le surpeuplement. Il revient à la détermination du docteur Euloge Tremblay, premier surintendant, et à celle des religieuses d'avoir su pendant un demi-siècle et plus maintenir un sain équilibre entre la montée croissante des résidents et les aires d'habitation. Maison Sainte-Marie, maison Sainte-Élisabeth, maison Saint-Ambroise, maison Saint-Antoine, maison Saint-Joseph, maison Sainte-Jeanne-d'Arc, maison Saint-Jean, maison Saint-François et villa Fafard, autant de ressources d'hébergement dont la durée de vie varie selon les besoins. C'est tout un système pavillonnaire qui s'établit, et pourtant la liste d'attente demeure toujours aussi longue sur le bureau du surintendant, il y a toujours quelqu'un qui se tient sur le seuil et souvent force l'accès : pressions de la parenté, du maire et des notables de la paroisse, du curé, du député.

15. Dans ce chapitre et les suivants, les passages entre crochets sont repris de : L. FERRETTI, « De l'internement à l'intégration sociale. L'Hôpital Sainte-Anne de Baie-Saint-Paul et l'émergence d'un nouveau paradigme en déficience intellectuelle, 1964-1975 », *Revue d'histoire de l'Amérique française*, 65, 2-3, automne 2011, p. 329-359. Les lecteurs sont priés de se reporter à cet article pour tout ce qui concerne les sources.

On fait appel à tous les intervenants en escalade, jusqu'au secrétaire de la province. Il arrive parfois que les entrées aient lieu sans façon ni inscription :

> De l'inusité cet après-midi. Un monsieur s'amène avec un petit malade de cinq ans, on lui en donnerait à peine deux tant il est pâle et chétif. Sur la réponse qui lui est faite qu'il n'y avait pas de place dans le moment, ce monsieur, pendant l'absence de la sœur portière *pro tempore*, dépose son précieux « colis humain » sur deux chaises [...] et se sauve sans plus de cérémonie. (*AMSJ*, 9 juin 1958)

Ordinairement moins inédites, les admissions gardent toujours leur caractère de défi à relever. Pendant une vingtaine d'années, le même officier de l'Assistance publique de Montréal amena régulièrement quelques femmes appartenant à une certaine classe de vagabondes que la société mettait au rancart, après en avoir souvent abusé. Il fallait toute la bonté compréhensive d'une sœur Marie-Rose-de-Jésus (Laure-Ange Savard) pour calmer la juste révolte de ces arrivantes.

Sous la poussée des pressions, la porte a dû s'ouvrir plus souvent que prévu, si l'on juge par des statistiques sans cesse bousculées vers le haut. Les mêmes causes produisant les mêmes effets, tous les mécanismes sont mis en branle pour contrer les inconvénients d'une surpopulation qui s'installe et ronge, jour après jour, l'espace vital indispensable.

C'est d'ici maintenant que partent les contingents allant vers d'autres centres. Quelques dizaines prennent la route pour Disraeli alors que, par centaines, d'autres sont conduits à Roberval et à Saint-Ferdinand-d'Halifax. Tout un envol d'enfants et d'adolescents viennent remplir les vides causés par ces départs. De ce fait, on se retrouve face à une population rajeunie, mais toujours aussi nombreuse.

Comme d'habitude, les religieuses agrandissent la maison... de l'extérieur : un immense terrain partiellement boisé, agréablement traversé par la rivière Le Bras, est divisé en autant de lots que de salles. Sur chaque emplacement s'élève un chalet entouré de tables, de chaises, de balançoires et d'un four assez imposant permettant d'apprêter les repas. Une fois les services sanitaires en place, la vie en plein air s'organise pour le plus grand nombre possible, ce qui permet de pallier le manque d'espace, au moins de mai à novembre. Ce décor champêtre évoque mille images parmi lesquelles se détache la longue et mince silhouette du cher Guy S., un aimable garçon à l'invitation facile qui régale son insatiable clientèle des meilleures crêpes de la région. Comme synonyme de liberté et de bon temps, le *p'tit bois* se glisse parmi les souvenirs heureux.

Se passant tour à tour le fardeau des responsabilités, les docteurs Euloge Tremblay, Jean-Guillaume Dufour, J.-Arthur Leclerc et Paul-Armand Fiset font connaître jusqu'en haut lieu l'urgence de la situation. Unie aux réclamations de plus en plus pressantes venant de tous les hôpitaux psychiatriques de la province, leur voix finit par se faire entendre. En mai 1958, un communiqué de presse annonce le déblocage de subsides qui se veulent réponse à tout. L'Hôpital de Baie-Saint-Paul est concerné :

> Monsieur Duplessis a dit hier que son gouvernement devra dépenser environ $ 35 millions pour la construction, l'agrandissement et l'amélioration des hôpitaux pour les malades mentaux de la province de Québec. [...] Le conseil exécutif de la province de Québec a décidé, cette semaine, d'accorder une somme de $ 3 millions pour l'agrandissement de l'Hôpital de la Baie-Saint-Paul dirigé par les Petites Franciscaines de Marie. Cette institution s'occupe exclusivement des malades mentaux d'une certaine catégorie et il est rempli à déborder.

Pour garder intacte la sensation de soulagement qu'apporte la déclaration, il serait conseillé de ne pas en poursuivre la lecture : « L'honorable Maurice Duplessis, en annonçant cette nouvelle hier, a déclaré que les travaux d'agrandissement commenceront sous peu et qu'ils auront pour effet de loger de trois cents à trois cent cinquante malades de plus qu'actuellement. »

« De trois cents à trois cent cinquante de plus qu'actuellement », ces mots tombent comme de lourdes pierres dans l'eau et suffiraient à tout embrouiller. Mais, quand on investit dans le présent toute l'attention qu'il réclame, les soucis d'avenir sont bien forcés d'attendre leur tour. Le 17 juin, commencent les travaux d'excavation et toute la saison d'été est grouillante d'activité. Dans cet indescriptible brouhaha, la paisible ressource qu'est le *p'tit bois* se fait apprécier plus que jamais. Puis, en janvier 1959, s'ouvre l'ère des transformations qui feront du mont Saint-Irénée, à Saint-Irénée-les-Bains, un nouveau pavillon de l'hôpital, pour deux cents hospitalisés.

Rien de tel qu'une construction en marche pour faire courir le temps. Autour du docteur Paul-Armand Fiset, troisième surintendant, et du docteur Jean-Robert Desgagné, en fonction depuis 1946, l'équipe médicale comprend aussi le docteur Léonard Frève et le docteur Joachim Bouchard, qui s'inscrit en élément nouveau. Si l'on mentionne l'intelligente participation que fournit le dentiste Léopold Poisson depuis 1932, les visites hebdomadaires du docteur Marcellin Rochette en oto-rhino-laryngologie, et la possibilité de faire appel à un chirurgien d'aussi grande classe que le docteur Martin Laberge, il appert que les résidents reçoivent des soins de qualité. Ajoutons que les récentes découvertes de l'éminent biologiste Henri Laborit les favorisent particulièrement. Depuis 1958, les psychotropes sont bienfaisants aux grands agités de même qu'aux personnes torturées par l'angoisse alors que les victimes de l'épilepsie voient leurs malaises contrôlés grâce à des neuroleptiques dont l'efficacité est grandissante.

Donc, rien ne semble négligé de ce qui peut maintenir ou améliorer l'état psychique des patients. À cette préoccupation de premier ordre s'ajoute un souci d'évaluation psychologique en vue d'un classement plus adéquat, et même de libérations possibles. Patronnées par le docteur Lucien Larue, surintendant des hôpitaux psychiatriques, les expertises psychologiques s'échelonnent de 1959 à 1961 et sont endossées par les psychologues M. Meunier, P. Dion, A. Biron. [Elles révèlent que parmi les hospitalisés, en 1960, on compte : « 290 débiles mentaux, 410 imbéciles, 628 idiots, 193 épileptiques à titre de diagnostic principal ou secondaire, 194 malades alités, 400 qui ne mangent pas seuls, et 54 éducables » (cité dans le *Rapport Bédard*, p. 114).] L'une après l'autre, toutes ces recherches, pourtant sérieuses et valables, projettent un tableau-synthèse sans relief, sans la provocation d'un défi à relever.

Pour accueillir 1962, les résidents sont bien installés dans leur nouvelle maison solide et fonctionnelle où l'on retrouve des milieux de vie plus vastes, où sont prévues des aires pour la détente et la récréation. En ce mois de janvier, pendant que les adeptes du hockey envahissent la patinoire extérieure, monsieur Joseph-Élie Dufour entraîne les équipes de ceux qui ont subi l'attraction des allées de quilles. Tout s'ordonne et tout s'organise.

Et c'est alors qu'une visite s'inscrit au journal de bord, le mardi 23 : « À notre tour de recevoir les membres de la Commission d'étude des hôpitaux psychiatriques. Le docteur Lucien Larue de Saint-Michel-Archange et notre surintendant le docteur A. Fiset accompagnent les docteurs Dominique Bédard, président, Denis Lazure et Charles-A. Roberts. » Ladite commission, souvent désignée commission Bédard, du nom de son président, est en fonction depuis le 9 septembre 1961. Elle est chargée de faire des recommandations sur les hôpitaux psychiatriques. Il faut donc une mise à jour complète de la situation qui y prévaut.

Quand, le 9 mars 1962, paraît le rapport des commissaires, il projette une lumière crue sur des réalités déjà reconnues et cent fois déplorées par les responsables d'établissement : surpeuplement, milieux de vie inadéquats et sous-équipés, possibilités de réadaptation compromises étant donné un personnel trop réduit et souvent peu qualifié.

L'histoire de la maladie mentale, des débuts de la colonie jusqu'à nos jours, ne diffère pas sensiblement de l'évolution dans les autres domaines : un élan suivi d'un repos, un temps d'indifférence coupé par une subite prise de conscience, une suite d'excès appelant une réaction contraire, laquelle conduira à d'autres excès provoquant une réaction opposée, mouvements de pendule à la recherche d'un équilibre, virage et tournant.

Tournant d'importance que celui commandé par l'enquête des années 1960, signal de réalignement en vue d'un nouveau départ. [Pour l'Hôpital Sainte-Anne, le rapport Bédard recommande : préparation des jeunes déficients légers à une sortie rapide par une certaine rééducation ; respect et même diminution de la capacité d'accueil par transfert de patients dans des établissements situés dans leurs régions d'origine ; accueil désormais seulement de cas « pour lesquels la réhabilitation est à peu près impossible » ; et enfin conversion en petit hôpital général d'une partie du bâtiment libérée par les sorties ou transferts. Bref, une section générale complétée d'un asile pour grabataires. Tout cela] précisément à cette heure où l'hôpital se dirige vers la fine pointe d'un sommet de population : 1 432 hospitalisés, dont [la moitié n'ont pas dix-sept ans.]

Les premiers jours d'août accueillent sœur Marie-Claire-des-Anges (Berthe Gauthier), infirmière, mandatée comme supérieure. Son adjointe administrative est sœur Marie-Jean-Louis (Gisèle Fortier). Sœur Claire trouve sur place quelque quatre-vingts cœurs vaillants, hommes et femmes riches d'expérience et bien disposés à faire équipe. L'économe générale, sœur Marie-François-Régis (Bertha Lepage), lui assure plein appui. Et le surintendant (le docteur A. Fiset) se porte garant du bureau médical dont il est président.

Pour célébrer le jour de l'An 1963, les cent quarante employés, toujours groupés sous une seule administration globale, étrennent un nouveau contrat de travail. La trajectoire du temps-travail poursuit sa courbe descendante : de soixante heures par semaine en 1959 à quarante-huit en 1961, et maintenant quarante-quatre heures avec entente de quarante pour 1964. Cette appréciable diminution s'accompagne d'une augmentation du salaire répartie sur deux ans.

Les relations de travail étant bien orchestrées, l'accent peut donc se déplacer vers un autre champ de négociation où le pendule oscille étrangement. Pendant qu'une des parties en cause réclame la réfection des deux ailes mortes, la seconde partie sollicite l'intégration d'un secteur de soins généraux. De part et d'autre, les avances et les reculs, les demandes et les refus, les exigences et les restrictions, tout semble d'une sagesse, d'une pertinence, d'une motivation indiscutable malgré la désarmante stabilité des positions initiales. Monsieur le chanoine Alphonse Giroux, responsable des hôpitaux catholiques à l'archevêché de Québec, vient lui-même appuyer la requête du docteur Dominique Bédard en faveur d'une section de services hospitaliers. Les feux de circulation ne s'allument pas pour autant.

Considérant la population d'hospitalisés face au nombre plutôt restreint des responsables, il est pour le moins surprenant de constater le peu de fugues. Lorsque cela se produit, le sujet peut compter sur la proverbiale hospitalité charlevoisienne plusieurs milles à la ronde, et se voit offrir gratuitement le voyage de retour après une substantielle réfection. Dans la circonstance, le jugement porté est plus large qu'on ne le croirait. Un ancien de la place va jusqu'à voir dans ce comportement un signe de normalité et traduit ainsi sa libre opinion: «Il vient à tout chacun, un jour ou l'autre, l'idée de courir après son gras de jambe, que voulez-vous!» Ce raisonnement, tout à l'avantage du fugueur, marque peu de considération pour le camp des coureurs qui se doivent de le rattraper avant le jour tombant.

Si l'on s'arrête aux caractéristiques des candidats à l'évasion, on trouve d'abord et avant tout les individus qui, sans savoir pourquoi, ont toujours «le goût d'ailleurs»; aussi contents de partir que de revenir quand, reprenant conscience, ils réalisent qu'ailleurs les ramène au point de départ. Viennent ensuite les personnes hantées par de problématiques retrouvailles: un ami libéré ou transféré soit à Québec soit à Montréal; une mère inconnue d'autant belle et bonne que, pour lui faire son visage, on emprunte à toutes les femmes ce qu'elles ont de meilleur; le père sans nom est moins souvent détecté. Si d'occasion le cœur veut l'inventer, cet homme est beau, grand, fort, d'une richesse que la possession d'une voiture rend tangible.

Dans le décompte des évadés en puissance, les êtres coupés de la réalité méritent une mention particulière. Sans l'ombre d'un désir les portant où que ce soit et vers quoi que ce soit, ils ne visent rien et ne suivent personne. Ils se déplacent comme des assemblages de mécano sous-tendus par des nerfs que rien ne saurait dénouer. Dû au fait qu'ils ignorent tout souci de conservation, cette classe de résidents appelle une prévention qui ne saurait se relâcher.

Si l'on en vient aux individus dominés par une force secrète, par une impulsion morbide provoquant des équipées cycliques, des escapades à répétition aussi menaçantes et prévisibles que la saison des canicules, on se rend à l'évidence que les sages de la maison agissent bien, à leur endroit, en adoptant l'attitude claudélienne qui prescrit d'opposer «à la tentation une tentation plus grande». Ainsi, comment voulez-vous que l'on parte lorsqu'on est retenu par une sorte de contrat moral, quand on fait corps pour un travail d'équipe, quand on se sent nécessaire, irremplaçable! Voilà les conditions qui prévalent pour la généralité des personnes valides se réclamant du statut des travaillants. Par un beau jour de mars 1964, sœur Marie-Claire-des-Anges et monsieur Gérard Lavoie, menuisier, embauchent les éléments les plus explosifs. Ce groupe dynamique se vantera d'avoir ouvert les voies d'accès traversant l'apathique aile B1 pour rendre possible l'utilisation de l'aile B2 : « C'est nous autres qui fait toute marcher ici ded'dans ! » Cette intime conviction est cent fois plus sécuritaire qu'un poste de garde.

En ce même mois de mars, précisément le 17, débutent les cours d'extension organisés par la Faculté de médecine de l'Université Laval. Les intéressés du « tout Charlevoix » se réunissent dans la pièce assignée au bureau médical. On compte six médecins de l'Est et cinq de l'Ouest. Le docteur René Pion, psychiatre de la clinique Roy-Rousseau de Québec, s'inscrit en tête de liste des conférenciers.

Un double printemps s'annonce vers la mi-avril 1964. Samedi le 11, alors que le soleil plus assidu s'attaque aux dernières résistances de l'hiver entêté, les portes s'ouvrent aux docteurs Lionel Lemieux, neurologue, et Bernard Jean, psychiatre. Les deux spécialistes font la grande tournée, incluant les quelques salles encore annexées à la maison-mère. Il est facile de comprendre leurs réactions devant le surpeuplement des locaux et la surcharge imposée au personnel puisque l'étonnement dont ils sont saisis, aujourd'hui, habite depuis toujours les responsables de l'institution. En effet, il est impensable qu'un tel fardeau soit porté par des épaules de femmes, qu'un tel miracle d'ordre et de propreté maintienne, à un si enviable degré, tant la salubrité des lieux que le bien-être physique des résidents.

Alors que le docteur Lionel Lemieux ne fait que passer, le docteur Bernard Jean se taille résidence et le personnel s'habitue à le voir circuler à toute heure et partout. Pour leur part, les médecins et les religieuses ont vite discerné le docteur Jean comme « l'envoyé » [de la Direction] des services psychiatriques [du ministère de la Santé], comme « le chargé » d'une mission certainement importante, « possiblement impossible » au dire de quelques-uns, mais sûrement dans la ligne d'action de la commission Bédard : sortir rapidement le plus grand nombre possible d'hospitalisés. Déjà, les recommandations des commissaires ont déclenché des mécanismes de réorganisation d'ordre général. Ainsi, au mois de mars, le ministère a remplacé le dérisoire « prix de journée » [2,75 $ depuis 1961] au profit d'un budget global d'exploitation.

Tout en tenant compte des objectifs généraux qui visent à la transformation radicale des établissements psychiatriques, il revient aux directions de chacun d'eux d'établir leur propre plan d'action pour atteindre les fins proposées. [À l'Hôpital Sainte-Anne, les sœurs peuvent s'appuyer sur le Programme-début, un projet de réformes élaboré par une équipe de l'Université Laval placée sous la direction du professeur Jean-Charles Lessard. Tout y est : l'importance d'éveiller la population du village à ce qui se fait dans l'établissement, la nécessité de perfectionner et d'augmenter le personnel, l'impératif de diviser les salles en plus petites unités, celui de mettre sur pied un laboratoire de motricité, des ateliers de rééducation et d'apprentissage ainsi que des classes, et de chercher à établir des liens avec la commission scolaire, la préoccupation de développer l'ergothérapie, voire d'ouvrir des ateliers protégés, et celle d'établir un service social chargé d'élaborer un programme de placement en foyers. La mise en œuvre se fera progressivement :]

> Après réflexion et discussion avec le personnel médical et paramédical de l'Hôpital Sainte-Anne, nous avons convenu que le projet-pilote sera limité à la salle Saint-Antoine qui compte 140 patients. La population de la salle Saint-Antoine est variée et comprend des arriérés mentaux allant de la débilité supérieure à l'idiotie. De plus, nous y retrouvons des infirmes moteurs cérébraux. Il s'agit d'une population variant de l'âge de 8 ans jusqu'à l'âge de 22 ans. Cette expérience, pour être limitée à une population restreinte, n'en sera pas moins globale ; c'est-à-dire que tous les secteurs de l'arriération mentale seront touchés. Le Programme-début vise donc à une évaluation rigoureuse de chacun des patients sur le plan physique, psychologique et pédagogique.

Le Programme-début est une véritable mise en marche, un document de base bien étoffé de neuf chapitres qui se présentent comme autant d'étapes successives incluant même deux projets de recherche dans le camp du mongolisme et de la pseudo-débilité :

> Si nous attachons quelque importance au projet-pilote Saint-Antoine, la raison en est la suivante : l'élaboration de ce projet, ses difficultés d'exécution, ses échecs tout comme ses succès, serviront en quelque sorte de prototype à toute entreprise future

visant l'ensemble de l'hôpital. [...] Nous sommes dans l'obligation de prévoir, dès maintenant, la formation du personnel et l'aménagement des locaux nécessaires en vue d'étendre le présent programme à l'ensemble de l'Hôpital. Dr Bernard Jean.

Au premier chapitre, le Programme-début prévoit une évaluation médico-psycho-sociale à insérer dans un dossier de renseignements généraux facile d'accès. Pour simple que paraisse une belle formulation, elle suppose l'embrigadement de tout un monde. Ainsi, les omnipraticiens doivent établir la synthèse de l'histoire médicale et se prononcer sur l'état physique actuel de chaque patient, et pour cela avoir recours aux services de radiologie et de laboratoire. Ils peuvent encore, selon le cas, faire appel à l'un ou à l'autre de leurs collègues formant la « banque de consultants » de l'hôpital : biochimiste, chirurgien, dermatologue, épileptologue, interniste, neurologue, orthopédiste, oto-rhino-laryngologiste, pédiatre, physiatre, radiologiste.

Après la participation du médecin traitant, s'inscrit la collaboration aussi précieuse qu'indispensable des officières et de leurs employés. Vivant en contact journalier avec les hospitalisés, ils sont incontestablement les mieux placés pour cataloguer les acquisitions par lesquelles un sujet sera reconnu comme étant plus ou moins autonome dans les activités quotidiennes et pour transmettre les observations pertinentes concernant la possibilité de compréhension et d'expression de tel ou tel individu, la qualité de son comportement, ses mécanismes d'approche.

Quand octobre prend fin, munis de « tests choisis, revus et adaptés », les étudiants stagiaires universitaires les font passer sous la compétente supervision du professeur Hubert Chéné. C'est le début du Service de psychologie. Bientôt seront ouvertes aussi la clinique externe psychiatrique pour adultes, puis celle pour les enfants. [Ces cliniques peuvent d'ailleurs être considérées comme les premières mesures de soutien au maintien dans la société. Leur personnel y fait le suivi des ex-hospitalisés, le dépistage et la référence des enfants de la région, l'entraînement des parents et responsables aux situations qui peuvent se présenter à domicile.] Bientôt aussi, le Service de réadaptation et le Service des foyers commenceront leurs activités.

Somme toute, le *grand dérangement* est en branle! Il arrive parfois que le jeune surintendant manifeste son appréciation devant la collaboration générale et l'attitude positive de la plupart. Plus rarement il avoue, sans s'attendrir, connaître le prix de ce qu'il impose; ainsi une secrétaire a précieusement noté la dernière phrase de l'importante réunion globale des officières, à la mi-octobre: « Je sais que chaque mutation présente un côté pénible pour chacun d'entre nous. »

Pendant ce temps se réveille le rêve d'une utilisation des ailes A et B1. Poussés par l'urgence des besoins à combler, subissant la pression d'une attente générale qu'il ne faut surtout pas décevoir, le comité de réfection prend sur lui de tirer le meilleur parti des aires libérées entre les vieux murs qui, seuls, demeureront debout, ne servant qu'à délimiter les trois dimensions d'un vide effarant.

Il semble bien que les concepteurs et les architectes n'aient jamais pu résister à la tentation de bâtir grand, toujours trop grand, surtout lorsqu'il s'agissait des asiles de solitude. Ils ont risqué, par le fait même, de décupler le désarroi et la pénible sensation d'angoisse chez les êtres obsédés ou déréalisés. Pourtant, il s'est toujours trouvé des personnes pour prôner la nécessité de milieux normaux et normalisants. Pour sa part, le comité de réfection tourne autour d'un point central que sœur Annette Ferland traduit à sa façon: munie d'une équerre et d'une règle d'architecte, ne se départant jamais de l'humour qui la caractérise et la sauve, elle trahit le mot d'ordre au soir d'une laborieuse séance: « Chose certaine, c'est fini d'être grand, car le docteur Jean parle seulement en "ette" maintenant: chambrette, banquette, cuisinette, dînette, buanderette... »

Il est juste de reconnaître à cette équipe une réelle force de frappe, une détermination telle que le mouvement initial prend un élan durable. Vu de l'extérieur, l'établissement présentera encore, bien sûr, un visage aux proportions gigantesques. C'est de l'intérieur qu'il s'humanisera par le jeu des subdivisions et l'effet des couleurs vives. Un tel effort de transformation se doit d'être irréversible et, selon les disponibilités budgétaires, il se poursuivra jusqu'au découpage normalisateur de la dernière grande unité de vie.

Pour souligner le soixante-quinzième anniversaire de fondation, ou encore sous la poussée du pressentiment que « désormais plus rien ne ressemblera à rien», l'archiviste, sœur Françoise Lupien, donne aux statistiques de 1964 la dimension d'une photo-souvenir. À la suite du personnel d'administration et de direction, sont présentés les deux aumôniers, le père Gabriel-J. Gervais, o.f.m., et l'abbé Jean-Julien Verreault (Mont-Saint-Irénée), puis vient le détail du personnel médical et la mention des religieuses (58), passe ensuite le défilé de quelques fonctions particulières, telles que techniciens en rayons X (2), technicienne en laboratoire (1), archiviste (1), infirmières psychiatriques (3), infirmières licenciées (10), photographe médical (1), directeur des ateliers (1), moniteurs (2), psychologues (2), employés de bureau (14), préposés aux malades (120), préposées aux malades (23), autre personnel féminin (8), autre personnel masculin (57). Somme toute, c'est très peu pour desservir la population de l'hôpital.

En ce présent automne, le registre fait état de 1 346 hospitalisés (1 147 hommes, 199 femmes), mobilisant directement quelque 150 employés dits «gardiens» ou préposés aux malades. Malgré une rémunération jugée inversement proportionnelle aux difficultés qu'offre parfois leur tâche, c'est dans cette classe de travailleurs que l'on trouve la plus grande stabilité. Et pour monsieur Sylvio, monsieur Isidore, monsieur Idas, Aimé n'est pas Jacques, Armand n'est pas Boniface, Guy n'est pas André ; c'est personnellement que chacun est connu. Plus souvent qu'autrement, le coefficient de dévouement et de compréhension fait appel au coefficient d'une part de confiance et d'amitié d'autre part. Ces considérations démontrent de quelle pertinence nous apparaît la démarche dont il est fait mention ici :

> Le surintendant médical réunit nos gardiens. Il semble qu'il veuille sonder l'opinion générale de la région quant à la création de foyers nourriciers dans la ville, comme aussi, la liberté de sorties à accorder à nos garçons. (*AHSA*, 25 novembre 1964)

Face à une telle initiative, les jugements négatifs de présomption ou de risque à courir ne font pas le poids. On y détecte plutôt un esprit de finesse, un regard perspicace, une preuve de sagesse et de bon discernement. L'avenir dira que le docteur Bernard Jean a eu la main heureuse en ralliant à son projet les meilleurs effectifs de sondage, en utilisant la plus sympathique délégation. Majoritairement de Baie-Saint-Paul, le groupe des préposés compte des unités venant de Saint-Urbain, Saint-Hilarion, Saint-Irénée, Les Éboulements, Saint-Placide et Petite-Rivière-Saint-François-Xavier. Un pareil échantillon permet de prendre le pouls véritable de toute la région. Vraiment, c'est un coup d'adresse que d'aligner des intervenants capables de faire tomber les barrières de préjugés, allant jusqu'à faire le geste éloquent d'ouvrir les portes de leur propre maison.

Ces plans d'action, si impératifs soient-ils, n'empêchent pas de « vivre à l'heure du temps ». Aussi toute la maison vibre-t-elle des mélodies de Noël grâce à la chorale de sœur Marguerite-Marie Brien et à la petite troupe d'acteurs que dirige sœur Annette Ferland. Au dehors, la même volonté de dépassement habite les organisateurs de la « tournée des étrennes », une fête annuelle d'envergure dont monsieur Gérard Gilbert incite les Chevaliers de Colomb du conseil 3233 à prendre le parrainage, après en avoir été lui-même le promoteur dès 1957.

C'est fait ! La réussite est complète, les chanteurs se sont dépassés. Cherchant plus à dérider qu'à émouvoir, le spectacle des acteurs a comblé l'auditoire. Quant aux cadeaux, l'inventaire va du hochet au bracelet-montre, du ballon au transistor, de l'ourson en peluche au rasoir électrique, en passant par toute la gamme des produits de toilette et de beauté. Tout répond si pleinement au désir personnel qu'on y voit un élément de merveilleux, alors qu'il serait tout simple de se rappeler avec quelle latitude chacun « rêve tout haut ». Pour clore la soirée, le surintendant prononce un court discours. Vallier en a retenu une phrase, sans doute la plus importante pour lui et le groupe imposant de ses compagnons : « Le docteur Jean a dit – Bientôt, à la porte de l'hôpital, nous vous serrerons la main en vous souhaitant bonne chance ! »

Vallier a bien saisi, de même que les employés et les médecins et les religieuses et le monde des Chevaliers et tous les amis. Plus ou moins consciemment, avec plus ou moins de nostalgie, chacun rejoint J.S. Aldane dans sa perception globale du futur : « Ce qui n'est pas sera ; et nul n'en est à l'abri. »

CHAPITRE 17

[Une branche de coudrier]

J'ai eu longtemps un visage inutile
Mais maintenant…
J'ai un visage pour être aimé,
J'ai un visage pour être heureux

Paul Éluard

Principes généraux touchant les droits des enfants inadaptés (Congrès de Beyrouth, 1963, organisé par le Bureau international catholique de l'enfance), Congrès annuels du Conseil du Québec de l'enfance exceptionnelle à partir de 1963, The White House Conference on Mental Retardation, organisée par le président John F. Kennedy en 1964, Conférence fédérale-provinciale sur l'arriération mentale au Canada tout de suite après, discours stimulant du gouverneur général Georges-P. Vanier en 1965 et, en 1967, encyclique Populorum Progressio de Paul VI : au milieu des années 1960, voix d'outre-mer et d'outre-frontière, voix de l'Église et de l'État se font entendre dans une véritable concertation universelle, une sorte de ralliement pour réclamer « l'intégration sociale, professionnelle et ecclésiale de ceux qu'il est convenu d'appeler insuffisants mentaux ».

À l'Hôpital Sainte-Anne, l'année 1965 est une sorte d'année-charnière où tous les droits semblent être l'apanage des résidents, et où les responsables sont comme électrisés par les devoirs qui leur incombent. C'est la bouillante ferveur d'un nouveau commencement.

* * *

[Comme le ministère fait une priorité de la section de médecine, chirurgie et obstétrique, il faut décongestionner l'établissement sans délai. Le plan de restructuration, qui planifie sa transformation jusqu'en 1970, prévoit la sortie des deux tiers des internés, dont 499 immédiatement. Parallèlement, les sœurs ouvrent une école de garde-malades et infirmiers auxiliaires pour recruter et former le personnel de nursing. En outre, elles embauchent un grand nombre de spécialistes dans les divers domaines de la réadaptation.] Tout le monde déménage ou emménage, si bien que les pensionnés les plus conscients n'ont pas tout à fait tort de déclarer : « C'est devenu une vraie maison de fous, personne ne se comprend. » [De 327 au début de 1965, le nombre d'employés passe à 596 à la fin de 1967, sans compter les médecins ni les religieuses.] Au dehors, on s'interroge : « Au rythme où vont les engagements, le nombre des employés va dépasser celui des malades » ; « Paraît qu'ils veulent faire sortir les patients, c'est-y que tout ce beau monde-là va les remplacer ? » ; « Vrai, ça n'a pas une minute de saint bon sens, ils viennent de faire entrer un train de pupitres et un lot de sacs d'école ! »

Car, avant de sortir les hospitalisés, tâche qui incombera bientôt au Service des foyers, l'heure est à la réadaptation au Centre médico-psycho-pédagogique (CMPP).

* * *

[Placé sous la direction de sœur Marie de la Pureté (Margaret Porter, dite aussi sœur Marie, l'auteure de ce livre), le CMPP commence ses activités en janvier 1965, par] l'éducation physique, les sports et loisirs. C'est tout comme de longues vacances d'hiver favorables au défoulement, une nécessaire période de réchauffement préparatoire à d'autres exercices plus intensifs.

[Puis, pendant tout l'hiver, on prépare 267 hospitalisés presque tous âgés d'au-moins 19 ans à leur placement prochain en foyer et en emploi ; la plupart d'entre eux sont arrivés autrefois en provenance des crèches et ils n'ont jamais vécu en dehors des institutions.] Qui posséderait une certaine qualité d'entendement pourrait saisir, tout comme au temps biblique, « le son de Yôbel proclamant la fin de toute aliénation et l'acte solennel de réparation aux opprimés». De nos jours, avec moins d'éclat et d'ampleur, il arrive que les gouvernants soient soudainement pris du désir de combler d'un seul coup les carences d'un abandonnisme inconséquent. Alors, ils consentent un déblocage de subsides comme remède souverain. Quelle qu'en soit l'importance, nulle subvention n'a le pouvoir magique d'améliorer la condition des êtres démunis. Dans ce domaine, rien de valable ne se fait sans un investissement humain à cœur et à corps perdus.

Ainsi, en réadaptation, il y a un préalable primordial, à savoir posséder l'intime et forte conviction qu'il y a quelque chose à faire en faveur de chacun des résidents. Bien testé, bien observé, bien délimité dans ses besoins, un individu n'en est pas pour autant sous l'effet d'une poussée intérieure l'amenant, quelles que soient ses possibilités, à «devenir ce qu'il est». Ici, c'est une affaire de tunnel à traverser pour revoir le soleil; c'est une affaire de murs qu'il faut percer, murs de pierre et murs de préjugés plus résistants encore; c'est un chant de liberté dont l'intonation doit être assez forte pour se répercuter sur chaque montagne et rejoindre, dans chacun de ses membres, une société qui s'arroge le droit d'être odieusement rejetante.

[Parallèlement, pour 73 adolescents de 13 à 19 ans classés dans les catégories des «entraînables» et des «éducables», sont mis sur pied les premiers ateliers de menuiserie et de rembourrage. Ces ateliers du Tremplin ont une visée rééducative: nourrir le goût du travail, stimuler les facultés cognitives, faire acquérir une plus grande précision des gestes dans des réalisations concrètes et offrir à tous ces jeunes, qui en ont été privés parfois depuis toujours, un contact véritablement personnel avec un adulte, leur moniteur.]

Le 24 mars connaît la fin d'un hébergement qui dure depuis trente ans à la villa Fafard (1935-1965). Sœur Aimée-de-Marie (Jeanne Morin) est la dernière à s'imposer, ici, un vécu de vingt-quatre heures sur vingt-quatre avec une centaine de jeunes, ou trop passifs ou trop espiègles, toujours dépendants. Peut-être faudrait-il d'ailleurs s'arrêter un instant face à une générosité humainement inexplicable. Qu'une mère de famille se retrouve les bras chargés de quintuplés[16], voilà que tout un pays s'émotionne; mais quelqu'un s'est-il déjà prêté à réfléchir aux fardeaux dont notre société s'est ainsi déchargée aux dépens des religieuses? Dans telle crèche, une toute jeune femme est responsable d'une trentaine de bébés en mal de vivre; plus loin, une autre se voit confier une cinquantaine d'orphelins en appétit d'être aimés; ailleurs, une « donnée » porte le souci d'une quarantaine d'adolescentes en fièvre d'être comprises. De cela, personne ne s'émeut. Pourtant, jamais le Créateur n'a donné tant d'enfants d'un même âge à une même femme!

Sans retard, la villa Fafard libérée devient bruissante d'une vie nouvelle: au sous-sol, les décharges d'agressivité sont normalisées en fer et soudure; l'atelier de menuiserie loge au rez-de-chaussée, ce qui dégage un coin tranquille pour les sculpteurs solitaires; ce sont les arts plastiques et le rembourrage qui occupent l'étage supérieur tandis que, sous les combles, les arts féminins donnent toute latitude à la créativité. Le feu vert est donné au Tremplin sous la commande d'éducateurs dont l'expérience n'a d'égale que leur compréhensive patience, leur ferme volonté de préparer tous ces apprentis à se diriger vers un travail d'hommes libres. [À partir de 1966, l'hôpital organisera des expositions des travaux des jeunes, agrémentées de spectacles de gymnastique, d'éducation physique ou d'un défilé de mode. C'est une manière d'habituer la population des alentours à mieux voir les capacités de tous ces jeunes.]

À l'avantage de la « vieille population », soit les 18 ans et plus, l'incroyable aventure de deuxième phase en réhabilitation est, de toute évidence, bien amorcée. Les grandes lignes se tracent ainsi: initiation à la vie (resocialisation), calcul vivant (en vue de la manipulation de l'argent), écriture et lecture (sous l'aspect utilitaire), langage parlé (pour échange et communication).

Au beau printemps de 1965, il y a donc quelque trois cents sujets particulièrement actifs dans le processus de leur propre développement. Les indications sur leurs possibilités ont été fournies, presque en totalité, par les responsables de leur milieu de vie.

16. Allusion aux jumelles Dionne, des quintuplées naturelles nées en 1934 en Ontario français et devenues immédiatement célèbres. Exposées comme des curiosités, exploitées et séquestrées jusqu'à l'âge de 9 ans par le gouvernement de l'Ontario qui les avait retirées à leurs parents, leur sort fut extrêmement triste.

Bien sûr, il y a eu des tentatives d'évaluation intellectuelle selon les mieux adaptées pour chacun parmi les techniques connues, mais le jeu des impondérables se faisant sentir ici plus qu'ailleurs, les preuves s'alignent et risquent de démystifier les tests à tout jamais. De fait, ce n'est pas du jour au lendemain que se gagne une confiance toujours menacée, ce n'est pas par une seule rencontre que se mérite une relation amicale. À moins de partager une simplicité d'attitudes et de langage, il ne saurait être question d'accéder au jardin intérieur.

On comprend facilement qu'un étranger ne puisse inventorier les acquisitions et poser des diagnostics valables, seuls en sont capables les initiés, sensibles aux signes silencieux du progrès. Ainsi, Maurice est un petit oiseau de misère et pour ceux qui, en passant, se penchent sur lui, il n'est aucunement question de tracer une ligne d'avenir ; d'où vient que sœur Simon prédise un développement encourageant d'après les signes qu'elle seule perçoit et interprète ? Et, d'où vient que sœur Cyrille puisse soutenir que Serge, l'insaisissable et l'hyperactif, saura apprendre normalement dès qu'une personne pourra l'aider à s'arrêter et à se concentrer, pendant quelques minutes, sur quelque chose de positif ou pour lui-même ou pour les autres ? À ces artisanes du jour après jour, le temps ne manquera pas de donner raison, si bien qu'elles rencontreront d'illustres savants dans le même champ de vérité où l'on craint les tableaux sans nuances et les portraits robots : le professeur Huyer disant qu'il y a lieu de « se méfier des diagnostics tout faits, des étiquettes et des pronostics trop sombres compte tenu des conditions nouvelles que la vie donne à l'adulte ». À cela, se rallie le docteur Claude Kohler : « Au fur et à mesure de nos progrès, le QI est apparu comme insuffisant » ; et le chercheur René Zazzo : la pratique des tests substitue des abstractions à des réalités concrètes, elle fixe, elle immobilise [...]. Si l'on dit que les tests sont l'instrument de la vérité, ils sont aussi ceux de l'erreur. »

En classe comme aux ateliers, il a donc été résolu d'exécuter un démarrage confiant sans même s'arrêter aux concepts d'âge mental et de quotient intellectuel. C'était choisir un chemin d'espérance sous l'impulsion des officières et des préposés, en tablant sur cette conviction exprimée par le docteur Jean lui-même, à savoir que « les cas de pseudo-débilité sont plus nombreux que l'on ne serait porté à le croire ».

Pseudo-débilité à dépister sans nul doute, pseudo-analphabétisme à détecter, très probablement ! Tout comme les analphabètes des grandes villes cachent leur insuffisance sous le faux prétexte d'un défaut de vision, de lunettes oubliées ou mal ajustées, les analphabètes d'ici se défendent de ne pas savoir lire ou compter « parce que le bienfait de l'instruction leur a toujours été refusé ». Aussi, devant des progrès inusités réalisés en un temps record, les pédagogues s'interrogent et se laissent interpeller. Devant tous ces individus apparemment lésés, certains journalistes friands de publicité pigeraient ample matière à une page-scandale pour alimenter un quelconque journal à sensation. Rechercher les causes de cette ignorance déguisée serait pourtant plus juste et plus sage. Un embryon de réponse pourrait venir d'un exemple sur cent possibles. Après avoir verbalisé son immense frustration de n'avoir pas été scolarisé, Dominique en vient à concéder les faits suivants : « J'ai commencé l'école à l'Institut Mgr Guay, oui ! Au Mont-Saint-Aubert, on avait de la classe, oui ! Rendu ici, c'est sœur Marie-de-Jésus (Tremblay) qui a recommencé, ensuite c'est sœur Marie-de-la-Garde (Grenon), oui ! Puis, il y a astheure… »

Et si c'était vrai que dans un tel milieu, pour de tels sujets, l'analphabétisme allait en se confondant avec les traits d'un abandonnisme que la plupart traînent depuis leur enfance terne ? Car, enfin, après le mouvement d'intelligence qui saisit, il faut l'effort de la mémoire qui retient pour l'amour de quelqu'un ou la conquête de quelque chose. Dites, qui s'est intéressé à ce que Dominique débite sa comptine pour la centième fois devant la parenté, qui lui a promis une récompense pour soutenir la mémorisation d'une fable, qui a réclamé qu'il soit assez mignon pour redire le compliment de Noël en pleine lumière pascale ou dans la moiteur d'août ? Personne ! Dominique n'avait ni mère à qui plaire, ni père dont il fallait nourrir la fierté, ni grand-mère à émouvoir et ni marraine dont il fallait entretenir la bienfaisance d'un anniversaire à l'autre, ni cousins à dépasser et ni voisins à épater, ni personne, ni rien ; il n'en fallait pas moins pour balancer les comptines et les fables, ignorer les inutiles compliments et les récitations sans auditoire, secouer les tables de multiplication et les concours d'épellation. Ce qui s'explique chez l'ami Dominique vaut tout aussi bien pour Lucien, Alphonse, Caroline et les autres.

À partir de l'âge tendre et tout au long de la vie, on mémorise ce qui sert à plaire, à conquérir, à défendre un intérêt. Frustrés des valeurs de l'enfance, ayant vécu leur adolescence comme une mauvaise saison, c'est à croire que les résidents ont d'un seul coup retrouvé l'herbe de grâce et toutes les raisons du monde pour rendre leur mémoire opérante. Jean-Claude lit magnifiquement et dessine, plus qu'il ne les écrit, ses recettes préférées. Eloi tient professionnellement le bilan des points pour les amateurs de cartes et de quilles. Joseph trace ses plans de menuiserie avec une règle à mesurer qui, maintenant, n'a plus de secret pour lui. Professeur en ce temps-là, madame A. Bouchard-Kandell écrit dans le livre de bord : « Nous assistons à un véritable réveil de l'esprit ; c'est une chose merveilleuse de réaliser que l'on tient une place dans l'existence et que l'on y a quelque chose à faire » (son rapport dans *École Marie-Bibeau (CMPP)*, avril 1965).

Si les motivations personnelles produisent des effets si tangibles, il y a mieux encore dans les mouvées qui engagent tout le groupe, à quelques exceptions près. Cela nous amène à parler de la démarche très délicate confiée à l'un des professeurs, en sus de ses cours, à savoir le placement de l'argent personnel. Dans un petit univers concentrationnaire, rien n'est plus menacé que l'intimité et la propriété des individus. C'est la jungle où prévaut la loi du plus fort, où le faible n'a qu'à démissionner, où s'impose le camp des exploiteurs face à celui toujours plus nombreux des exploités. Il est donc facile de comprendre pourquoi le premier mouvement est geste de défiance, pourquoi la première rencontre sous-tend une attitude défensive, comment une tentative d'approche provoque souvent un désir de s'éloigner. Faire découvrir la sécurité d'un placement bancaire, la sûreté qu'il ne faut pas mettre en doute, la possibilité d'une reprise, voilà un bien long cheminement avant d'arriver à la récupération du trésor caché ou à la pénible constatation du trésor perdu. « C'est bien dans ce plancher que Nicolas avait serré son enveloppe brune bien collée ; le plancher a été défunté et le vieux bois brûlé. » Denis ne connaît pas un meilleur sort :

« L'argent a été placé dans des bocaux vides de confiture enterrés dans ce coin du champ où le foin était le plus haut, le foin a été coupé et les labours d'automne sont passés ; alors, vous comprenez. » L'histoire de Luc n'est pas moins décevante, lui qui avait fait « un petit trou dans son matelas pour y glisser ça ; mais les matelas sont allés à la désinfection après la grosse grippe ». Maintenant, il est des soirs où Luc reste longtemps éveillé à la seule pensée du gars qui, sans le savoir, dort sur sa fortune. S'il y a des déclarations qu'il faut savoir attendre, il y a aussi des comportements dont il faut rechercher les mobiles. Ermel est un garçon très enjoué, actif aux ateliers, bon marcheur dans les excursions ; cependant, dès qu'il s'agit d'activités dans les limites de la cour intérieure, Ermel va s'asseoir sur la même grosse pierre et ne prend aucunement part aux jeux de groupe. Intrigué, le professeur s'est risqué à rouler la pierre sous laquelle dormait un petit coffre. Le tout replacé, il n'est que d'attendre l'adhésion d'Ermel qui s'étonnera longtemps de cette aventure : « Cré monsieur Jean-Guy, y'a du sorcier là-dedans ! » Le canevas est toujours le même et les faits qui s'y dessinent en viennent à se ressembler. Monsieur Giasson recule la peur par autant de visites d'introduction à la caisse populaire d'où l'on revient avec un carnet rouge et une sorte de fierté d'homme :

> Notre caisse est vivante et très populaire, c'est le cas de le dire ; elle se rattache à la succursale de la Baie-Saint-Paul. Le montant global de l'argent déposé du 23 février au 27 avril 1965 s'élève à deux mille neuf cent dix-sept dollars et neuf sous (2,917.09 $) ; ce qui établit une moyenne de dépôt de plus de 70 $ par jour. Le nombre de déposants est de 97 et doit sa croissance à l'unique propagande des résidents. (Rapport de Jean-Guy Giasson, dans *École Marie-Bibeau (CMPP)*, 1965)

En vue d'apporter de l'eau au moulin s'instaure la distribution hebdomadaire d'argent de poche, sorte de récompense symbolique pour services occasionnels dans la vie courante. Pour sa part, le professeur Pierre Néron reçoit les feuilles d'appréciation du groupe dont il répond. Il organise le partage sans faire aucune pression quant à l'usage. Son premier rapport se lit comme suit :

> Les buts poursuivis sont les suivants : remercier tous ceux et celles qui, par leur aide et leur dévouement, contribuent à la bonne marche de l'hôpital... permettre la manipulation de l'argent comme moyen d'éducation et facteur de liberté. Le montant de cette première distribution est de deux cent soixante-quinze dollars (275 $).
>
> Aucun des sujets rémunérés n'a trouvé le montant trop minime. Cependant, les moins évolués réclament une remise en argent sonnant... impression d'être plus riches. (Rapport de Pierre Néron, dans *École Marie-Bibeau (CMPP)*, avril 1965)

L'élan quotidien donné par les classes et les ateliers, l'aide qui vient de tout un chacun pour mener à une liberté non piégée, le départ de quelques copains pour des foyers d'accueil ou de travail, l'instauration d'une corporation sans but lucratif dite « Les Fondations Fafard » dont l'objectif est de pourvoir aux œuvres connexes à l'hôpital Sainte-Anne, c'est beaucoup plus d'oiseaux qu'il n'en faut pour annoncer le printemps.

La roue de la chance tourne en faveur des sportifs. Les garçons de l'hôpital ont leurs idoles, parmi lesquelles Jean Béliveau détient la première place ; sa photo se retrouve aux endroits les plus inusités et l'on a même un chant qui lui est particulièrement dédié. Pour proclamer les joueurs d'élite, vanter les succès de l'hiver et procéder à l'ouverture de la saison de balle-molle, c'est presque un rêve d'accueillir le grand Jean, ce 25 juin. Devant un auditoire religieusement attentif, l'athlète sait exprimer des sentiments de fraternelle amitié avec un tact dont peu de visiteurs possèdent le secret. Le photographe, monsieur Philippe Desgagné, a fort à faire pour mettre en images tout ce bonheur.

* * *

Un très beau plateau a été à vendre au printemps en haut des côtes Saint-Antoine. Le docteur J.-R. Desgagné a pris devant un témoin, monsieur Denis Simard, une option d'achat couvrant la période du 31 mai au 15 juin. Les deux signataires se sont adjoint monsieur Léonce St-Pierre pour présenter une requête d'incorporation selon la troisième partie de la Loi des compagnies, sous le nom « Les Amis de l'enfance exceptionnelle ». Une option d'achat qui peut courir pendant quinze jours, une charte attendue, un terrain merveilleusement situé, une clientèle assurée, rien ne manque… sinon l'argent !

À la fin des années 1800, il arrivait que mère Anne prenne le chemin du Bas-de-la-Baie pour aller frapper à la porte du capitaine Joseph Simard et de dame Cédulie. Pourquoi serait-il impensable qu'une fille de mère Anne aille relancer à son bureau de la rue Peel, à Montréal, monsieur Léon Simard, le petit-fils de ces deux-là ? Celle qui porte l'héritage de simplicité va donc tendre la main à celui qui porte l'héritage de générosité. En moins d'une semaine, l'invitation est faite d'aller prendre les dix mille dollars (10 000 $) pour payement entier du terrain et fonds de départ. Un don parfait sans attendre de retour : ni publicité, ni plaque commémorative, ni adresse, ni discours. Quand, soulevés de reconnaissance, les récipiendaires reprennent le chemin de la baie, ce vendredi 11 juin, l'une des « créatures brunes » [l'auteure, sœur Margaret Porter] propose de baptiser la colonie d'après les Laudes du matin même, où le cantique se termine comme suit : Le Seigneur mon Dieu est ma force. Il me donne une course de biche / Et sur les cimes, il porte mes pas. (Hab 3, 19.) Pourquoi pas le Domaine des cimes avec, pour l'entendement du cœur, le Domaine des Sim(ard) ?

Voilà l'été. Passer de l'hôpital à la montagne, c'est une expérience de mi-chemin avant d'autres passages d'importance. Il y a là-haut des tentes empruntées aux Forces armées canadiennes. Les responsables des ateliers accompagnent les garçons pour un stage de vacances dont l'exploration forestière est le thème.

Peut-être ne retrouvera-t-on jamais plus cette force de solidarité et cette saveur de gratuité. Pour remplacer les tentes militaires des deux premières années, s'organise en 1967 la grande corvée de construction. Messieurs Vianney Bouchard, Yvon Dufour, Robert Leblanc et Jean-Claude Turcotte envahissent d'abord les lieux avec les garçons des ateliers comme autant d'amis et de collaborateurs. Puis le frère Henri-Louis Fortin fait surgir de sa communauté du Sacré-Cœur une pléiade de bénévoles : menuisiers d'expérience, habiles plombiers, jeunes hommes en pleine force, cœurs fraternels libérés par leur pauvreté même. Et comme il existe un effet

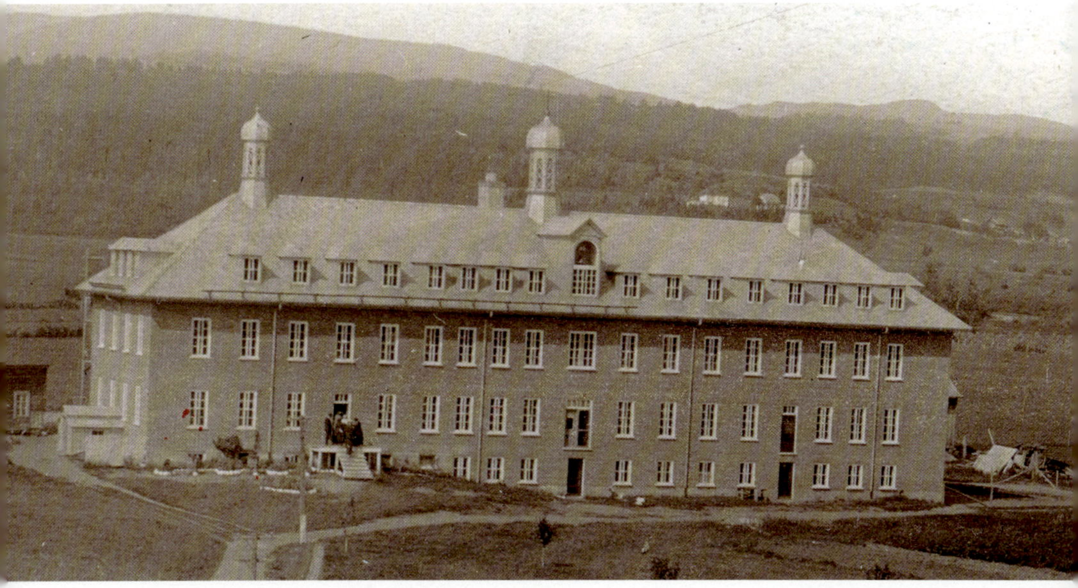

«Les premières semaines d'avril (1918) sont consacrées à l'installation des adultes dans la maison Saint-Joseph; [...] il fallait entendre Joseph G. aidant à transporter les 103 impotents, il faisait ses réflexions: "Je vous dis qu'on a travaillé aujourd'hui... On a besoin d'avoir une bonne tête pour résister!"» Source: AHBSP.

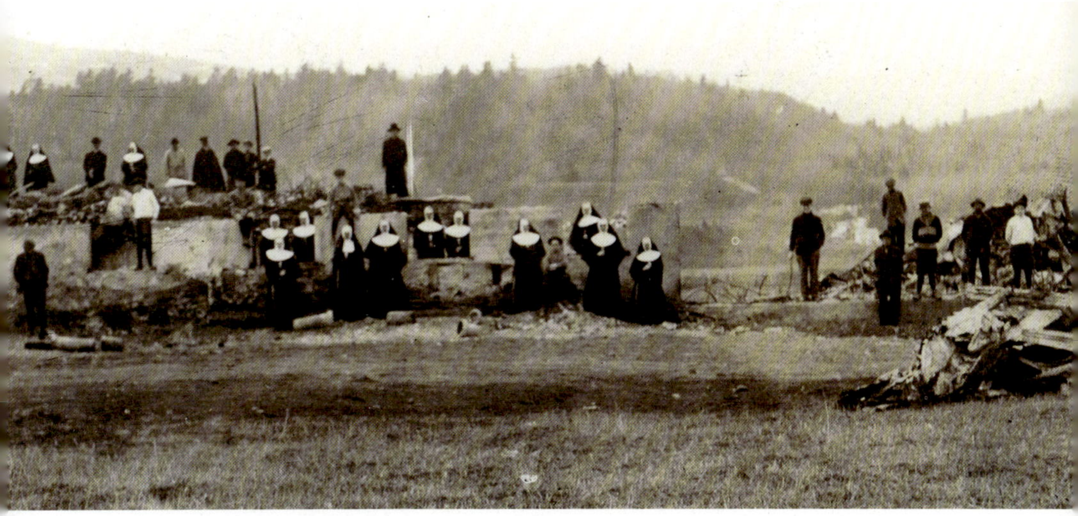

Incendie du pavillon Saint-Joseph en 1923. «La nuit du 12 mai est à peine commencée quand, à 1 h 25, sonne lugubrement le tocsin. Trois heures suffisent pour anéantir le travail de nombreuses années» (ch. 10). Source: AHBSP.

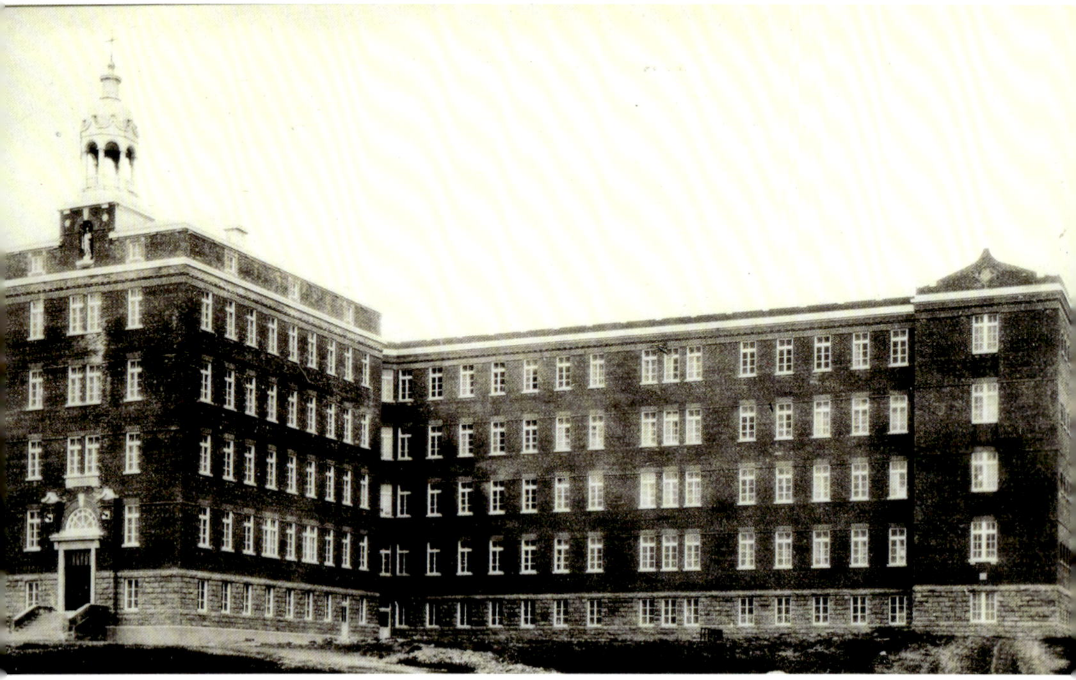

Le nouveau pavillon Saint-Joseph, en 1927. « Le plan d'ensemble représenterait une construction dans les $ 400,000.00. Nous devrons nous borner à ne bâtir qu'une aile de résidence et la partie de l'administration » (ch. 11). Source : AHBSP.

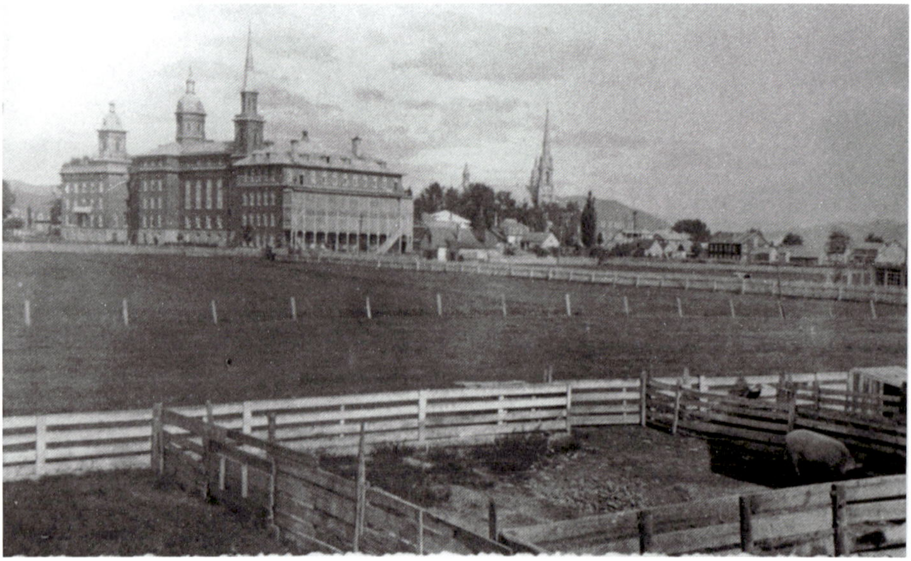

Élevage des porcs, en 1925, aussi loin que possible de la maison-mère. Source : AHBSP.

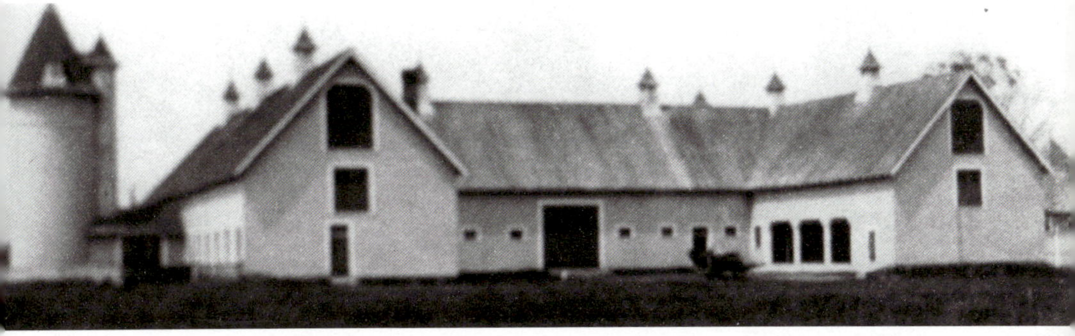

La ferme Saint-Aubin, qui avait appartenu à sir Rodolphe Forget, est achetée par les Petites Franciscaines de Marie en 1934 pour y transférer l'élevage des porcs. Détruite en 1967, elle laisse la place à l'école Forget et à l'aréna de Baie-Saint-Paul. Source : AHBSP.

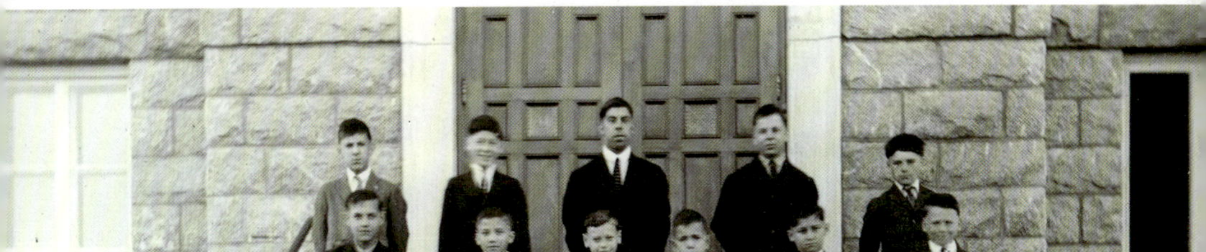

« Le docteur Miller parcourt nos salles. Il fait subir des examens minutieux. Il examine nos enfants en vue de trouver des élèves pour son institution : cinquante sont enregistrés dont trente-cinq garçons et quinze filles » (ch. 11). Départ des garçons pour l'école La Jemmerais, octobre 1928. Une autre photo montre les filles. Source : APFM.

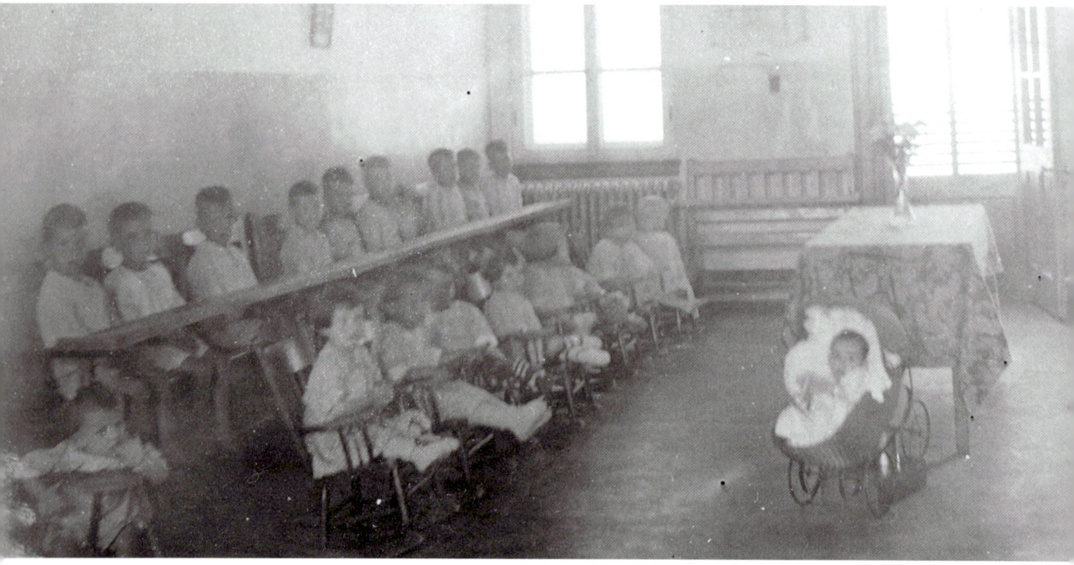

La salle des bébés en 1935, peut-être avant le repas. Source : CAR-PFM.

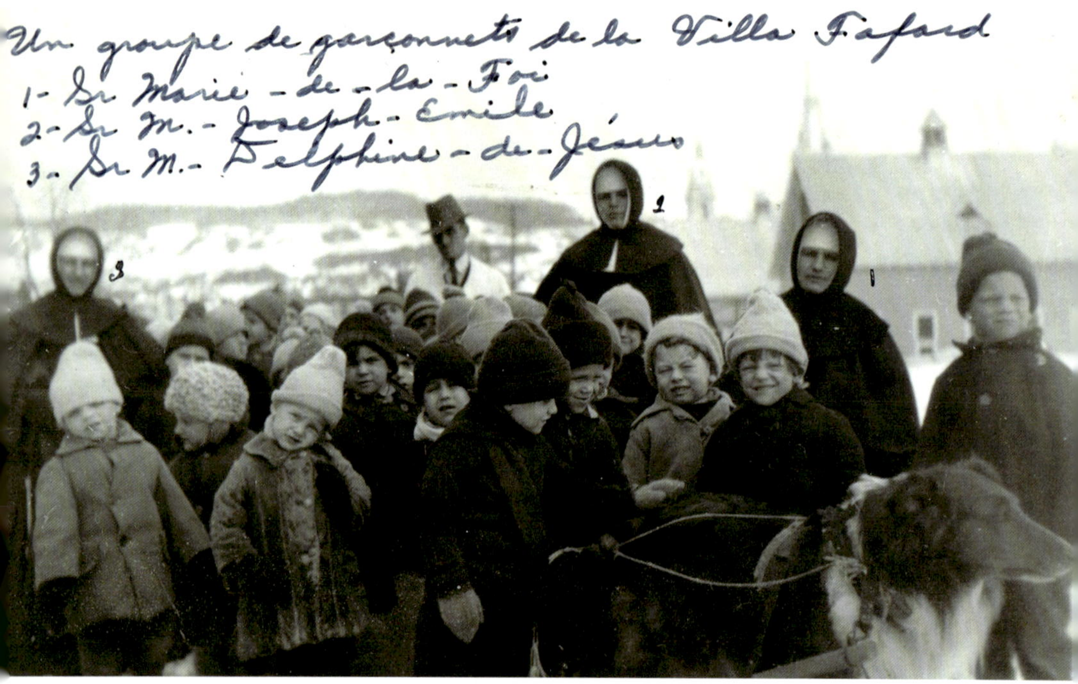

Excursion des enfants, en 1930. Ce sont eux qui ont remplacé les jeunes partis pour l'école La Jemmerais. Source : APFM.

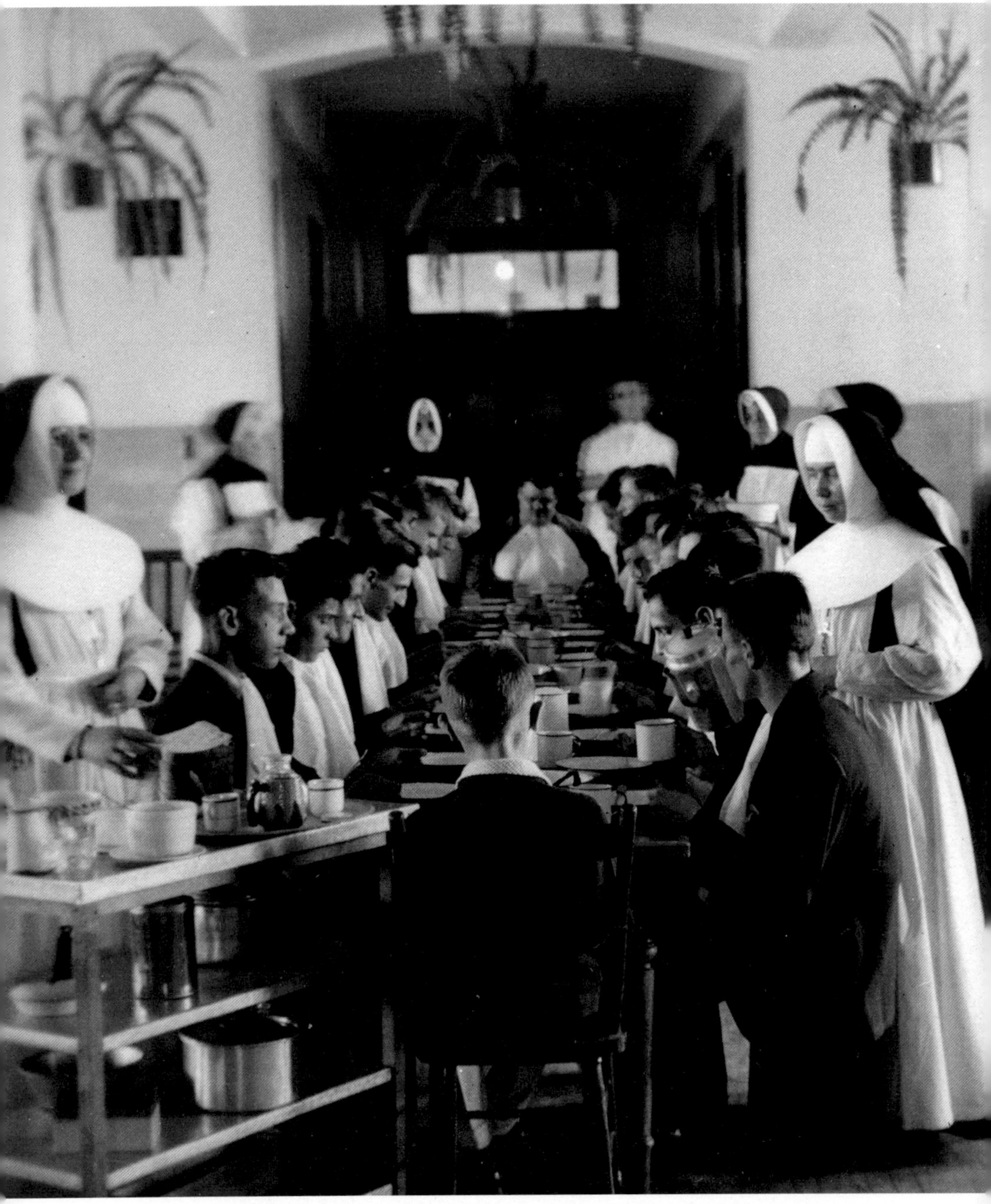

Une des tables à la salle Saint-Antoine dans les années 1930. Le repas est servi par deux sœurs officières (à l'avant-plan) et quatre postulantes. La coiffe permet de distinguer les unes des autres. Source : APFM.

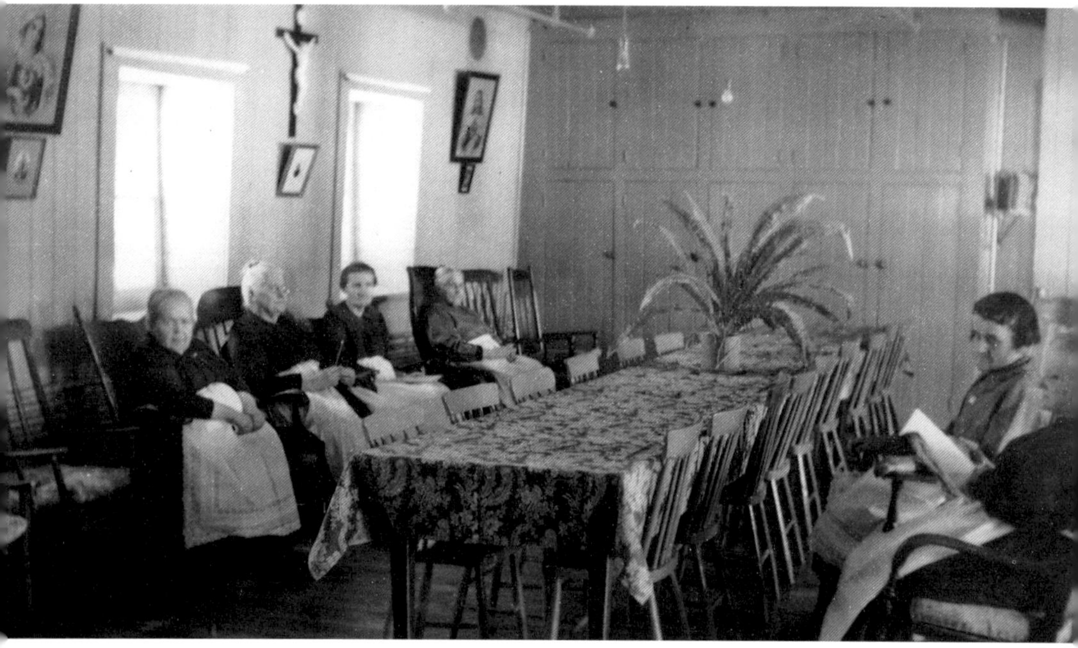

Un coin de la salle Sainte-Marie dans les années 1930. Source : APFM.

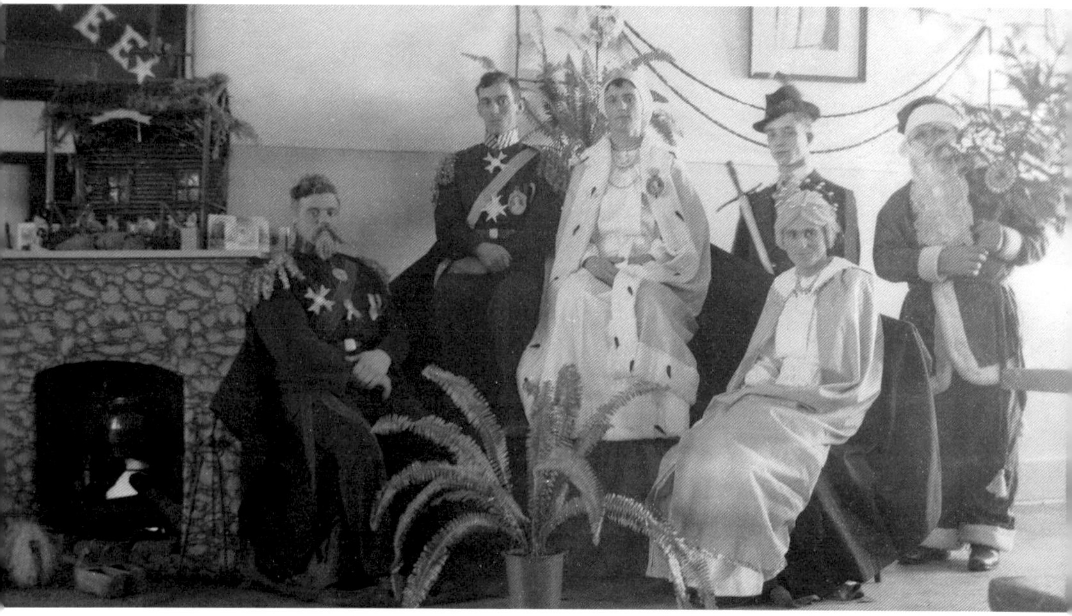

Fête des Rois, le 6 janvier 1940. Les personnages sont incarnés par des hospitalisés. Source : CAR-PFM.

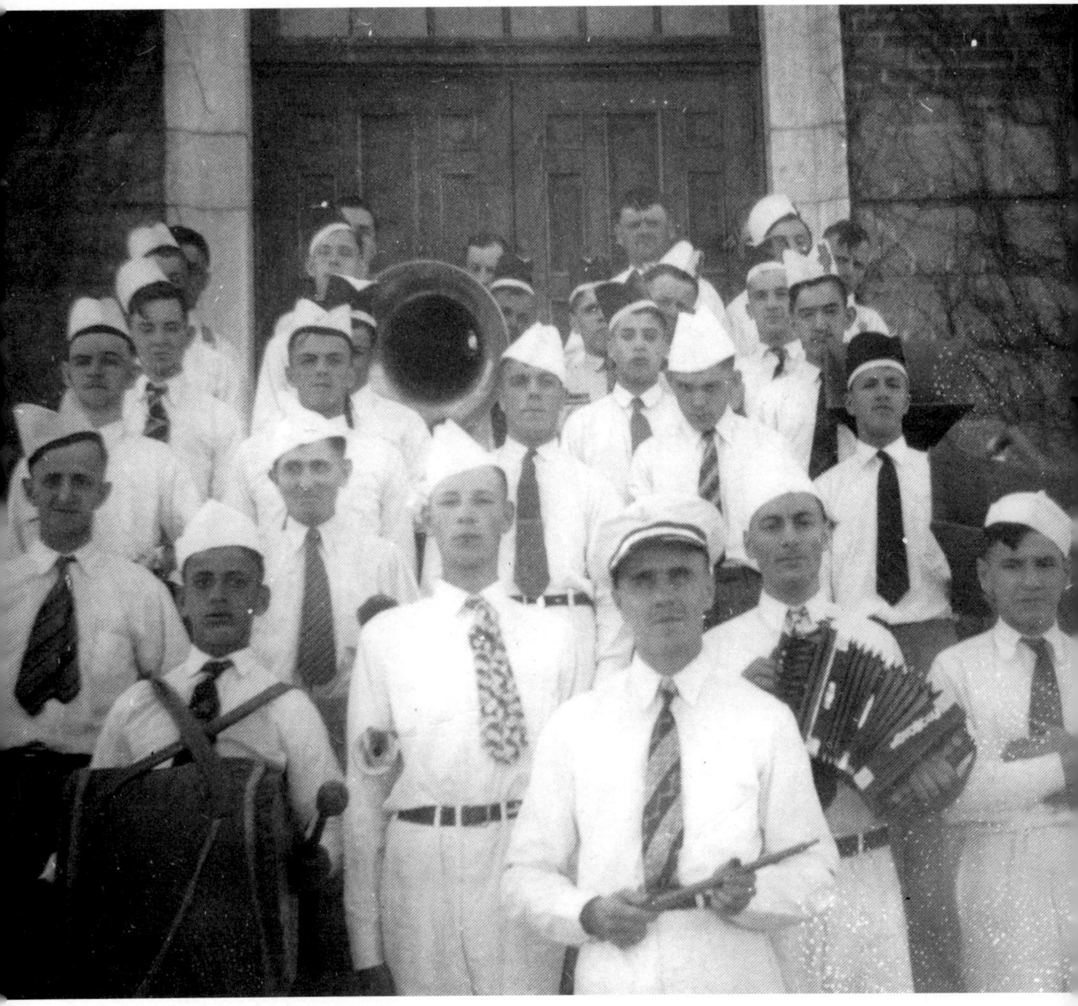

« Dans ce milieu où presque tous les sujets fournissent la vivante preuve qu'un handicap va rarement seul, l'important est de reconnaître à la musique le pouvoir de se faire un petit chemin, là où rien d'autre ne saurait passer » (ch. 15). Fanfare des hospitalisés en mai 1941. Source : CAR-PFM.

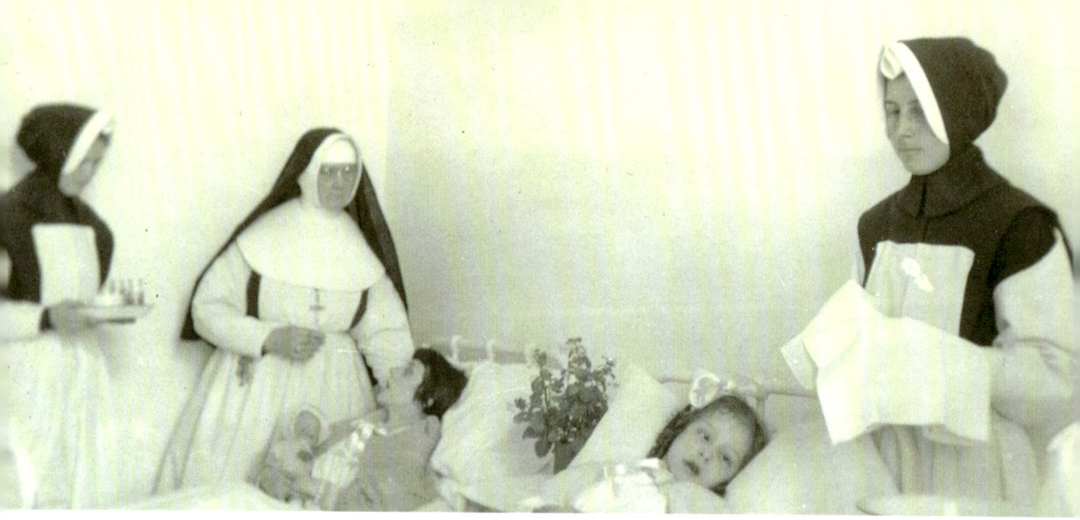

Vers 1945. Certains hospitalisés, ici des fillettes, vivent alités. Les hospitalières comme les postulantes portent un grand tablier blanc par-dessus le costume brun. Source : CAR-PFM.

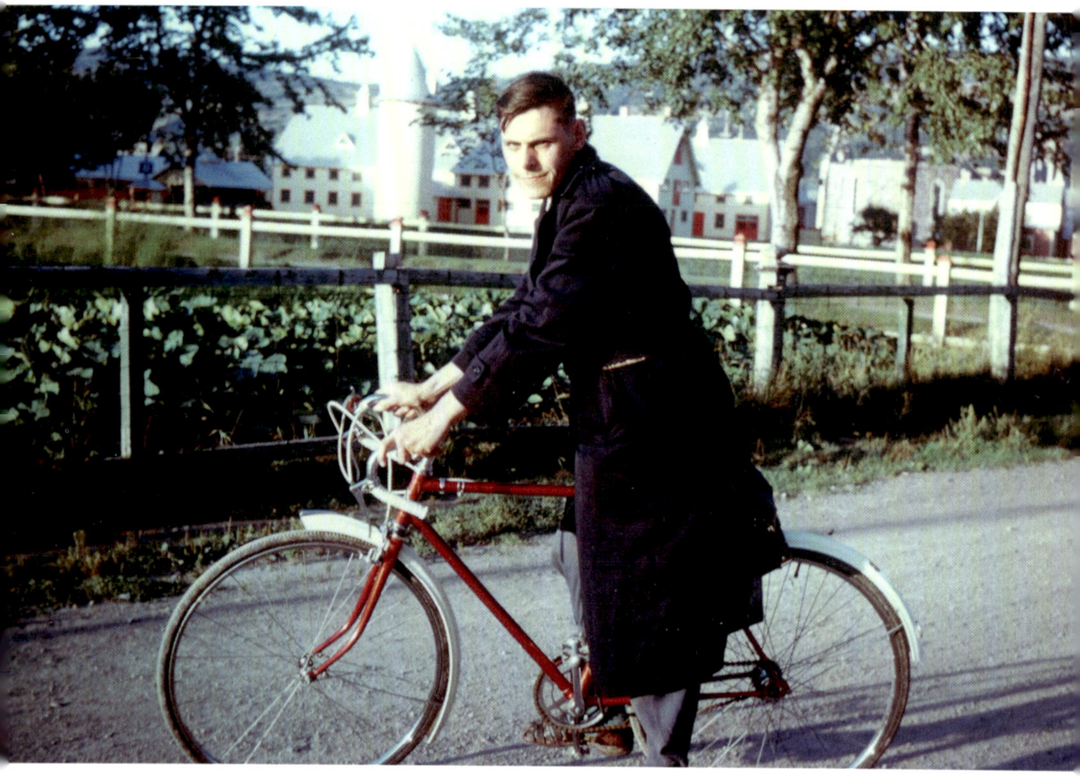

« Après bien des recherches et maintes démarches, Osmond a son propre recoin pour la réparation des bicyclettes ; ce travail l'a toujours fasciné car, en plus d'arrondir son pécule, il apprécie hautement la traditionnelle balade de vérification » (ch. 13). Source : APFM.

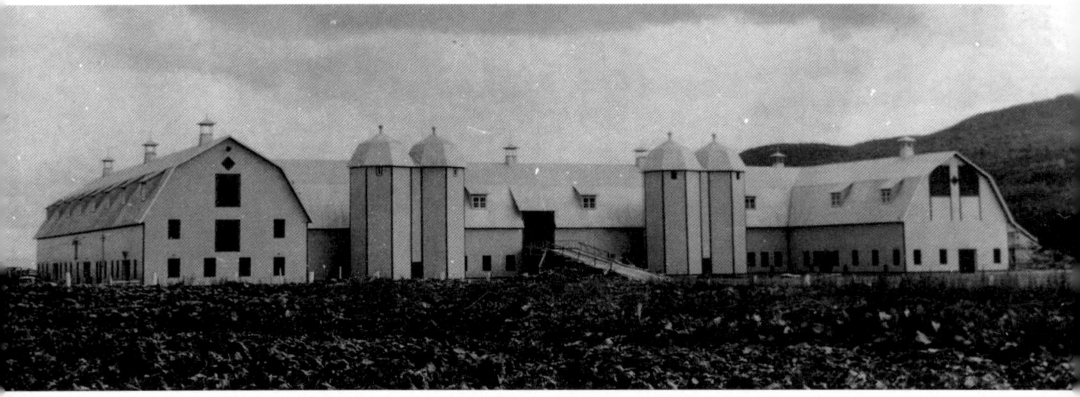

La nouvelle ferme Sainte-Ambroise en 1944. Elle sera la plus grande du pays pendant longtemps. Source : AHBSP.

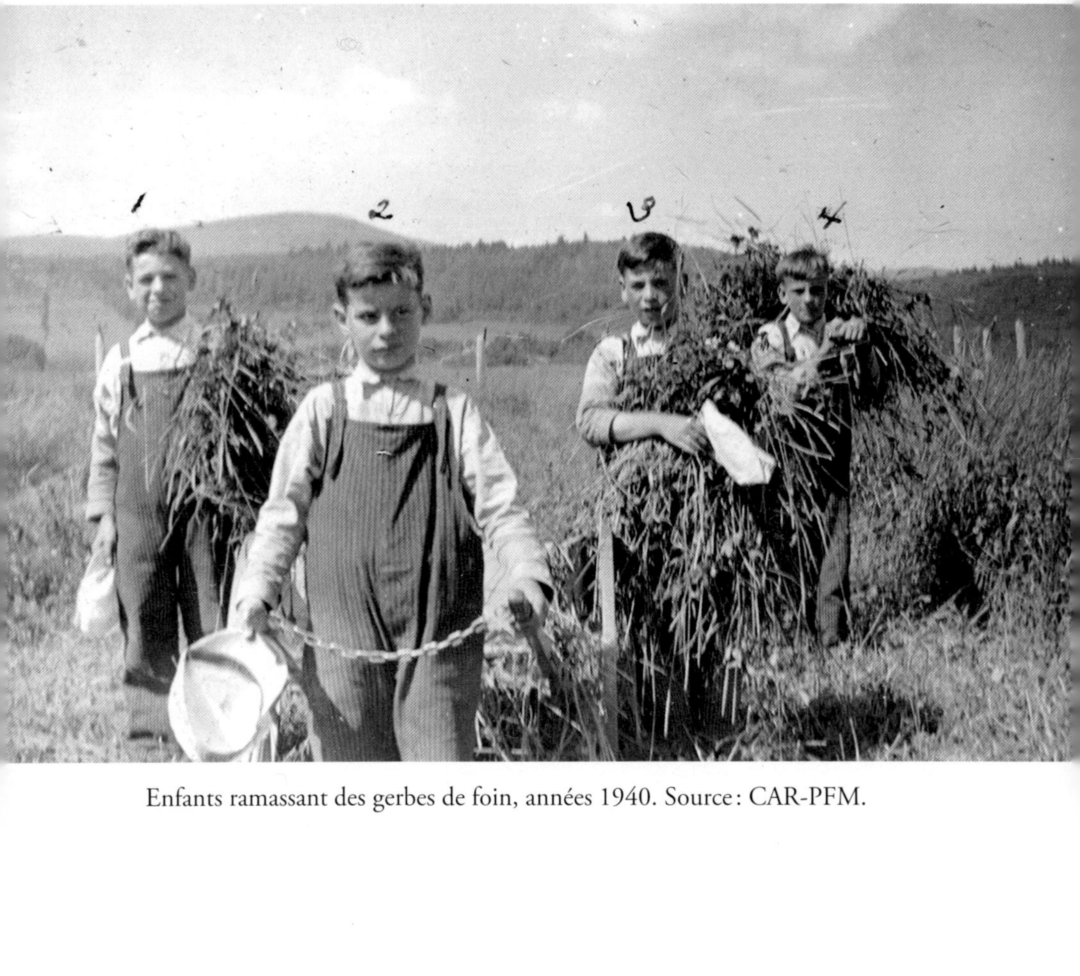

Enfants ramassant des gerbes de foin, années 1940. Source : CAR-PFM.

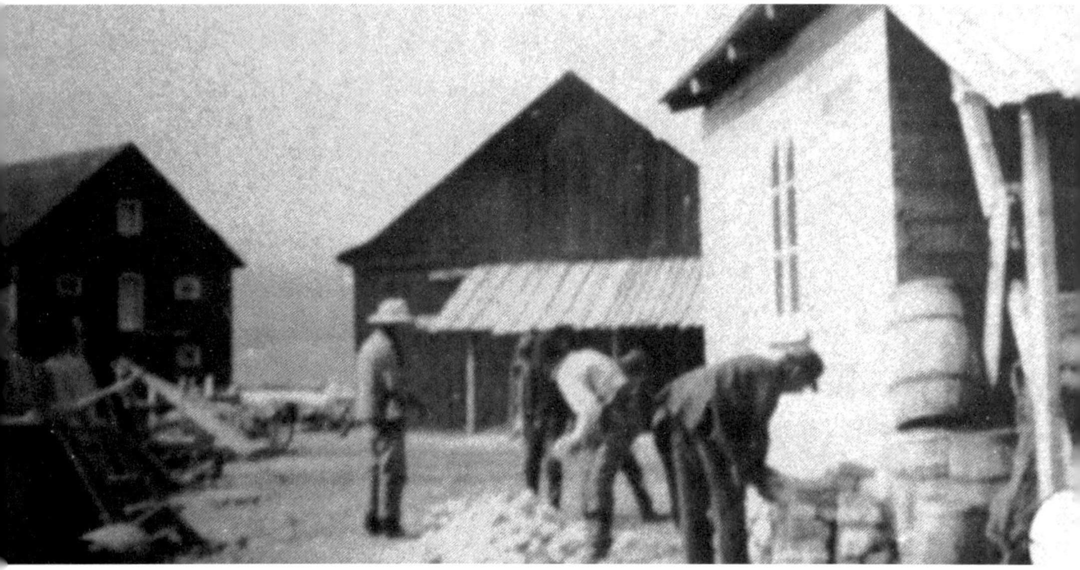

Récolte des patates dans les années 1940. Elles sont placées dans des tonneaux. Source : AHBSP.

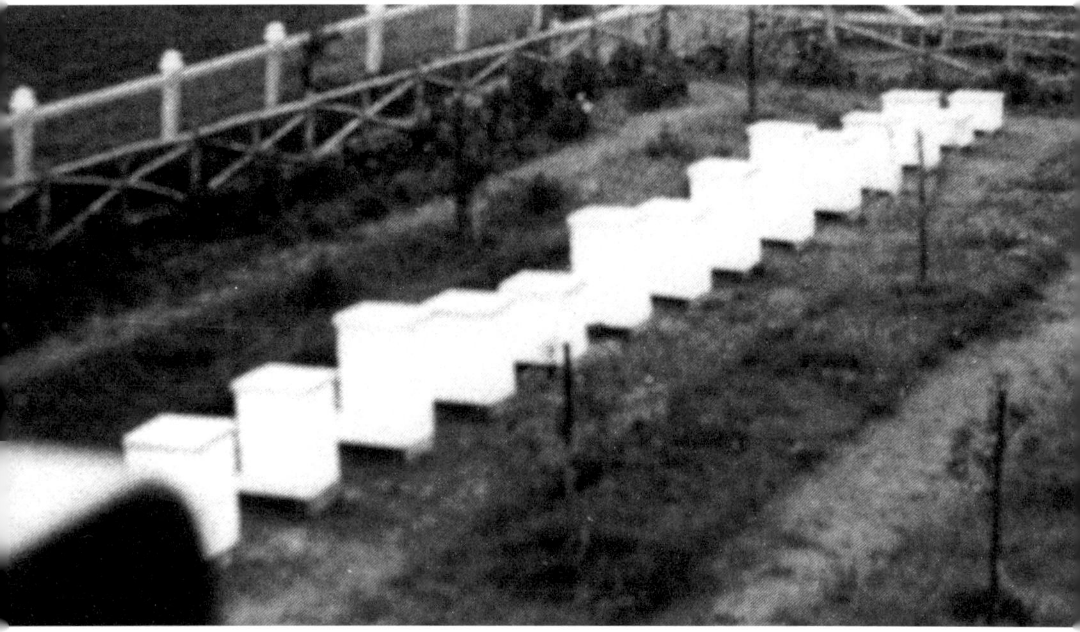

À la ferme, « une fois dépassée la généreuse plantation de lilas, se déroulent de longs tapis de trèfles et le bourdonnement des abeilles annonce la proximité des ruches » (ch. 13). Source : AHBSP.

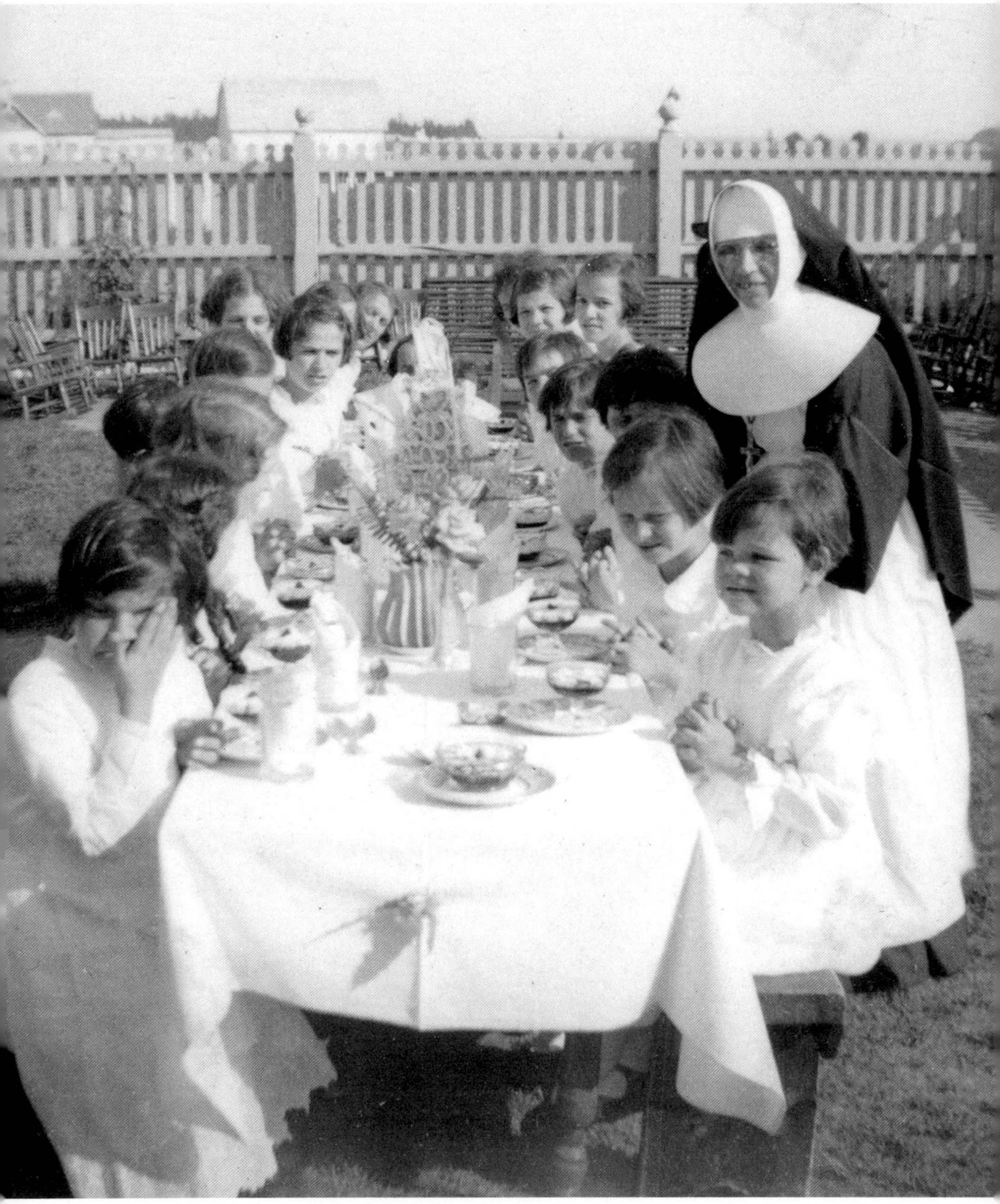

Pique-nique par un beau temps d'été, près de la ferme. Les garçons ont le leur près de la rivière. Source : APFM.

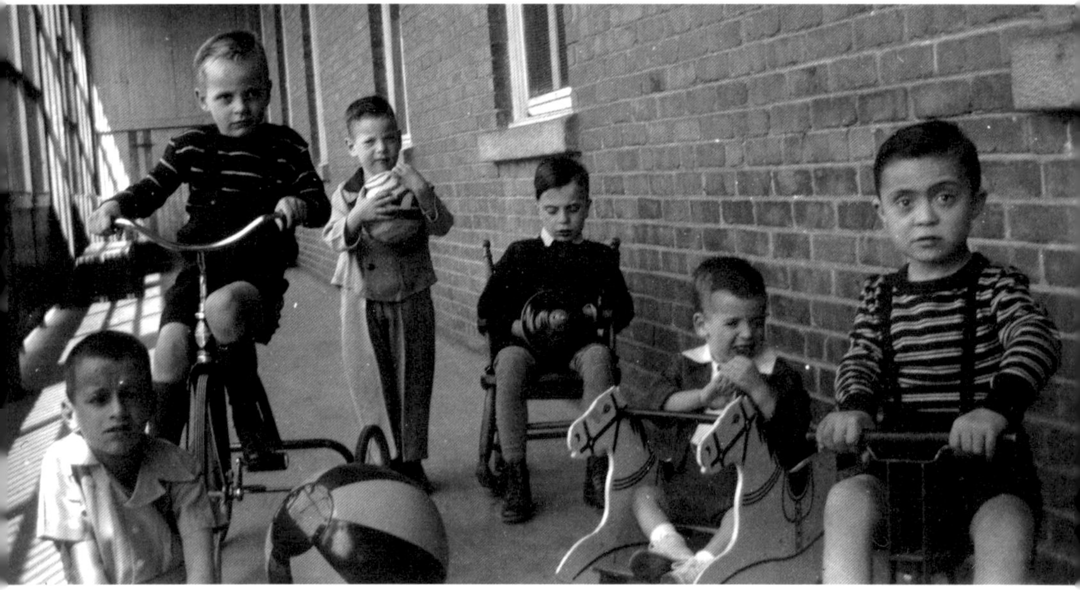

Enfants jouant sur l'un des balcons de l'hôpital. Celui de droite est aveugle. Source : APFM.

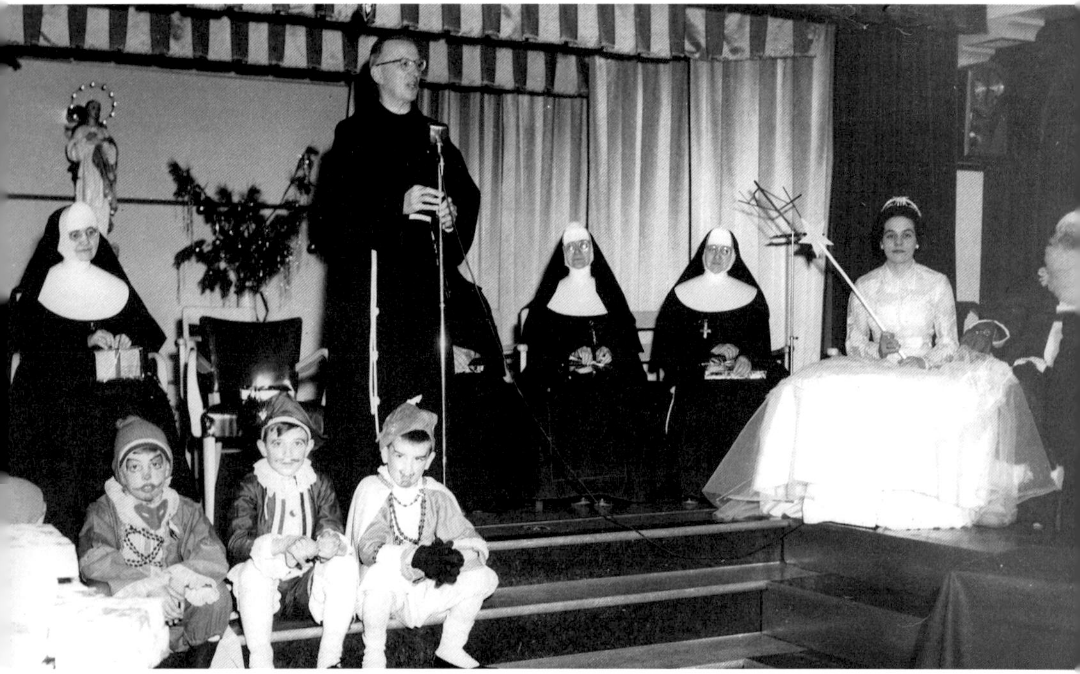

Noël des Chevaliers de Colomb, dans les années 1950. Source : APFM.

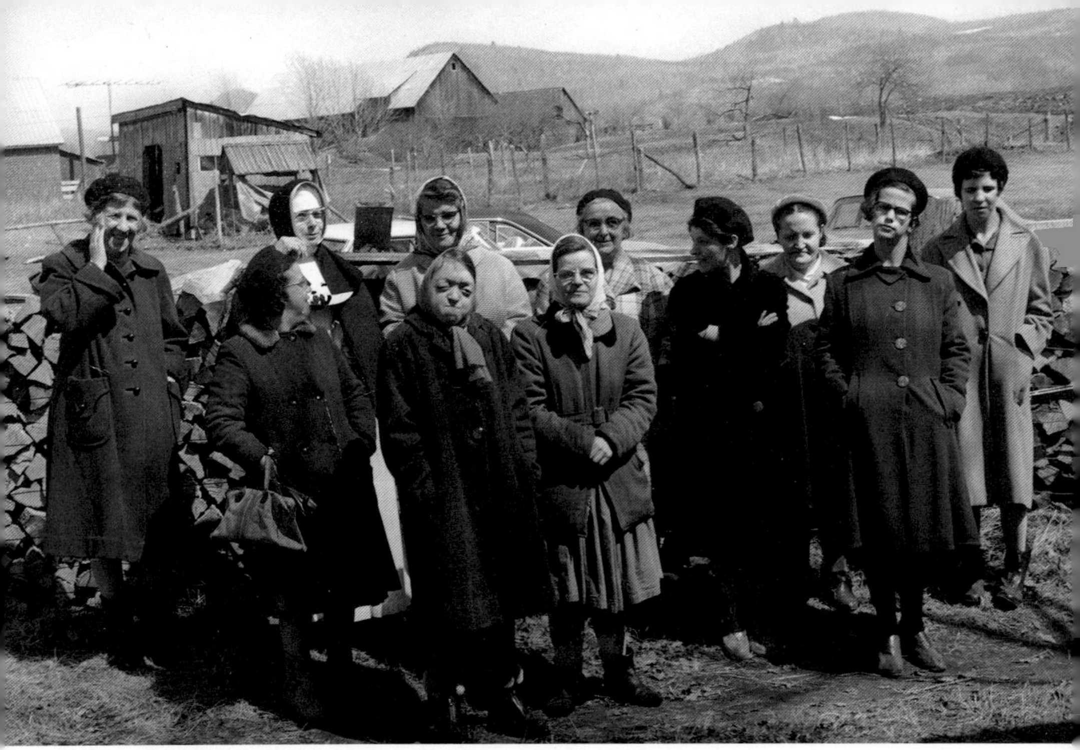

Excursion des femmes à la cabane à sucre, au début des années 1960. Source: APFM.

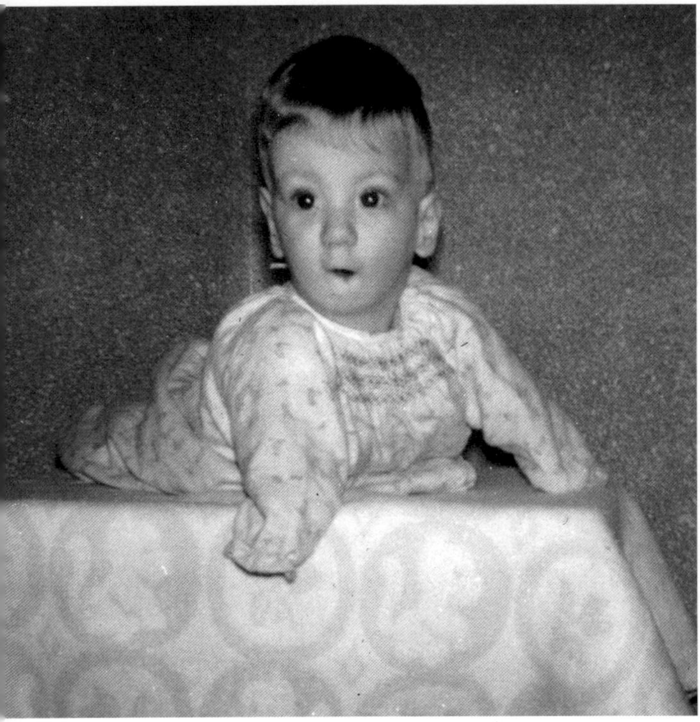

La thalidomide, prescrite seulement de 1957 à 1961, contrait les nausées chez les femmes enceintes, mais ce médicament a causé de graves malformations chez leurs enfants. Source: APFM.

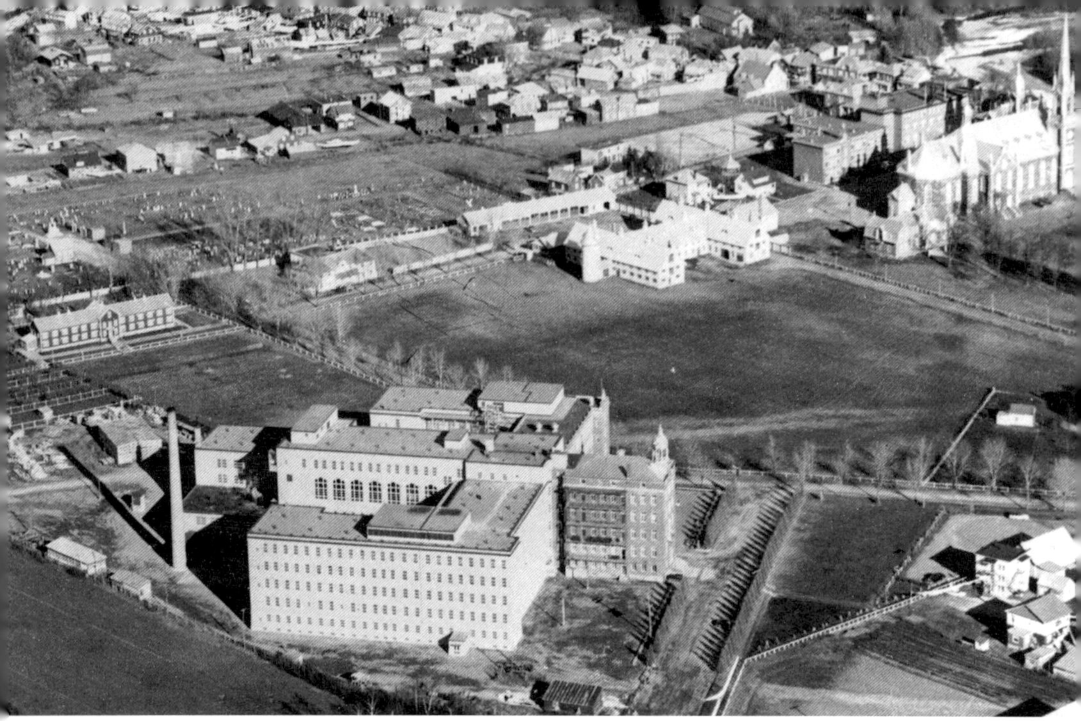

Agrandissement de l'hôpital entre 1958 et 1961. « On remarque la villa Fafard au milieu, juste entre le poulailler et les ruches à gauche et la ferme Saint-Aubin à droite derrière l'église. Source : AHBSP.

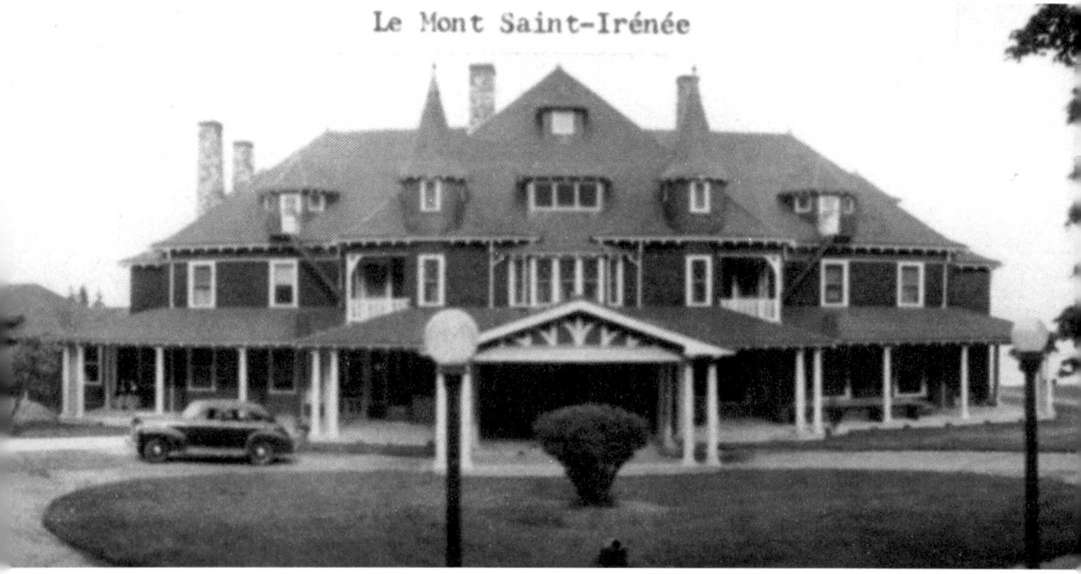

L'ancienne résidence de Rodolphe Forget à Saint-Irénée : « Gil'Mont ». En 1958, le Mont-Saint-Irénée reçoit 150 hospitalisés. Ce pavillon sera détruit par un incendie en novembre 1965. Source : AHBSP.

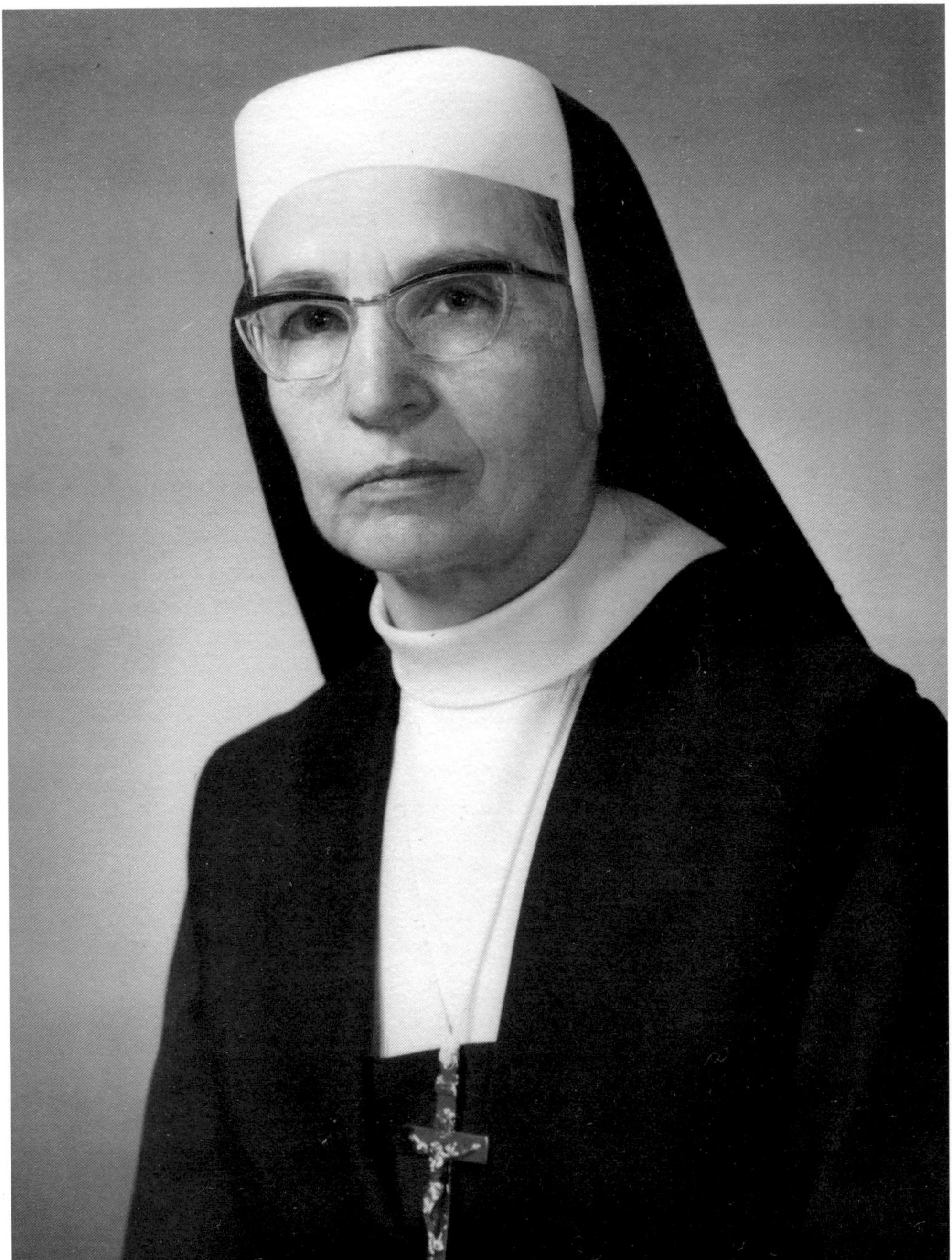

Sœur Berthe Gauthier, directrice de l'hôpital alors que s'annonce la période des réformes. La photo date de 1966. Source : APFM.

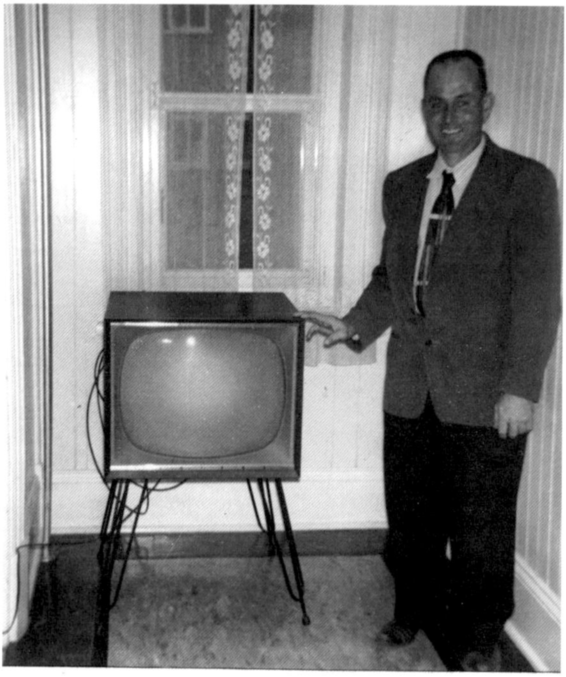

« La réponse est de Noël 1962 où l'on installe, dans chaque département, un appareil de télévision. C'est le monde tout entier qui passe devant les yeux, l'attrait devient si fort que seuls y sont indifférents les sujets coupés de la réalité. Même les enfants surhandicapés réclament leur part du spectacle sans cesse renouvelé » (ch. 15). Source : APFM.

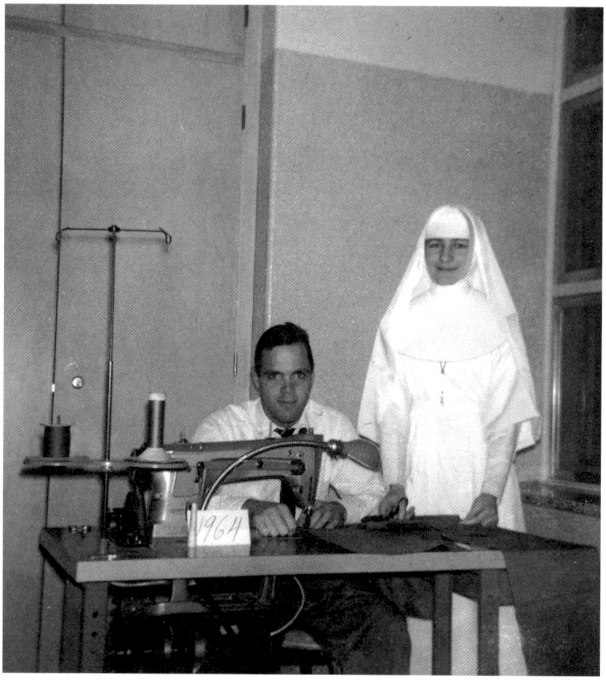

« Marcel se montre disponible lorsqu'une aimable dame réclame ses services pour l'ajustage et le bord de ses robes ou de ses jupes » (ch. 13), 1964. Source : APFM.

d'heureuse contagion dans le phénomène de la générosité, plusieurs, après leur journée de travail à l'hôpital, donnent allègrement leur soirée à l'invite d'une simple phrase lue au passage : « Concours de clouage au Domaine des cimes, ce soir, apportez votre marteau », « Du nerf et de la bonne humeur, c'est tout ce qu'il faut pour entreprendre les planchers des chalets, vous viendrez », et d'autres du même genre. Là-haut, c'est la corvée. Il n'est pas question de patrons ou d'employés, d'hommes ou de femmes, de frères ou de sœurs, de professionnels ou de bénéficiaires. De la fin de mai à la mi-juillet, la montagne accouche de cinq chalets et d'une dépendance. Toute la vallée vibre d'une fierté joyeuse lorsque, le lundi 19 juillet, un rire d'enfant s'accroche au chant d'un moniteur : les camps sont ouverts ! Les frères-constructeurs reprennent leur spécialité d'éducateurs de plein air à la tête d'une équipe bien motivée. De concert avec une corporation très active et une direction pédagogique éclairée, ils mèneront le camp à son accréditation dès 1968. Le Domaine des cimes constitue une ouverture d'été pour les enfants et adolescents en difficulté alors que, pour couvrir les autres saisons, le CMPP est officiellement reconnu comme institution indépendante depuis 1967 par le ministère de l'Éducation. Cette assurance d'un centre de jour facilite la tâche du service familial, chargé de trouver de bons foyers d'accueil alors que la clinique externe pour enfants et adolescents peut jouer son rôle de prévention et réadaptation à court terme, ce qui réduit le temps d'hospitalisation quand celle-ci s'avère nécessaire.

[Éducation et rééducation psychomotrice, rééducation fonctionnelle, correction du langage, expression corporelle, art rythmique, éducation physique, contes et jeux de groupe, sorties à Québec : tel est donc le programme du secteur Kennedy, consacré aux activités parascolaires. Des tournois sportifs sont organisés avec les équipes scolaires de la région. Bientôt, les jeunes de l'hôpital participeront aussi aux compétitions des Olympiques spéciales. L'été, la rééducation par le loisir se transporte au Domaine des cimes, où ils expérimentent toutes les activités traditionnelles des camps de vacances, y compris quelques jours de camping.]

* * *

L'inévitable dérangement dont s'accompagne le progrès fait que plusieurs pièces de la maison changent encore de visage : ameublement inusité, murs plaqués d'imposants tableaux verts. C'est que, pour insolite que cela paraisse, s'annonce en septembre 1965 une rentrée scolaire n'ayant rien d'ordinaire. Depuis quelques semaines, des professeurs tiennent en haleine deux secrétaires pour la mise en place d'une formule d'enseignement individualisé à partir du plan Dalton, du système de Winnetka et des théories de Robert Dottrens. De plus, ils sont six à plein temps pour dresser l'inventaire des moyens de récupération et d'éveil susceptibles d'appeler, à la rescousse de la connaissance, le service des cinq sens. Jamais plus riche champ d'action ne s'est ouvert à des travailleurs, à des bûcheurs, à des chercheurs. C'est une occasion unique d'aller jusqu'au bout de soi-même, une occasion sans cesse espérée par les éducateurs de haut lignage pénétrés de la certitude fondamentale que « tout l'apprendre est dans celui qui apprend, non dans celui qui enseigne ».

Dans cette maison, c'est donc uniquement comme instrument secondaire d'éducation que chacun doit se considérer, en acceptant le rôle de réveiller le vouloir grandir, le vouloir agir, le vouloir dire, le vouloir savoir pour en arriver, enfin, au vouloir et pouvoir partir ! Étant reconnu que toutes les ressources se trouvent en puissance dans la clientèle, il importe de ne pas multiplier les erreurs dans l'encadrement comme dans le choix des activités formatrices.

La bonne marche du CMPP nécessite la participation d'une cinquantaine de membres. Y est embauché un personnel plutôt jeune qui vit pour la plupart dans la région. Pour le secteur scolaire proprement dit, quelques professeurs seulement ont une qualification d'enseignants spécialisés alors que les autres sont accrédités à l'enseignement habituel. Mais, en signant leur contrat, on attire leur attention sur une clause qui les oblige à s'inscrire soit aux cours d'enseignement aux inadaptés, soit aux cours d'enseignement préscolaire. Ceux qui se destinent au secteur parascolaire doivent aussi prendre des crédits dans une des disciplines pertinentes, à savoir l'éducation physique, les travaux manuels, les arts plastiques, l'art rythmique, l'expression corporelle ou les sports.

Comment pourrait définir une scolarisation adaptée au milieu, la plus libératrice qui soit, et n'ayant rien d'un nouveau réseau de contraintes ? Explorée à partir des maîtres anciens, l'histoire de l'éducation abonde en théories comme en expériences, en projets réussis comme en aveux d'échecs. Cependant, nulle part il n'est proposé de recette-miracle. Il s'en dégage plutôt une invite de rencontre sur le plan de l'esprit, la vision partagée d'un idéal commun. C'est ainsi que Jeanne Cappe vient, en toute douceur et suavité, traduire des attentes : « L'école dont je rêve laisserait autant de temps pour vivre que pour apprendre ; et ce serait, encore une fois, apprendre à vivre. » Voilà merveilleusement exprimée la conception de l'école projetée. Pour la programmation, la rencontre se fait avec André Mahé et son *École heureuse*. Ici, on s'engage dans le sentier presque méconnu du mi-temps scolaire. La tentative a tôt fait de se révéler bénéfique tant pour les étudiants que pour les professeurs. Les premiers font preuve d'une ferveur de néophytes, les seconds passent allègrement d'une classe de troupe (6 à 10 sujets) à un mode d'enseignement privé (1 à 3 sujets). Sitôt leurs cours reçus, c'est comme des cabris que les élèves se dirigent vers les activités d'expression, vers les disciplines dont l'objectif vise à rendre le corps mieux développé, plus dégagé, plus harmonieux : sports de plein air, éducation physique, expression corporelle, danse, etc. Il est à remarquer, en consultant l'horaire, que les activités ludiques d'apprivoisement cèdent, peu à peu, une plus large place au travail dirigé.

[Tous les jeunes minimalement autonomes et dont le Q.I. est d'au moins 35 sont scolarisés. Ce seuil bas révèle bien l'engagement du CMPP en faveur de la réadaptation. De la prématernelle à la 4e année, ils fréquentent l'école Marie-Bibeau. Un petit nombre poursuit à la section Durocher, jusqu'à la 9e année. En 1965-1966, 244 enfants fréquentent la section Marie-Bibeau, et 64 la section Durocher. Or, très tôt, le CMPP s'ouvre à de nouveaux groupes d'enfants. Les anciens, bien sûr, qui ont été placés dans des familles. Mais aussi, et cela sous la pression des commissions scolaires de Charlevoix, des élèves en difficulté d'adaptation scolaire provenant des écoles régulières. Ces trois groupes se répartissent respectivement ainsi en mai 1967 : 122, 64 et 100. À ce moment, le CMPP est reconnu comme institution indépendante par le ministère de l'Éducation.]

* * *

Pendant que la réhabilitation des sujets les plus évolués se déroule si bien qu'il est rarement une semaine sans l'enregistrement de quelques départs, d'autres essais prennent force et vigueur. Ainsi, pour la catégorie de résidents de longue date dont on dit qu'ils souffrent « d'hospitalite », le nursing expérimente la technique de remotivation mise au point par Dorothy Hoskins Smith selon cinq étapes bien déterminées. Cette méthode ayant fait ses preuves aux États-Unis en est à sa percée dans les hôpitaux psychiatriques du Québec.

Comment doter la majorité des hospitalisés, lourdement handicapés, d'une relative indépendance personnelle et d'un élémentaire degré de socialisation ? Ce défi est lancé à tout l'hôpital par le docteur Jean, pour qui, « dans un milieu comme celui-ci, chaque employé se doit d'être un thérapeute quelle que soit sa fonction ». Face à tout ce monde d'enfants montés en graine chez lesquels n'existe pratiquement aucune motivation à l'autonomie, il n'est pas facile de prendre une juste attitude.

À tous les moments du jour, dans l'une ou l'autre partie de chacun des étages, au-dedans comme au-dehors, les plus simples choses sont sollicitées, les encouragements à l'action cent fois répétés, les moindres réussites signalées par des manifestations que les profanes jugeraient futiles et disproportionnées. Jean tient sa cuillère et Louise la porte à sa bouche avec le succès qui s'accompagne d'un joyeux gâchis… Bravo ! Marco passe ses bas, talon par devant… Quand même, c'est beau ! Réjean tient, à deux mains, un verre avec lequel il s'arrose plus qu'il ne boit… Hourrah ! Louis glisse un bras dans la jambière de sa culotte… C'est déjà quelque chose ! Paul pousse de ses doigts gourds le bouton dans la boutonnière… Il s'applaudit lui-même. Michel place les blocs sans les tirer tout autour et Jacques apprend à s'amuser sans détruire… Bien ! Thérèse part à la découverte des escaliers, chaque marche est une périlleuse escalade, un pied, puis l'autre… Allez, hop ! Marcel est fêté parce que son nom disparaît de la liste humide et grise des encoprésiques, des énurésiques diurnes et nocturnes. Carmen sait maintenant où elle commence et où elle finit : son nez, sa bouche, ses yeux, ses doigts, ses pieds, sa tête, Alouette ! Que le ferret du lacet en vienne à rejoindre l'œillet du soulier, c'est une réussite ; que soit compris le secret du nœud simple, c'est une prouesse ; qu'après mille embrouilles on arrive au mystère de la boucle, c'est un exploit ! Sortir du nid plus ou moins confortable de la dépendance, déchirer la crainte dont s'habille chaque expérience nouvelle, tout est là !

Il n'est pas demandé à tous de préparer avec un tel acharnement d'aussi poussives exclamations. Doivent se tenir à l'écart de cet exercice les gens qui, pour fonctionner, ont besoin de résultats immédiats et gratifiants. En effet, ils brûleraient toutes leurs réserves dans l'attente d'améliorations lentes et parcellaires. De même, mordus de l'efficacité, ceux qui en veulent toujours pour leur argent ne sauraient compter sur des transformations aussi radicales que dans le secteur de la construction : un mur qui bloque, on le fait tomber, un coin est sombre, on y perce une fenêtre. Cette puissance n'opère pas lorsqu'il s'agit d'un blocage humain ou d'une brume intellectuelle chronique. Ici, la partie se joue et se gagne par les cœurs simples qui s'émerveillent des moindres succès, prennent leur récompense dans la gratification de l'autre et, comme des sourciers, savent longtemps arpenter le désert avec la branche de coudrier qu'est l'espérance. Encore faut-il ajouter à la louange des démunis profondément atteints qu'ils savent, mieux que personne, payer de retour ceux qui acceptent leur compagnonnage. Allant de dépouillement en dépouillement, de simplification en simplification, ils les conduisent jusqu'au chemin étroit, jusqu'à la porte basse ouvrant sur la première béatitude qu'est « la pauvreté en esprit ». Bienheureux !

CHAPITRE 18

[Ils sont là]

Voilà qu'il est donné une chance de reprise à la société,
l'occasion de réparer son injustice
envers une catégorie de personnes profondément lésées.

[Après un rodage qui s'étend sur quelques mois, les opérations du Service des foyers débutent vraiment à la fin de l'automne de 1965 sous la direction de sœur Marie-Alice du Divin-Cœur (Gisèle Brunet).] C'est qu'un douloureux imprévu vient accélérer tous les projets de décongestionnement.

Dans la nuit du samedi 20 novembre, le feu réduit à néant le pavillon central du Mont-Saint-Irénée, ce qu'il est convenu d'appeler « le château ». Les flammes dévorent tant et tant de souvenirs, elles rasent un immense plateau au-dessus duquel il se pourrait bien que, lors des froides brunantes où règne le nordet, les riverains de la côte sud voient se profiler dans « les clairons » cavaliers et jolies dames dansant le menuet, riantes frimousses des enfants Forget, jeunes filles en fleurs de la Maison joyeuse. Et dans le tableau se glisseraient quelques visages de « ces êtres qui souffrent sans savoir pourquoi » et desquels Bernanos dit « qu'ils vont se réveiller sur l'épaule de Jésus-Christ ».

Pour l'équipe de sauvetage dirigée par l'abbé Jean-Julien Verreault et les religieuses, il se dégage un aspect consolant. Par temps d'aurores boréales, nul fantôme ne flottera sur les hauts de Gil'Mont car, bien enveloppés dans leur couverture de laine, les cent cinquante rescapés roulent vers la baie. À l'Hôpital Sainte-Anne, il a suffi de quelques heures pour rassembler des lits de fortune. Et chacun pourra reprendre, tant bien que mal, le fil de cette étrange nuit.

Les employés d'alentour et quelques bénévoles, le personnel religieux au complet, les docteurs Paul-Armand Fiset, Joachim Bouchard, Léonard Frève et Jean-Robert Desgagné se retrouvent à la messe célébrée par monsieur le vicaire Paul Tremblay. L'office dominical se déroule à l'heure des catacombes, il est trois heures du matin.

L'emploi du temps de ce dimanche n'inquiète personne : donner à manger à ceux qui ont faim, vêtir ceux qui sont nus, soigner ceux qui sont malades, rassurer les parents, orienter ceux qui ne se retrouvent plus, consoler ceux qui ont tout perdu, montre, transistor, lunettes, coffre au contenu aussi hétéroclite qu'inestimable.

Vu l'urgence de la situation, le Bureau du surintendant se fait le point chaud d'une régionalisation bousculant toute planification antérieure. À la mention « provenance des hospitalisés », les dernières statistiques témoignent d'une dispersion qui s'étale sur soixante-quatre comtés du Québec avec, ici et là, d'assez fortes concentrations. Une vingtaine d'individus proviennent de quatre autres provinces et des États-Unis. Vu les directives de la Direction des services psychiatriques du ministère de la Santé selon lesquelles les patients doivent désormais être assignés à un établissement de la région dont ils provenaient avant toute hospitalisation, et compte tenu que plusieurs sanatoriums sont vidés par la régression des maladies pulmonaires, le surintendant force les portes encore réticentes à s'ouvrir. Avec une efficacité hors du commun, garde Thérèse Tremblay établit un réseau de dépistage qui rejoint et sollicite jusqu'aux plus petits centres de services privés. Dès le mardi 24 novembre, le mécanisme des transferts se remet en fonction pour régionaliser plus de soixante sujets. Des efforts répétés au cours des semaines, des mois et des années qui suivent vont faire basculer les statistiques de façon impressionnante. [Au 31 décembre 1967, 1 003 patients seront inscrits dans les registres contre 1 376 quatre ans plus tôt, ce qui donne une mesure des transferts.]

Une philosophie de soins désormais tournée vers la désinstitutionalisation inspire des changements jusque dans le cadre matériel.

De plus en plus, les réaménagements diminuent les espaces de vie en faveur des espaces de consultation, tout favorise le passage et le court séjour. Les admissions des adultes se font rares et prennent le rythme d'une petite circulation, alors que va s'accentuant le mouvement de grande circulation qui désinstalle une population apparemment enracinée à jamais. [En 1966, le conseil d'administration prend deux autres décisions sur les entrées : cesser sauf exception celle des jeunes de moins de seize ans, refuser celle des enfants de moins de cinq ans. L'hôpital deviendra donc progressivement un établissement pour adultes.]

[En plus de la régionalisation, l'hôpital procède à des placements. Les premiers concernent les sujets les moins atteints, ceux dont le retard s'explique souvent par leur institutionnalisation précoce et prolongée. C'est pourquoi, au Service des foyers, on est d'abord porté à croire que simplement de vivre désormais hors les murs constituera en soi une amélioration. Plusieurs enfants sont placés à Baie-Saint-Paul ou dans les villages proches pour faciliter leur fréquentation du CMPP. Les grands adolescents et les adultes sont pris surtout chez des cultivateurs. Poussé par l'urgence, ce que cherche d'abord et avant tout le Service des foyers, y compris pour les adultes, ce sont simplement « de bons parents ».

Se développe aussi rapidement la formule des foyers collectifs qui hébergent entre cinq et douze résidents.] Le Service des foyers récupère à cette fin les petits hôtels ou les auberges vivotant dans une région où l'apport touristique est à la baisse. C'est ainsi que surgissent l'un après l'autre les milieux de vie suivants : la « villa des érables » à Pointe-au-Pic, « le gîte » à Saint-Urbain, le « foyer Mont-Murray » à Cap-à-l'Aigle, l'« auberge du pêcheur » à Port-au-Persil, la « villa des cèdres » à Clermont ; d'autres encore sur la Côte-de-Beaupré et à l'île d'Orléans. [Là non plus les « parents » ne sont pas spécialement préparés, mais les femmes sont invitées à suivre la formation de « mère de groupe » dispensée par l'hôpital. Suivis de près par sœur Brunet, supervisés deux à quatre fois par mois par le personnel, visités chaque année par le surintendant médical, certains foyers deviennent des ressources précieuses, d'autres ne passent pas la rampe et sont fermés. Leur nombre se stabilisera bientôt à une huitaine.] Pour une quarantaine de dames et demoiselles, on aménage le grand pavillon sis au premier plateau du mont Saint-Irénée. Les sœurs y deviennent les « mères de groupes ».

[Par ailleurs, deux foyers de groupe de réadaptation sont mis sur pied à l'automne de 1965 et confiés, eux, à des professionnels. Le rapport Bédard, qui a pensé surtout aux malades psychiatriques, a recommandé l'instauration d'un réseau public de foyers relevant directement du ministère de la Santé. Or, dans un premier temps, celui-ci préfère procéder prudemment, au moins pour les cas de déficience. Par l'entremise des Fondations Fafard, c'est donc l'hôpital qui se charge des premiers foyers. Celui de Charlesbourg, expérience-pilote financée par le Ministère, est un foyer de transition à l'usage aussi de l'Hôpital Saint-Michel-Archange. Y sont admis une trentaine d'adultes internés depuis dix-sept ans en moyenne, mais qui donnent de grands espoirs de réintégration sociale. Quant à celui de Saint-Tite, il accueille une douzaine de jeunes « entraînables », c'est-à-dire atteints d'une déficience moyenne. Ils y suivent un programme intensif de réadaptation dans une ambiance plus familiale qu'à l'hôpital.]

Si l'on tente de fixer les traits des gens qui forment les premières équipes au Service des foyers, il faut reconnaître qu'ils tiennent à la fois de l'évaluateur, du déménageur, du cascadeur, du secouriste, du bon Samaritain, de l'ami, du confident et de qui encore ? Leur responsabilité : évaluer le style de vie des individus et les motivations qui poussent à la prise en charge, vérifier les installations matérielles et sanitaires, transbahuter le client d'un endroit à l'autre, crever sa voiture sur toutes les routes et par tous les temps, répondre au premier appel pour éviter que l'angoisse ne s'installe, se porter au secours des malades et les ramener aux sources de soins, se prêter à l'écoute des familles d'accueil et vivre les exigences d'une amitié qui se greffe, etc. Ce sont de telles personnes, sans calculs mesquins et sans horaires fixes, qui ont rendu possible et bénéfique ce que la sagesse, dominée par une fausse prudence, qualifiait de « doux rêve voué à un spectaculaire échec aux irréparables conséquences ».

L'opération-placement déclenche chez les résidents diverses réactions. Certains vivent l'événement avec l'euphorie d'une délivrance pendant que d'autres ressentent ce que Marc Oraison définit comme « une frustration d'arrachage ». Plusieurs passent d'une atmosphère de vase clos aux menaces des quatre vents sans trop réaliser ce qui se produit. C'est alors que l'angoisse se loge chez les sœurs. Car les femmes ont cela de particulier que leur sens maternel s'affine en faveur des hommes qui ont vieilli sans sortir de leur enfance et de ceux qui, devenus malades ou parvenus au bout de leur âge, font une seconde entrée dans le fief de la dépendance.

Or, il en est pour juger de manière pour le moins simpliste que c'est là surprotection ou pitié sentimentale, alors qu'il s'agit plutôt du réflexe du berger, inquiet des loups et des vautours. Comment ne pas être réticentes devant la libération de sujets sans défense et trop pauvres pour se mesurer à une société dure et sans âme, une société ayant perdu le sens du raisonnable dans un rythme qui va s'endiablant plus qu'il ne s'humanise ?

Tenter l'enjeu de rallier jugements et volontés à la cause de la réinsertion sociale, c'est compter avant tout sur les gens du juste milieu : ni défaitistes ni téméraires. Assez lucides pour concéder que nul n'est exempt de voir se réveiller un jour ou l'autre, en lui ou chez les autres, la triste hérédité de Caïn ; assez honnêtes pour avouer que des abus de pouvoir ont déjà produit des effets regrettables lorsque, en atteignant les plus vulnérables, certains coups du personnel exaspéré ou de patients dominateurs « se sont égarés sur la face ensanglantée du Christ » ; assez sages, malgré tout, pour faire confiance à la Providence qui habille les fleurs et nourrit les oiseaux, confiance aux gens et confiance au temps. Grâce aux tenants du juste milieu, [en décembre 1967, 335 anciens internés, déjà,] ont franchi l'escarpe.

* * *

Notre région est à l'heure du face-à-face, et l'événement se déroule comme un scénario qui ne manque pas de relief : d'un côté, des hommes et des femmes un peu perdus dans le vêtement trop large d'une liberté neuve, de l'autre, une population singulièrement à l'étroit dans un habit de préjugés vieux comme le monde.

La population de Baie-Saint-Paul, comme celle des municipalités d'alentour, englobe désormais des citoyens dont la venue était redoutée. Ceux qui ont des yeux pour voir et des têtes pour penser se sont vite rendus à l'évidence que l'ordre public n'y perd en rien et que l'ordre financier s'en porte mieux, en partie grâce aux taux de pension que les foyers d'accueil font périodiquement grimper avec une ferveur entretenue et concertée. Et c'est sans compter ce que la transformation de l'hôpital apporte comme aisance. D'une part, les salaires versés en 1965 seulement s'élèvent à plus d'un million et demi de dollars (1 590 500 $). Cette somme, la région de Charlevoix l'absorbe presque en entier (1 449 000 $), dont plus d'un million pour la municipalité de Baie-Saint-Paul à elle seule (1 102 000 $) (*Rapport annuel de 1965*). D'autre part, la poussée vers le perfectionnement gagne l'un après l'autre tous les métiers, un grand nombre d'employés se mettent à suivre des cours, ce qui fait de l'hôpital un facteur dynamique de culture rayonnant sur toute la région.

Des citoyens donc qui ne dérangent pas, qui favorisent l'équilibre financier, qui sont polis et serviables. C'est à croire que la partie est définitivement gagnée, que chacun se porte « responsable de ceux qu'il a apprivoisés », que le mot d'ordre du départ donne des résultats vérifiables : « Ils vivront parmi nous, épaule contre épaule ! » C'est pleinement réussi ? Non ! Pas tout à fait et pas pour tout le monde. Car résistent les préjugés qui faussent le jugement, risquent de paralyser les plus nobles élans du cœur, orchestrent une danse de sorcières grimaçantes de toutes les peurs morbides : allumeurs d'incendies, fauteurs de troubles, dépraveurs d'enfants et d'adolescents, auteurs probables de délits sexuels, de vandalisme, de vagabondage, de fainéantise, enfin de tout ce que cette même société n'a jamais cessé de fomenter dans ses composantes dites normales !

De l'avis de certains, il manquerait aux patients libérés d'être harmonieux et invisibles. Ils se révèlent un danger pour l'expansion touristique :

> Il y a un autre facteur qui explique pourquoi les gens ne sont pas d'accord, c'est que nous sommes fiers de notre ville. Nous voulons en faire un centre touristique. Et, ce n'est pas leur présence qui va nous aider à gagner notre réputation touristique.
>
> Une idée qui revient souvent est celle de l'image faussée que les malades risquent de donner à la ville. (*Enquête Bouchard et Simard*, p. 30 et 112)

Donnant libre cours à son « surmoi agréable », comme dit Freud, un humoriste se ferait un jeu de réduire ces résistances à quelques bienfaisantes cascades de franc rire :

« Ils marchent à grandes chaloupées… » C'est ainsi que le plus brillant de mes professeurs arpentait les corridors quand un étudiant le suivait pour lui poser une question.

« Ils mangent à bruyantes lampées… » Dans les meilleures familles et les bons restaurants, on trouve un tel voisin de table sans avoir à le chercher.

« Ils déambulent étrangement, avec une démarche… » Oui ! Une démarche typique aux montagnards, tête en avant, dos voûté, géantes foulées.

« Ils s'arrêtent en chemin, l'air perdu… » Ainsi les artistes tombent en extase devant le paysage et s'immobilisent les poètes sous le coup de l'inspiration.

« Il en est qui se parlent à eux-mêmes et qui rient seuls… » J'ai rencontré dans le train un politicien qui se donnait la réplique avec un à point réconfortant. Il y a ce comédien vacancier qui apprend ses rôles et prépare son effet tout comme ce monologuiste à l'étonnante glossolalie.

« Plusieurs ont une expression verbale bien particulière… » Dans une région à vocation touristique, il faut s'entraîner l'œil et l'oreille : universalité du langage gestuel, vocabulaire joualisé, débit petit-nègre, efforts louablement pénibles des étrangers, étourdissante volubilité des Français de France, surprise de nos compatriotes devant le conservatisme de notre parlure et notre lenteur à changer d'âme.

« Quelques-unes de ces personnes sont désarticulées et ont des mouvements incoordonnés… » Nous avons appris très jeunes le respect des infirmes et, presque en même temps, la réalité des fêtards balançant leur fin de chantier, célébrant la signature d'un nouveau contrat ou prolongeant une réunion de famille.

Exiger que tous les humains satisfassent les mêmes critères d'harmonie, c'est risquer la noyade au plus profond du ridicule. Une ancienne de la place dit dans un sourire finement plissé : « Faut toute sorte de monde pour réussir une belle procession ! » Le dominicain Dominique Pire, Prix Nobel de la paix, n'en pense pas mieux et ne s'exprime pas plus joliment : « Il s'agit d'harmoniser nos différences, comme dans un orchestre [où] la diversité des instruments [ne nuit pas à] l'harmonisation des sons ». Bien sûr, il ne faut pas escompter une réussite facile, il est souvent douloureux et toujours exigeant de se plier aux concessions du concept « nous ». Tout comme il est ardu de franchir les étapes qui vont de la pitié malsaine à l'amour vitalisant, même si Mauriac réussit à condenser, en une seule phrase, ce miraculeux phénomène de l'acceptation : « À force de t'avoir aimé pour ce que tu n'étais pas, j'ai appris à te chérir pour ce que tu es ; tu n'as plus besoin d'être un autre pour que je t'aime. »

En dépit de toutes les réticences, malgré tous les réflexes d'antipathie et de craintes fondées ou non, ILS SONT LÀ pour leur juste part de soleil dans la reconnaissance de leurs droits légitimes.

CHAPITRE 19

[Mille en moins][17]

Pour peu qu'il s'exprime en chiffres, le charme ne joue plus :
D'ici dix ans, plutôt cinq que dix,
Réduire le nombre des résidents à six cents,
Plutôt cinq que six.
Quoi ! Mille en moins ?

[Entre 1968 et 1971, la réalisation du plan de restructuration se poursuit : les départements de soins prolongés apparaissent en 1969, l'ouverture de la section générale reste prévue pour 1970. Il faut donc continuer à libérer l'espace. Mais bientôt la situation se complique. Dans l'attente de la loi en préparation sur les services de santé et les services sociaux, le nouveau ministère des Affaires sociales n'ose rien décider. L'ouverture de la section générale est retardée, les admissions à l'école de nursing suspendues ; et repoussée *sine die* la reconnaissance officielle de la seconde mission, en réadaptation, que les Petites Franciscaines de Marie donnent résolument à leur hôpital.]

[Les sujets les plus autonomes ayant déjà été placés, les sorties concernent désormais ceux qui présentent une déficience moyenne. Cela implique toute une nouvelle réflexion sur les soutiens adaptés nécessaires. L'hôpital se dote d'autres foyers de groupe et de quelques

17. J'ai repris pour ce chapitre le titre original donné à son travail par sœur Margaret Porter. Dans le prologue, dont une partie est reproduite ici en exergue, elle fait comprendre que l'idée lui en est venue d'une conversation qu'elle a eue à l'automne de 1964 avec le docteur Bernard Jean, surintendant de l'établissement.

ateliers protégés. Le CMPP contribue au développement des classes spéciales dans la région. En parallèle, des outils d'évaluation et des programmes d'activités thérapeutiques sont conçus pour les hospitalisés plus atteints. Sans compter les religieuses ni les médecins, le personnel passe de 596 à 700 employés entre 1967 et 1971.]

* * *

[De 1968 à 1971, le nombre de patients inscrits dans les registres décroît quant à lui de 1 003 à environ 870. Ces départs s'expliquent en grande partie par le maintien de la politique de régionalisation. Les hospitalisés qui restent continuent de se diviser entre ceux qui vivent *intra muros* et ceux qui sont placés.]

[La classification de 1968 pointe clairement que les patients encore dans les murs présentent désormais une déficience au moins modérée. Des 680, on en a testé 560, les autres étant jugés trop atteints. Et de ces 560, seulement 126 (22,5 %) se situent soit au stade de l'autonomie gestuelle, soit au-dessus de cinq ans d'âge mental. Il est donc plus difficile de leur trouver un foyer, ce que reflète la faible croissance du nombre de sujets placés : ils étaient 335 en 1967, ils sont 363 en 1970.]

[L'encadrement des foyers privés, une bonne centaine, est resserré. Les appellations de père et mère de groupe disparaissent ; une véritable formation d'éducateurs de groupe est plus souvent exigée. Les foyers collectifs doivent en plus se conformer à des normes précises d'espace et d'équipement. Des programmes d'entraînement sont montés pour chacun de leurs pensionnaires, avec des objectifs d'acquisitions intellectuelles et de socialisation. Mais pour poursuivre la déshospitalisation et encourager l'intégration sociale, il faut davantage.]

[C'est pourquoi les équipes mettent sur pied de nouveaux foyers de groupe confiés à des professionnels et dotés de programmes structurés de réadaptation. Puis, ils transfèrent dans des familles d'accueil les sujets qui ont le mieux progressé.]

[Au foyer de Saint-Tite-des-Caps, les jeunes entraînables ont vieilli. Ils sont remplacés par une douzaine de garçons de 9 à 15 ans avec déficience profonde. Plusieurs ont des parents, que les responsables encouragent à reprendre leur enfant pour les fins de semaine et les vacances. Toujours pour les jeunes, les Fondations Fafard font l'acquisition d'une grande maison rurale à Saint-Placide dans laquelle ils établissent un foyer pour une douzaine de garçons moins atteints, mais sans familles. Après avoir fréquenté le CMPP dans la journée, ils y reviennent le soir comme à leur chez-soi. Aux deux endroits, les jeunes bénéficient de programmes intensifs de socialisation qui mettent à contribution les ressources et les enfants du voisinage. À la fin de la décennie ne résident plus à l'hôpital qu'un petit nombre d'enfants, tous de très grands infirmes.]

[Par ailleurs, le foyer de Charlesbourg étant surtout utilisé par l'Hôpital Saint-Michel-Archange, les Fondations Fafard ouvrent en 1968 un autre foyer de transition, à Stoneham, pour quatorze adolescents et adultes de 15 à 25 ans avec déficience moyenne. La fonction clinique est assurée conjointement par une équipe professionnelle de l'hôpital et les responsables du foyer. Le programme d'activités, très structuré, se déploie de demi-journée en demi-journée. De plus, l'hôpital y accole ses deux premiers ateliers protégés, à savoir un moulin à scie et un atelier de menuiserie.]

* * *

[Car déshospitaliser de grands adolescents et des adultes signifie se préoccuper de leur emploi. Au début, plusieurs d'entre eux ont été placés comme aides-fermiers ou comme plongeurs dans les restaurants, hommes de ménage, assistants-buandiers, manutentionnaires, métiers auxquels ils ont été préparés en travaillant avec les sœurs.] Bon nombre se sont ainsi taillé une place et font montre d'une rare stabilité ; preuve que rien ne vaut le long compagnonnage, l'imitation et le dosage des responsabilités.

[Pour des dizaines d'ex-internés, le Service des foyers n'a cependant pas pu trouver d'ouvrage. Qu'espérer alors pour ceux qu'on s'apprête maintenant à sortir ? Le rapport Bédard avait recommandé que le ministère de la Santé, par sa future commission des services psychiatriques, finance l'ouverture d'un réseau public d'ateliers protégés pour les déficients intellectuels. Mais, tout comme dans le dossier des foyers de transition, le gouvernement ne s'engage pas immédiatement dans cette voie. La direction de l'hôpital a donc envisagé très tôt, dès 1964 en fait, de s'en charger directement. En commençant par faire de l'établissement lui-même un milieu de travail protégé: ainsi, des résidents de l'hôpital ont été engagés pour la réfection du bâtiment destiné à loger le foyer de Charlesbourg puis pour aider à construire les chalets du Domaine des cimes.]

Le Danemark, la Suède et la Norvège de même que l'Angleterre ont vu se généraliser le principe de l'atelier protecteur maintenu par l'État. Pour un grand nombre d'apprentis marginaux, cette innovation a débouché sur un emploi gratifiant et une forme d'indépendance socioéconomique. [Aux États-Unis, le travail protégé s'effectue beaucoup dans des ateliers de production industrielle, où dominent les tâches à la chaîne, les cadences et les mouvements répétitifs. On y embauche presque seulement des déficients légers et pour des périodes limitées, car ils sont conçus comme préparatoires à un emploi non protégé.]

Chez nous, les ateliers de travail protégé s'instaurent à un rythme plus lent, en faveur de sujets plus atteints, sur un entraînement indéterminé, avec une perspective de placement plus incertaine. [L'hôpital les considère dans une optique de réadaptation bien plus que de production. Les ouvriers y acquièrent des habitudes de travail, apprennent plusieurs tâches simples et non une seule, en pratiquent éventuellement d'autres plus complexes, et continuent leur préparation, amorcée aux ateliers du Tremplin, aux mille et une obligations de la vie quotidienne telles qu'aller à la banque ou faire son épicerie.]

[Le plan d'équipement de 1966 prévoit la mise sur pied prochaine d'une dizaine d'ateliers protégés pour 125 déficients modérés adultes. Finalement, de 1968 à 1970, outre les deux de Stoneham, deux ateliers ouvrent leurs portes à Baie-Saint-Paul et un à Clermont. Hormis celui de sérigraphie, où l'on reproduit des toiles de maîtres, ils sont tous dans le secteur du bois, chose peu surprenante dans cette région forestière. En décembre 1970, 103 ouvriers y ont un emploi et, dans l'année, plus de 140 les ont fréquentés; sans compter la trentaine qui travaillent à Stoneham. En avril, l'hôpital organise un Salon de printemps pour montrer à la population les productions des ateliers et pour la sensibiliser à la contribution économique qu'apportent à la région les travailleurs vivant avec une déficience.]

[Il demeure que les ateliers grèvent le budget de l'hôpital. C'est que les coûts d'encadrement (nécessité d'un grand nombre de moniteurs) surpassent de beaucoup le produit de la vente des objets fabriqués. La direction générale s'enquiert alors d'un repreneur et contacte les ateliers CAPEQ, où travaillent plusieurs pensionnaires ou ex-pensionnaires de Mont-Providence, à Montréal. Grâce à l'aide du Ministère, qui commence à cette occasion à subventionner les organismes d'ateliers protégés, celle-ci accepte. Le transfert s'effectue en août 1971.]

* * *

[Un centre médico-psycho-pédagogique de l'envergure de celui qui se déploie à l'Hôpital Sainte-Anne représente une richesse pour le Québec tout entier.]

[Le CMPP, en effet, se dote dès le départ d'un département consacré uniquement à la formation du personnel : tant les enseignants que les éducateurs de groupe sont envoyés en perfectionnement ou en stage. En plus, le centre compte sur le recrutement international, surtout dans les spécialités dont le Québec n'est pas encore assez pourvu, par exemple en psychopédagogie, en psychologie et en éducation spécialisée. Plusieurs éducateurs européens quittent ensuite Baie-Saint-Paul pour les postes qui s'ouvrent peu à peu ailleurs. Le CMPP devient aussi chaque année milieu de stage pour des dizaines d'étudiants inscrits dans les programmes les plus variés – pédiatrie, neuropsychiatrie, loisirs, éducation spécialisée – et pour le personnel à l'emploi des nouveaux centres d'entraînement à la vie. Enfin, ses professionnels eux-mêmes enseignent à partir de 1970 dans le programme de rééducation institutionnelle du cégep de Sainte-Foy. Ainsi l'Hôpital Sainte-Anne contribue-t-il à rehausser l'expertise québécoise en déficience intellectuelle.]

[D'ailleurs, pour donner une idée de la reconnaissance dont il jouit, disons simplement qu'on y reçoit plus de deux mille visiteurs chaque année, parmi lesquels des] sommités et des conférenciers aussi prestigieux que le professeur B. Andrey de la Faculté des sciences humaines de l'Université de Grenoble, l'abbé Henri Bissonnier du Bureau international catholique de l'enfance, le docteur Henri Collomb de Dakar, le docteur A. Dollander de l'Université de Nancy, le professeur Robert Lafont de Montpellier, le psychiatre parisien Jean-Louis Lang, la docteure Suzanne Masson de la Salpêtrière, le docteur Henri Poser de l'Université McGill. Tour à tour, ceux-là et d'autres tentent de mettre en lumière l'un des multiples aspects du problème mental avec l'assurance de s'adresser à un auditoire sympathique.

[Comment s'étonner que les commissions scolaires de Charlevoix et de la Côte-de-Beaupré désirent continuer à s'y délester de leurs élèves en difficulté ? Les externes, enfants des familles très pauvres de l'arrière-pays ou jeunes ex-hospitalisés placés en foyers, en prennent le chemin chaque jour. En janvier 1969, sur les 317 inscrits ne figurent plus que 94 internes. Les uns comme les autres fréquentent les ateliers du Tremplin, bénéficient de cours divers et profitent d'un entraînement physique spécialisé. Les commissions scolaires s'accommoderaient longtemps de ce système. Si elles le pouvaient, elles feraient bien scolariser au CMPP tous les élèves un peu hors normes ! Mais l'hôpital juge préférable que le plus d'enfants possible continuent de fréquenter l'école de leur village. À partir de 1968, le Service de psychologie se rend rencontrer les directeurs des écoles primaires un peu partout sur le territoire pour les aider à ouvrir des classes spéciales. Peu à peu, moins de nouveaux élèves sont dirigés vers le CMPP, tandis que des enseignants quittent l'hôpital pour ces écoles.]

* * *

[En 1966, Maurice Harvey, du Service de psychologie, conçoit une échelle de développement adaptée à l'Hôpital Saint-Anne, mais du même genre que l'échelle de maturité Vineland, au sens où elle situe le sujet par l'observation de son comportement dans diverses sphères d'activité. C'est à l'aide de cette échelle que sont distinguées les nouvelles catégories d'hospitalisés aptes à sortir, et que les autres sont regroupés de manière un peu plus homogène. La régionalisation, les placements et le resserrement des admissions ayant d'autre part beaucoup contribué depuis 1965 à décongestionner les salles (elles ne logent plus chacune en moyenne qu'une cinquantaine de patients) et grâce au personnel plus nombreux et plus professionnel, il devient réellement possible d'y organiser des activités thérapeutiques.]

L'éducation gestuelle et la création d'automatismes, la connaissance du schéma corporel et le contrôle sphynctérien, le doux entêtement qui oppose la joie d'agir au besoin de détruire, la conquête de l'équilibre du corps et l'organisation spatiotemporelle, le contrôle mental du mouvement qu'est la psychomotricité et la relaxation visant un « mode décontracté d'être au monde », la magie de la parole découlant de la magie de voir et de sentir, toutes ces étapes qu'une mère fait franchir à son enfant en se laissant tout bonnement guider par l'imagination du cœur deviennent ici l'objet de recherches, de véritables concours d'ingéniosité, des courses à obstacles dont le handicap verbal se pose comme le plus insurmontable et mérite que l'on s'y arrête.

La déficience mentale s'accompagne presque toujours de retard et de troubles dans l'expression orale, ce qui fait que l'on retrouve dans le milieu asilaire une langue de groupe dont les sujets s'accommodent bien, mais qui peut aller jusqu'à l'hermétisme le plus complet pour les non-initiés : sorte de débit sans l'âme qu'est l'intonation, et suite de mots tronqués de leur dernière syllabe articulée dont le rôle est justement de porter l'accent tonique, ce qui donne l'effet d'un discours en raccourci. Les recherches tentées pour remonter des effets aux causes n'ont donné jusqu'ici que des réponses globales, imprécises, insatisfaisantes : « la communication verbale n'a pas été personnalisée, on leur a parlé de trop loin, trop fort, dans des appartements trop vastes et mal insonorisés ».

Chose certaine, il s'agit d'un parler tout à fait spécial où la pauvreté du vocabulaire est notoire, d'une sorte de « langue verte » parsemée de clichés, d'imprécations et de jurons. Les clichés mille fois répétés ont gagné leur droit à la pénible mémorisation, tandis que les imprécations et les jurons ont dû être enregistrés en raison de la lourde charge émotive qu'ils véhiculaient, impatience, colère, échec ou frustration. Même en ce qui a trait aux choses courantes, la force de frappe d'une charge émotive verbalisée est probante, comme en témoignent les résidents qui répètent les mêmes stéréotypes, à tort et à raison, sans n'y rien comprendre : « Aujourd'hui, la paye ! », « En fin de semaine ! », « Une bonne bière ! », « Changer l'auto », et quoi encore ? Quelle intensité devait mettre monsieur Lucien à parler de sa préférence culinaire pour que le petit Joseph rattache à deux mots sa volonté de vivre : jour après jour, l'enfant devenait de plus en plus faible, frêle et presque transparent. Il ne voulait plus manger. Sœur Annette Tremblay le cajolait, énumérant des bonnes choses qui ne suscitaient aucun désir et ne provoquaient aucune salivation quand, soudain, elle entendit dans un souffle : « Patates jaunes ! » Que Dieu lui pardonne d'avoir, à compter de ce moment, usé de subterfuge ! Elle alla quérir deux paires de lunettes de soleil dont l'une était minuscule ; de son côté, sœur Simon prépara un de ces repas d'oiseau dont elle avait le secret : purée, germe de blé, œuf battu, etc. Dès lors, la mini-recette donne lieu à un charmant rituel : d'abord, la tranquillité, puis la concertation et les petits mots d'amour, ensuite le piquant des lunettes qui les fait rire l'un de l'autre, enfin la dégustation des patates devenues jaunes, dans une atmosphère de complicité.

Dans ce milieu fermé, le champ de l'expression orale suggérerait, à lui seul, plusieurs sujets de mémoires ou de thèses. Les difficultés de réforme et de correction y sont d'une telle acuité qu'il en ressort spontanément une nécessité du dépistage précoce. Tout problème d'apprentissage fait d'ailleurs appel à des mesures préventives ou hâtivement correctives, car il est reconnu qu'un retard de développement va rarement seul. Cette pénible constatation de sur-handicap est quotidiennement vérifiable par ceux qui s'appliquent à l'activation des insuffisants mentaux vers plus d'autonomie ; complication qui rend plus ardue la démarche vers l'indépendance, et qui ajoute à l'inventaire allant des mini-acquisitions jusqu'à la triade de graduation chez les plus âgés, bain-barbe-ongles.

Il n'y a cependant pas à s'étonner du prix qu'il faut payer et des efforts à déployer, puisque « l'indépendance personnelle représente le critère majeur de l'adaptation, le seuil au-dessous duquel le sujet ne peut être considéré comme normal socialement ». En regard des sujets dont l'aboutissement dans le milieu asilaire est la conséquence malheureuse d'un aiguillage faussé au départ, les visées d'adaptation sociale peuvent revêtir un caractère assez positif. Mais, dans le cas des hospitalisés vraiment retardés, il serait illusoire de rêver dépasser une « adaptation sociale de type conformiste » leur permettant d'être « invisibles dans leur milieu » (Leland), de « passer inaperçus » (Mandra). Chaque savoir-faire péniblement acquis concourt à les rapprocher un peu de ce modeste objectif. Ici encore, le réalisme n'a rien d'une démission. C'est toujours l'espérance se définissant, cette fois, comme « une suite de petits désespoirs surmontés ».

[La direction générale tient à une approche de réadaptation même pour les sujets très atteints. Or, les modèles d'inspiration sont encore rares. Une délégation se rend visiter l'institut médico-pédagogique fondé à Paris par Denise Rouquès pour des fillettes avec déficience profonde. Après la visite du docteur Ernest C. Poser, directeur de la Behavior Therapy Teaching Unit de l'Hôpital Douglas à Montréal, une unité de thérapie du comportement est mise sur pied en 1970 à l'intention de la cinquantaine de patients hyperactifs, autistes, automutilateurs ou agressifs. Pour la rééducation fonctionnelle et psychomotrice de la centaine d'infirmes moteurs cérébraux, c'est vers la Salpêtrière qu'on se tourne plutôt. La directrice de son institut de psychomotricité, la neuropsychiatre Suzanne Masson, vient visiter les installations de l'hôpital en 1971.]

[De plus, parallèlement au transfert des ateliers protégés, l'hôpital établit à l'interne, en 1971, un centre de travail thérapeutique. Dans les divers ateliers, hommes et femmes se familiarisent avec le monde du travail. Ils y acquièrent une certaine dextérité dans des tâches manuelles diversifiées et s'y habituent, selon leurs capacités, à ses exigences et à ses gratifications. Ceux dont la déficience s'accompagne de troubles de comportement sont ainsi préparés à leur sortie vers les ateliers protégés et les autres, encore plus atteints, bénéficient d'activités occupationnelles.]

[En juin 1971, le docteur Bernard Jean quitte son poste de surintendant médical. Son adjointe, Thérèse Tremblay, part peu après. Elle rejoint la nouvelle Division de la programmation du ministère des Affaires sociales, où elle apporte une expertise en évaluation des programmes de réadaptation en déficience intellectuelle encore très rare au Québec. Par elle, l'Hôpital Sainte-Anne contribue à doter le ministère d'outils pour jauger les initiatives prises par les parents et celles expérimentées dans les centres d'entraînement à la vie.] Quant au docteur Jean, il peut partir tranquille, car rien ne saurait arrêter le mouvement irréversible qui les fera se retrouver, très bientôt, mille en moins.

CHAPITRE 20

Les pas de l'avenir

> Une porte s'ouvrit à des ciels sans colère,
> Le pas qui désirait s'en aller pour toujours
> Gravissait, triomphal, une marche solaire.
>
> Jean Ménard

[La Loi sur les services de santé et les services sociaux entre en vigueur le 1er janvier 1972. Les hôpitaux psychiatriques cessent d'exister comme établissements distincts et spécialisés, ils sont intégrés au réseau hospitalier créé par la loi.] Certaines appellations deviennent vocabulaire courant. Les mots « hôpital » et « surintendant » sont remplacés par les expressions « centre hospitalier » et « directeur des services professionnels » (DSP). Si bien qu'après un court mandat du docteur Clément Carter mention est faite du docteur Léonard Frève comme directeur des Services professionnels dans les rapports annuels subséquents. Quant à l'offre de service, elle demeure dans la plus pure tradition :

> L'établissement vise à maintenir et à promouvoir la santé physique et mentale, ainsi qu'à établir et encourager l'équilibre dynamique de la personne en vue de l'exercice de ses différents rôles, assurant de façon continue et personnalisée les fonctions de dépistage, prévention, consultation, diagnostic, traitement, hébergement, réadaptation, etc., par l'intermédiaire des catégories de centres suivants : centre hospitalier, centre d'accueil, centre local de service communautaire. (*Plan d'organisation de 1973*, p. 4)

L'année 1973 enregistre un tournant qui détermine, sans conteste, les pas de l'avenir, à savoir la passation des biens à l'État :

> Le principal événement est sans doute l'incorporation de l'institution. Depuis 1889, l'hôpital a été la propriété des Petites Franciscaines de Marie. En 1973, des usagers et des représentants de la société ont hérité de 80 ans d'histoire, d'une œuvre bâtie pour servir la population de Baie-Saint-Paul et répondre aux besoins d'une clientèle déshéritée, comme l'a voulu le père Ambroise Fafard. [...] Les valeurs transférées sont de l'ordre de onze millions de dollars ($ 11 000 000) [...]. La transaction s'est effectuée pour un dollar (1 $). (*Rapport annuel de 1973*, p. 3)

Rien d'autre qu'une somme symbolique ne saurait convenir pour avoir accès à des biens qui transcendent toute humaine évaluation.

[Incorporé comme établissement de santé du réseau public, l'hôpital prend le nom de Centre hospitalier de Charlevoix. Au nouveau conseil d'administration, la congrégation n'est pas représentée. Cependant, sœur Gisèle Fortier continue d'assumer la direction générale et le fera jusqu'en 1980. Au moment du transfert, bien loin des *per diem* de 1960, l'établissement s'appuie sur un budget de 7 millions de dollars. De plus, sa deuxième mission, en réadaptation, est enfin officiellement reconnue. Premier centre hospitalier polyvalent du Québec, il comprend maintenant deux divisions : un hôpital proprement dit et un centre d'accueil de réadaptation.]

Acceptation, adaptation, motivation, socialisation, tous ces substantifs peuvent drôlement servir à ceux qui se contentent d'en frapper l'air, mais tout change de portée quand on pénètre jusqu'aux éprouvantes réalités que ces mots habillent. C'est un tour de magicien que de loger les années 1950 à l'enseigne de la resocialisation, de placer les années 1960 sous le signe de la réintégration et d'annoncer que les années 1970 seront marquées au coin de la normalisation. Cette dernière directive connaît sa rampe de lancement lors du congrès annuel de l'Association du Québec pour les déficients mentaux à Hull, le 31 octobre 1971. Le coup d'envoi vient du promoteur lui-même, Wolf Wolfensberger.

[La normalisation est un principe de réforme fondé sur la volonté d'aménager pour les personnes vivant avec une déficience intellectuelle un cadre et des habitudes de vie se rapprochant le plus possible des coutumes communes. Des expériences menées en Suède ont permis d'en constater les effets bénéfiques. Elle suppose la déhospitalisation de tous les handicapés qui peuvent vivre dans le milieu avec des soutiens adaptés. Et, pour les autres, l'internement dans des établissements complètement repensés. Mais en Amérique du Nord, cette approche antiségrationniste s'infléchit. Elle devient très anti-institutionnelle. De plus, dans l'espoir de favoriser l'acceptation sociale des personnes avec déficience, Wolfensberger insiste sur leur nécessaire conformité sociale. C'est du coup toute la tradition de réadaptation d'inspiration européenne qui se trouve délaissée, elle qui était tournée vers la stimulation de l'intelligence et se pratiquait en internat. La priorité change : il s'agit désormais de faire acquérir ou de maintenir des comportements aussi culturellement normaux que possible.]

Il serait présomptueux de poser « l'acte aristocratique » d'un jugement qui se voudrait valable sur l'actuel courant de normalisation. Il nous est permis tout au plus de situer et d'observer un phénomène qui, depuis quelques années, s'impose en facteur de réadaptation particulièrement au niveau de la déficience mentale.

Vieilles comme le monde organisé, les normes épousent les fluctuations de la société elle-même. Variant selon les temps et les lieux, elles se présentent rigides et nombreuses ou inconsistantes et libéralisées. Quelles qu'elles soient, elles marquent toujours d'un cachet distinctif et les gens et les choses, fixant ainsi le caractère propre à une époque donnée.

Pour s'en tenir au « règne du jour », nous évoluons au cœur d'une civilisation étrangement permissive où les frontières de la normalité sont étirées, pour ne pas dire inexistantes. Spectateurs d'une course vers une liberté sans aliénation, nous sommes partagés entre le sursaut d'indignation, l'effort de tolérance, la tendance à l'acceptation. Insensiblement, nous glissons dans la phase d'apprivoisement à des manières d'agir et de vivre considérées jusqu'ici comme étant en nette marginalité.

Si l'on arrive à un consensus sur la normalisation quant à son objectif de guider le perturbé social ou l'insuffisant mental dans la voie d'une existence normale, les choses n'en sont pas simplifiées pour autant. Le plus compliqué consistera à faire l'accord pour répondre à la question: « Qu'est-ce qu'une vie normale? »

On achoppera bien davantage en risquant une seconde interrogation: « Qui est normal? » La notion d'individu normal revêt généralement un sens social. Cependant, l'extension change selon celui qui en discute. Dans l'optique de la santé, elle évoque un sujet sain. D'après le statisticien, elle est fonction d'une fréquence et s'applique à désigner le type moyen alors que le concept normatif cerne ainsi le type idéal. Pour sa part, la psychologie soutient le juste milieu en toutes choses comme forme probante de normalité, et considère comme maladives toutes les formes de comportements excessifs ou que la raison ne domine pas.

Dans ce domaine, le terrain d'entente est loin d'être circonscrit. Les grands noms comme Dabrowski, D. Laing, W. Lippman, G.W. Allport et plusieurs autres ne se rangent pas à ce triage et à cette classification des personnes selon qu'elles atteignent ou non le palier des normes décrétées. Bernard Posner traduit quelques motifs de dissidence:

> Nous tendons à dénigrer ceux qui ne peuvent parvenir aux normes que nous avons fabriquées nous-mêmes. Ce sont NOS normes qui nous reflètent ainsi que notre société. Ceux qui vivent selon NOS normes, nous les acceptons. Ceux qui n'y parviennent pas, nous les rejetons. Nous les appelons inférieurs et nous les rendons tels. Ce sont ces sortes de règles qui reçoivent notre agrément et modèlent notre attitude.

Au point de départ, il importe de préciser ce que représente la normalité pour celui qui observe et juge autrui. C'est une démarche délicate que de s'engager dans la normalisation des autres en prenant pour critère son équilibre personnel. Il est à craindre que, sous prétexte de développer des tendances normatives, on en vienne à faucher dans le champ des valeurs absolues que sont les droits de l'homme sur son être et sur son activité.

Lorsqu'il s'agit de gens faibles, dépendants et démunis, la menace d'interventions abusives est plus redoutable encore. C'est peut-être pour cela que Jean Vanier, lors d'une entrevue télévisée avec Keith Spicer, se permettait une mise en garde en déclarant que « les gens normaux sont des gens de pouvoirs » et qu'il existe « une oppression au nom de la normalité ». Jean Vanier, cet homme d'écoute et d'émerveillement, mystique et prophète, amène à penser qu'une normalisation irrespectueuse de la personne tuerait le merveilleux qui fait de chacun l'être unique dans lequel on peut saluer son semblable, heureusement différent !

Quand on y regarde de près, c'est à toute la société que s'étend la responsabilité d'une opération aussi humanitaire : assurer les conditions d'un sain environnement, prévoir l'aménagement des services, faire tomber les barrières architecturales et, d'abord et avant tout, être génératrice d'esprit bienveillant et de valeurs tolérantes qui permettent de vivre, de mieux vivre et de faire vivre.

S'il faut éviter toute pseudo-tentative de normaliser l'homme, s'il faut prévenir ce nivelage du merveilleux qui fait écrire à Gustave Thibon : « Il ne serait pas bon d'assujettir l'homme à la platitude d'une existence parfaitement rationnalisée », si normaliser jusqu'à l'ennuyance s'avère une déviation maladive, il existe une ingérence moins admissible encore : celle qui frôle la violation de la vie de foi. Par exemple, ceux que l'on classe trop souvent comme perturbés ou déficients mentaux sont parfois bien en avance sur beaucoup dans leur approche du Seigneur. N'ayant rien renié de leur baptême, ils baignent dans la tendresse de Dieu, ils connaissent la joie d'une âme en fête et se laissent doucement porter par le cycle liturgique dans son authenticité.

Le respect des différences commande donc, *a priori*, le respect des croyances. Le frère Roger Schutz exprime la certitude que, « pour l'Évangile, il n'y a ni normalité ni anormalité, il y a des hommes à l'image de Dieu ».

Tout imprégné d'esprit humanitaire et catholique, l'abbé Henri Bissonnier invite la communauté humaine et chrétienne à considérer la présence dans le monde d'un handicapé comme étant un signe.

> Ce signe est insolite : il nous fait nous interroger sur son sens, sur son origine.

> Ce signe est mystérieux : il a de tout temps été plus ou moins considéré comme « sacré ».
>
> Ce signe est aussi un signe de contradiction : il peut soulever des dissensions, des luttes.
>
> Mais il peut aussi être signe de réconciliation et appeler les hommes à s'unir entre eux pour répondre à la question qu'il pose.

Différent ? Peut-être bien. Insignifiant, jamais ! De ce fait, tout homme mérite que l'on parle de lui avec considération, que l'on s'exprime en son nom avec déférence, que l'on use d'égards lorsqu'il s'agit d'influencer sa conduite ou d'orienter sa façon de vivre. Rappelant que Shakespeare ralliait gentiment les amoureux et les déments, les poètes et les enfants, pensant aux successives méthodes et aux multiples procédés auxquels sont soumis les perturbés et les déficients mentaux en vue de leur réadaptation, il appert que la prudence poétique de Danielle Janin pourrait accompagner chaque mutation : « J'ai planté un piquet d'alerte au cœur du progrès, compte tenu du doute nécessaire. » Les mêmes piquets d'alerte seraient à planter au creux des préjugés qui paralysent les essais et dans le sable mouvant des jugements hâtifs qui compromettent les réalisations.

[Hormis dans la petite section générale finalement ouverte au printemps de 1972 et dans celle des chroniques physiques, l'établissement n'héberge plus que des personnes vivant avec un diagnostic très sévère : déficience intellectuelle compliquée souvent de pathologies organiques ou de troubles de comportement. De l'hôpital proprement dit relèvent les 210 grands infirmes qui nécessitent essentiellement des soins médicaux et infirmiers. Leur âge de développement s'échelonne de deux mois à un an et demi. Les 276 autres sont placés plutôt sous la responsabilité première du Centre d'accueil de réadaptation. On les a choisis parmi les moins de 35 ans et les plus susceptibles de progrès. Et pourtant, à peine 37 d'entre eux atteignent ou dépassent quatre ans et demi d'âge mental, un score moyen constaté aussi en autonomie et en motricité. C'est pourquoi, entre janvier 1971 et juin 1973, seulement 28 internés quittent l'hôpital. En tout, ils sont 348 à vivre dans les différents types de foyers ou dans leur propre chambre ou logement.]

Au Centre d'accueil de réadaptation, le défi est immense. Cette population très atteinte, on n'a encore que très peu fait pour elle. Où trouver les outils et les façons de faire pour répondre à leurs besoins ? Comment penser leur réinsertion dans la société et leur réadaptation par le travail ? Où trouver le personnel très spécialisé nécessaire pour les amener à progresser ?

[À l'interne, normaliser, c'est par exemple faire cesser les activités de l'Unité de thérapie du comportement et privilégier les approches développementales même avec les patients difficiles. C'est ôter les contentions. C'est aussi réaménager la vie quotidienne. Des unités résidentielles sont progressivement créées pour des groupes d'une douzaine de jeunes ou d'adultes. Les horaires sont assouplis. Tous sont maintenant pourvus de vêtements personnels. La circulation entre l'intérieur et l'extérieur de l'hôpital est facilitée. Les portes sont ouvertes, quitte à courir souvent pour ramener ceux qui ne sauraient revenir par eux-mêmes. Les unités résidentielles, le centre médico-psycho-pédagogique et le centre de travail thérapeutique adapté sont logés dans des espaces et même dans des bâtiments bien différenciés.]

[À l'externe, on crée deux nouveaux foyers de transition, si bien que désormais la moitié de tous les foyers de groupe existants au Québec sont situés dans la région de la capitale, directement dans l'aire d'action du centre hospitalier.] Les craintes de la population sont ravivées: l'établissement finira-t-il par se vider complètement ? La Ville de Baie-Saint-Paul menace l'hôpital d'une injonction au moment où est ouvert le premier foyer de groupes pour personnes présentant des troubles sévères. [Pour faciliter l'insertion au travail, le centre d'accueil de réadaptation met aussi sur pied un centre de jour pour stimuler les adultes laissés inactifs à longueur de journée et offrir des loisirs et une préparation à l'emploi à une centaine d'enfants et de jeunes. Bientôt, les ressources seront graduées, depuis les activités occupationnelles du centre de jour et l'emploi protégé dans les ateliers de travail adapté (CAPEQ) jusqu'à l'aide à l'obtention et au maintien en emploi permanent dans la région ou même à Québec.]

[Enfin, à partir de 1973, c'est à Baie-Saint-Paul que s'effectue graduellement, pour la première fois au Québec dans un établissement, la Planification des services individualisés. Au cours des années suivantes, pour chaque sujet hospitalisé ou suivi à l'externe, l'équipe multidisciplinaire déterminera les besoins et choisira les objectifs particuliers à atteindre. À chacun de ceux-ci correspondra un plan d'action dressé dans tous ses détails, puis exécuté, évalué et corrigé si nécessaire. Les personnes elles-mêmes seront soumises à une évaluation fréquente, parfois même trimestrielle, de manière à mesurer les progrès obtenus et à déterminer un nouveau programme de réadaptation. Cette formule, reprise quelques années plus tard par l'Office des personnes handicapées, se répandra partout au Québec et sera imitée ailleurs.]

[Puis ce sont les derniers transferts. Les Amis de l'enfance exceptionnelle deviennent en 1972 une ressource de réadaptation complètement autonome. Ses deux missions sont d'exploiter un camp de vacances de rééducation pour jeunes à handicaps multiples et de donner une pause aux familles, naturelles ou nourricières. Au milieu des années 1970, le Camp des cimes est encore un des seuls du genre au Québec.]

Le jeudi 4 avril 1974, les sœurs ferment les portes des pavillons à Saint-Irénée, pendant que la dernière résidente ne rate pas sa sortie. Une chère vieille dame descend la montagne, c'est Évelyna Rivard accompagnée de son chien fidèle Cathy.

[Avec la commission scolaire régionale, par ailleurs, les choses traînent, et ce même si le ministère des Affaires sociales regimbe toujours davantage à payer pour de la scolarisation. Surtout celle de jeunes qui ne sont plus hospitalisés ou qui ne l'ont jamais été ! Après tout, vers 1972 ou 1973, il ne reste que cinq ou six internes de moins de 21 ans d'un niveau intellectuel suffisant pour qu'ils soient scolarisables, et c'est à la section Marie-Bibeau. Tous les autres élèves au Centre médico-psycho-pédagogique, soit un peu plus d'une trentaine, sont des externes, partagés à peu près pour moitié entre les ex-hospitalisés placés en foyer et les enfants de familles. Or, tant qu'elle le peut, la commission scolaire régionale refuse de prendre en charge la responsabilité pédagogique, financière et administrative du CMPP. Rien n'y fait, pas même les pressions des deux ministères concernés. Le transfert des enfants ne se fera qu'en septembre 1975, et celui de la responsabilité financière encore quelques mois plus tard.] Ainsi va la marche de l'histoire traversant les années.

[Conclusion : de l'internement à l'intégration sociale]

Tout ce qu'il y a de beau dans l'histoire du monde
S'est fait, à notre insu, par le mystérieux accord
De l'humble et ardente patience de l'homme
Avec la douce pitié de Dieu

Georges Bernanos

Né de l'espérance, l'Hospice Sainte-Anne s'est d'abord fait très accueillant aux vieillards pauvres et infirmes de Baie-Saint-Paul comme de tout Charlevoix. Puis, cédant aux instances du gouvernement, il a laissé les aliénés affluer vers lui avec l'impétuosité d'une vague de fond. Plus tard lui furent confiés les jeunes enfants mal arrivés du néant et les adolescents mal accordés au pas de la caravane. Soins à domicile, garde nocturne, assistance des mourants, ensevelissement des morts, aide aux alcooliques, réclusion avec les contagieux, service à des étrangers, hospitalité aux estivants et quoi encore ? Il s'imposerait plutôt de chercher ce qui a été épargné aux Petites Franciscaines de Marie dans l'investissement d'une charité tellement empreinte de simplicité que l'on en vint à croire qu'elle allait de soi, qu'elle était naturellement due à tout venant.

Pas de marchandage avec la vie et pas de blocages systématiques avec les variations d'une société qui, après avoir longtemps exigé les murs d'une ségrégation souvent injustifiée, apprend à s'humaniser et jette les étroits ponts couverts de la réintégration. Il a fallu partir de très loin pour récupérer les valeurs personnelles d'un grand nombre : de la plus élémentaire autonomie à l'occupation communautaire dans les travaux des champs et les services d'entretien, du travail-thérapie au travail-engagement, de la production artisanale aux cadres plus rigides de la production industrialisée.

[Avec les réserves que certaines religieuses nourrissent à l'égard d'un monde dur pour leurs protégés, et même si plusieurs d'entre elles, tout comme les éducateurs spécialisés d'ailleurs, jugent que la déshospitalisation se fait trop vite, les autorités de l'hôpital sortent presque mille patients en dix ans à partir de 1965, et elles limitent considérablement les nouvelles entrées. Le déploiement d'une mission de réadaptation en déficience intellectuelle se réalise malgré des contraintes incontournables, notamment l'obligation d'ouvrir une section générale. Cela dit, l'expertise n'est pas au Ministère. Les sœurs et leurs équipes jouissent donc d'une très grande liberté.]

[Puis, au milieu des années 1970, l'État, par souci de sabrer dans les coûts croissants de l'institutionnalisation, s'approprie le principe de normalisation et veut favoriser l'intégration sociale des personnes vivant avec des incapacités intellectuelles. Pour cela, il peut s'appuyer sur la grande expérience en ce sens qu'il a alors sous les yeux, celle de Baie-Saint-Paul.]

[Certes, les Petites Franciscaines de Marie ne sont pas seules dans les années 1960 et 1970 à instaurer des ressources pour soutenir la vie dans la communauté des personnes présentant des incapacités intellectuelles. Des associations de parents ont créé quelques ressources et d'autres hôpitaux, dont le Mont-Providence, ont eux aussi pris un petit nombre d'initiatives. Mais ces religieuses occupent une place à part. Par l'ampleur et la diversité des structures de réadaptation qu'elles mettent en place puis transfèrent en milieu ouvert, par la sensibilisation de la population à la déficience intellectuelle, par leur soutien à l'intervention et à la recherche en réadaptation, même pour les personnes très atteintes, par l'évaluation qu'elles commandent des projets qui sont menés dans et hors les murs, par l'expertise professionnelle qu'elles attirent, développent et qui essaiment ensuite, par leur tentative de changer un milieu de culture hospitalocentriste de longue tradition, par l'ampleur du financement public que tout cela exige, et par la familiarisation de l'État québécois avec le champ de la déficience intellectuelle qui

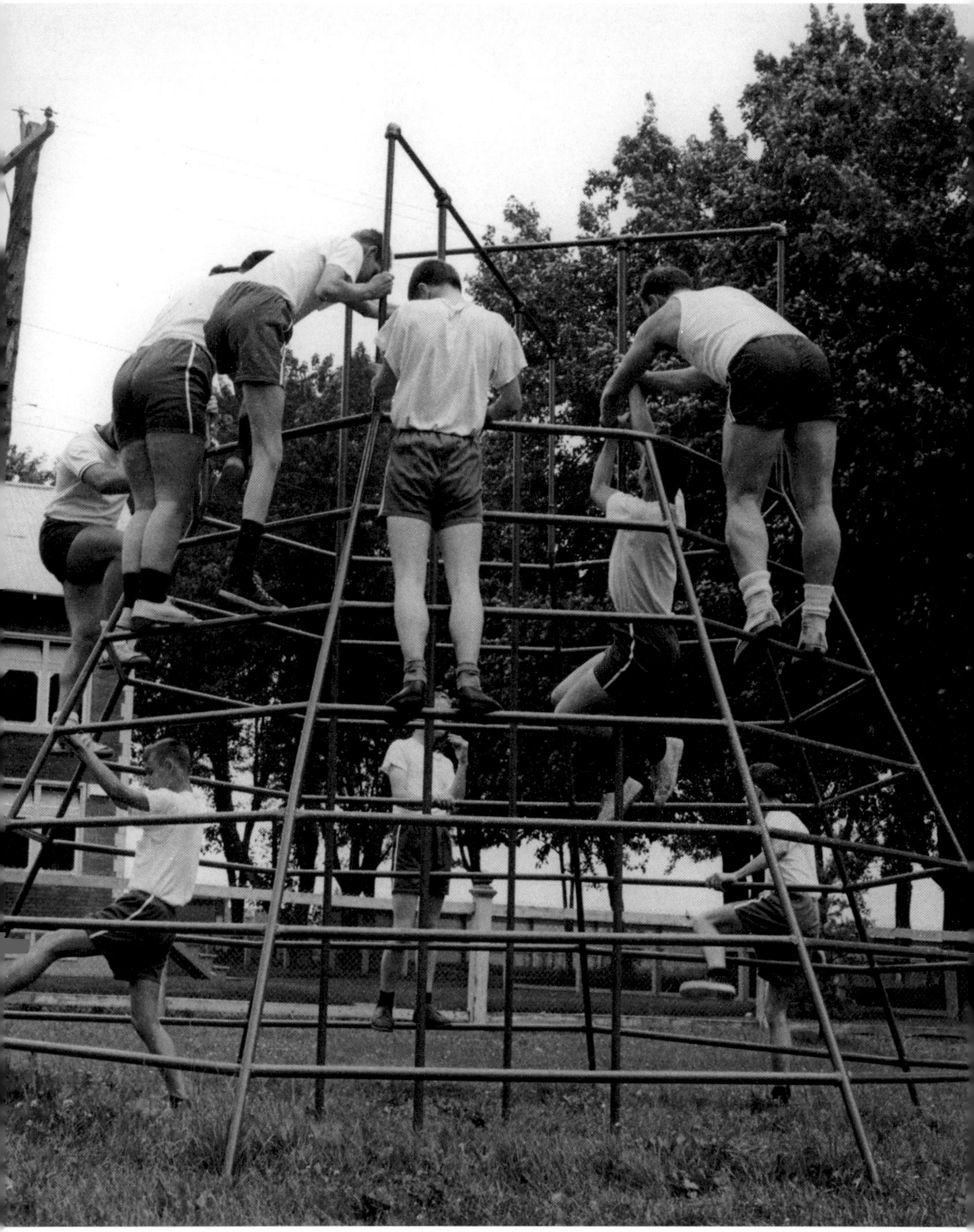

Exercices de coordination motrice, 1965. Source : AHBSP.

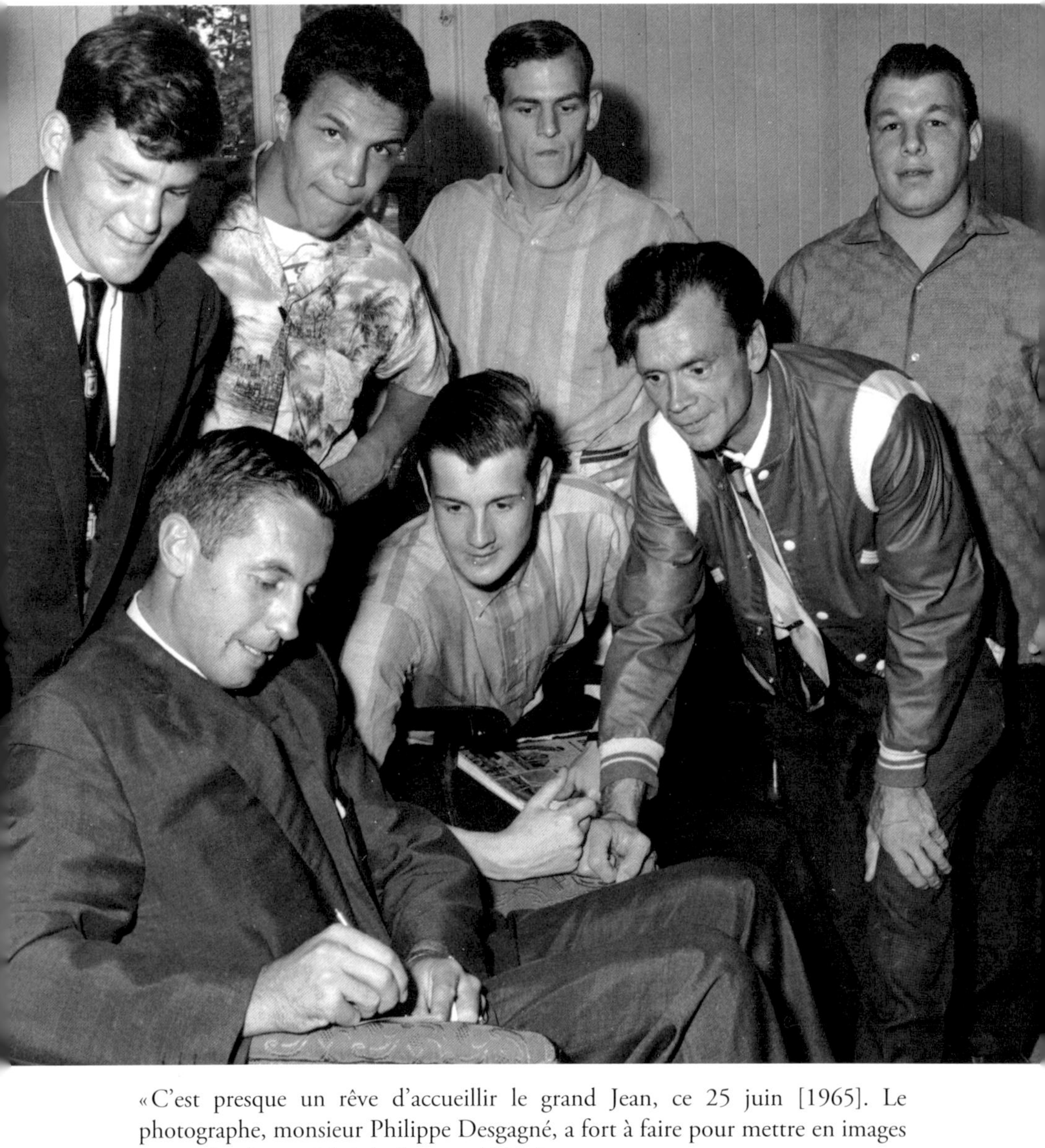

«C'est presque un rêve d'accueillir le grand Jean, ce 25 juin [1965]. Le photographe, monsieur Philippe Desgagné, a fort à faire pour mettre en images tout ce bonheur» (ch.17). Source: APFM.

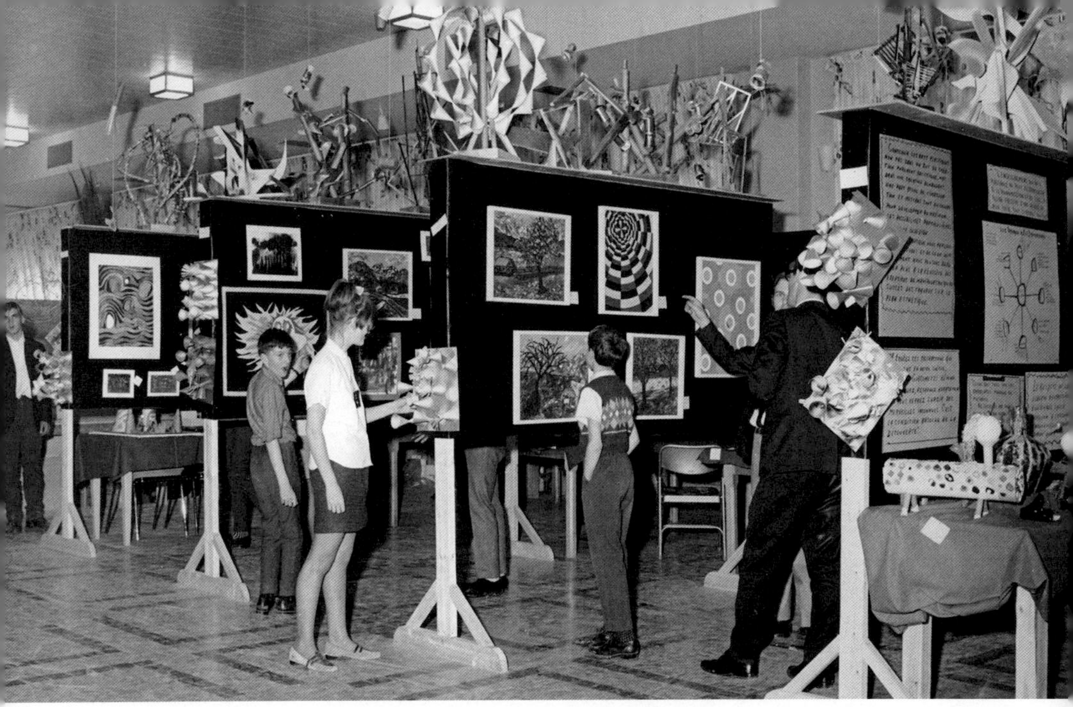

Exposition des travaux réalisés par les jeunes des ateliers du Tremplin. Source: AHBSP.

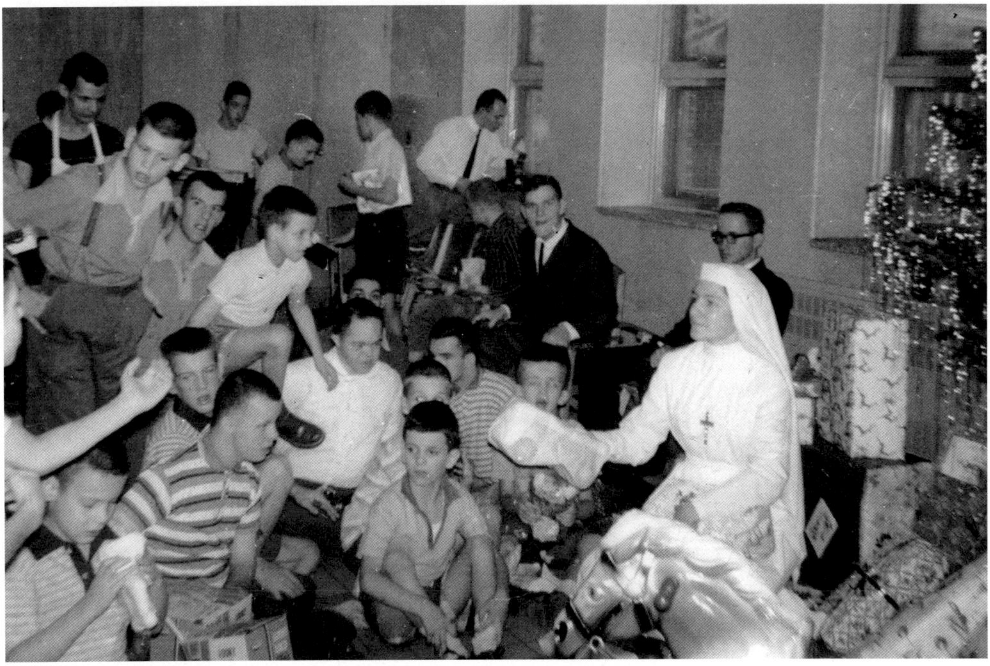

Distribution des cadeaux dans une ambiance décontractée, Noël 1965. Source: APFM.

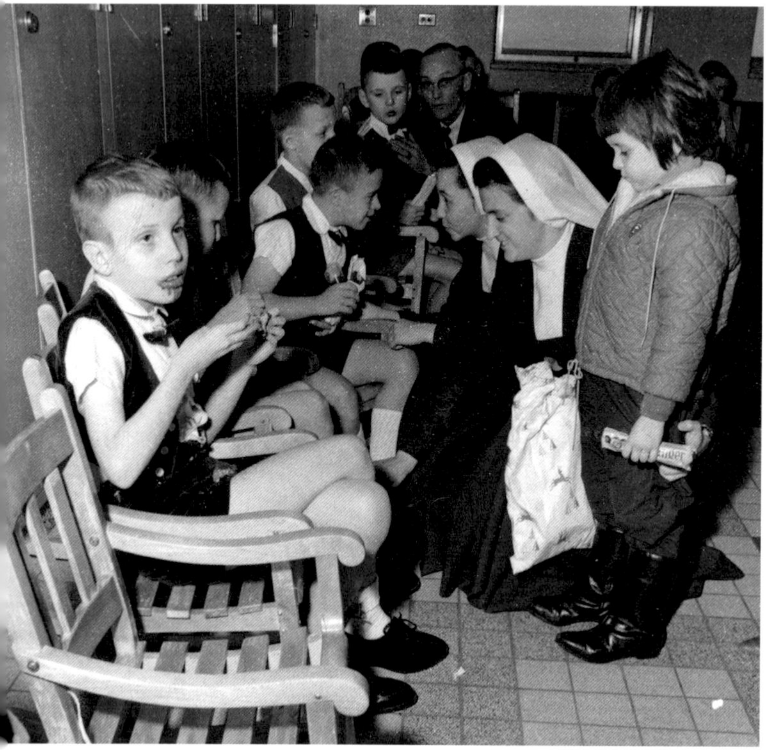

Enfants et religieuses un jour de fête, après 1967. Les chaises berçantes disparaîtront bientôt. Source : APFM.

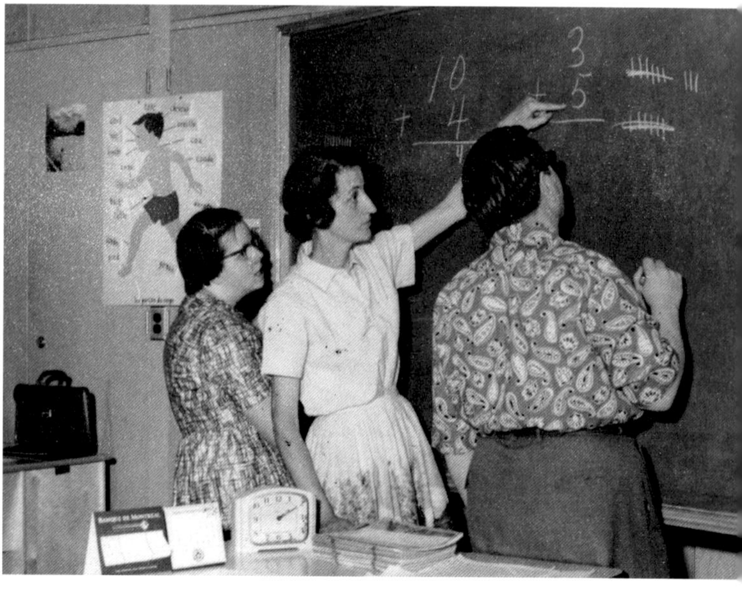

Leçon de calcul « selon une formule d'enseignement individualisé à partir du plan Dalton » (ch. 17). Source : APFM.

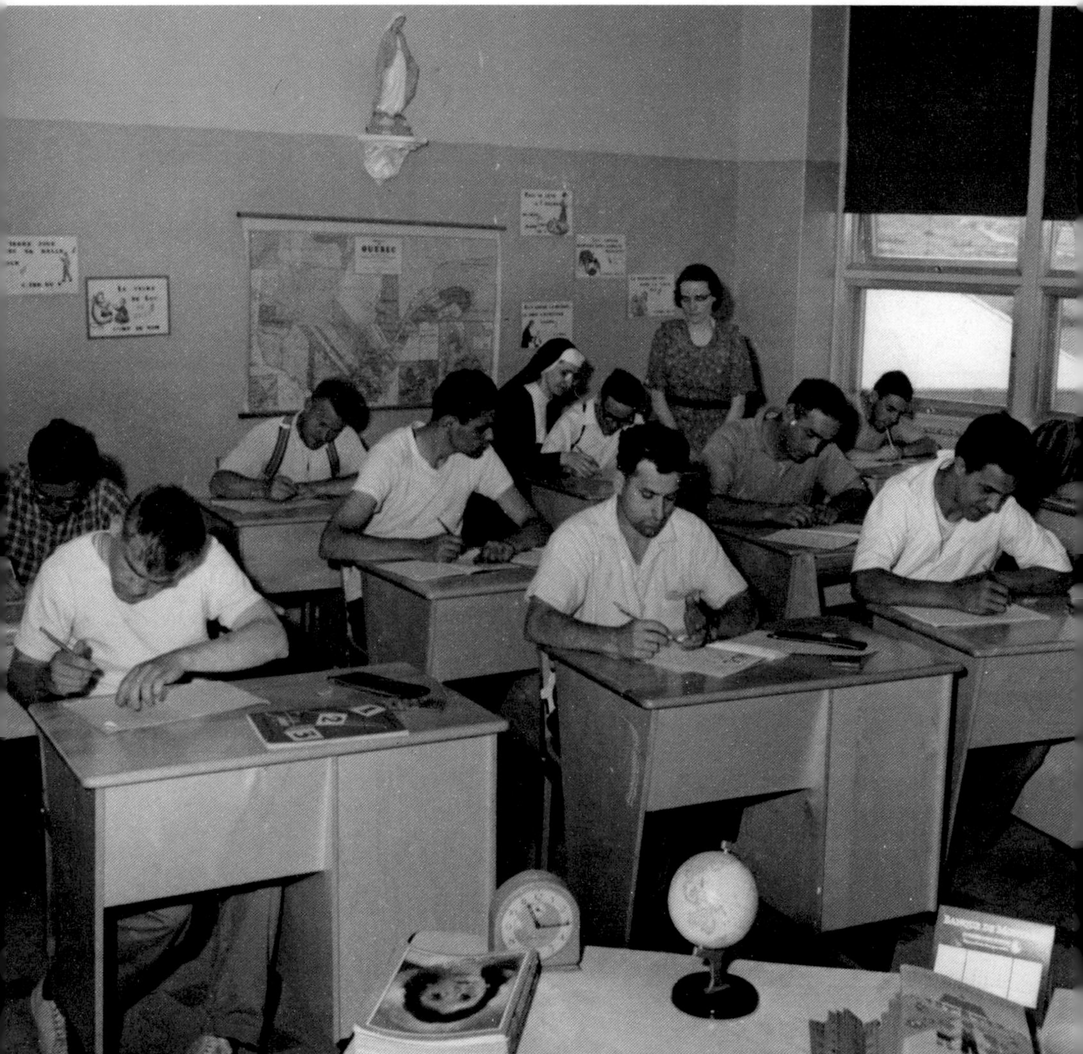

Le plan Dalton consiste en un système de fiches personnalisées ; chacun peut ainsi suivre son propre plan de travail. Ce plan a été perfectionné par la méthode de Winnetka qui propose des fiches autocorrectives et accorde plus d'importance au travail en petits groupes. Source : APFM.

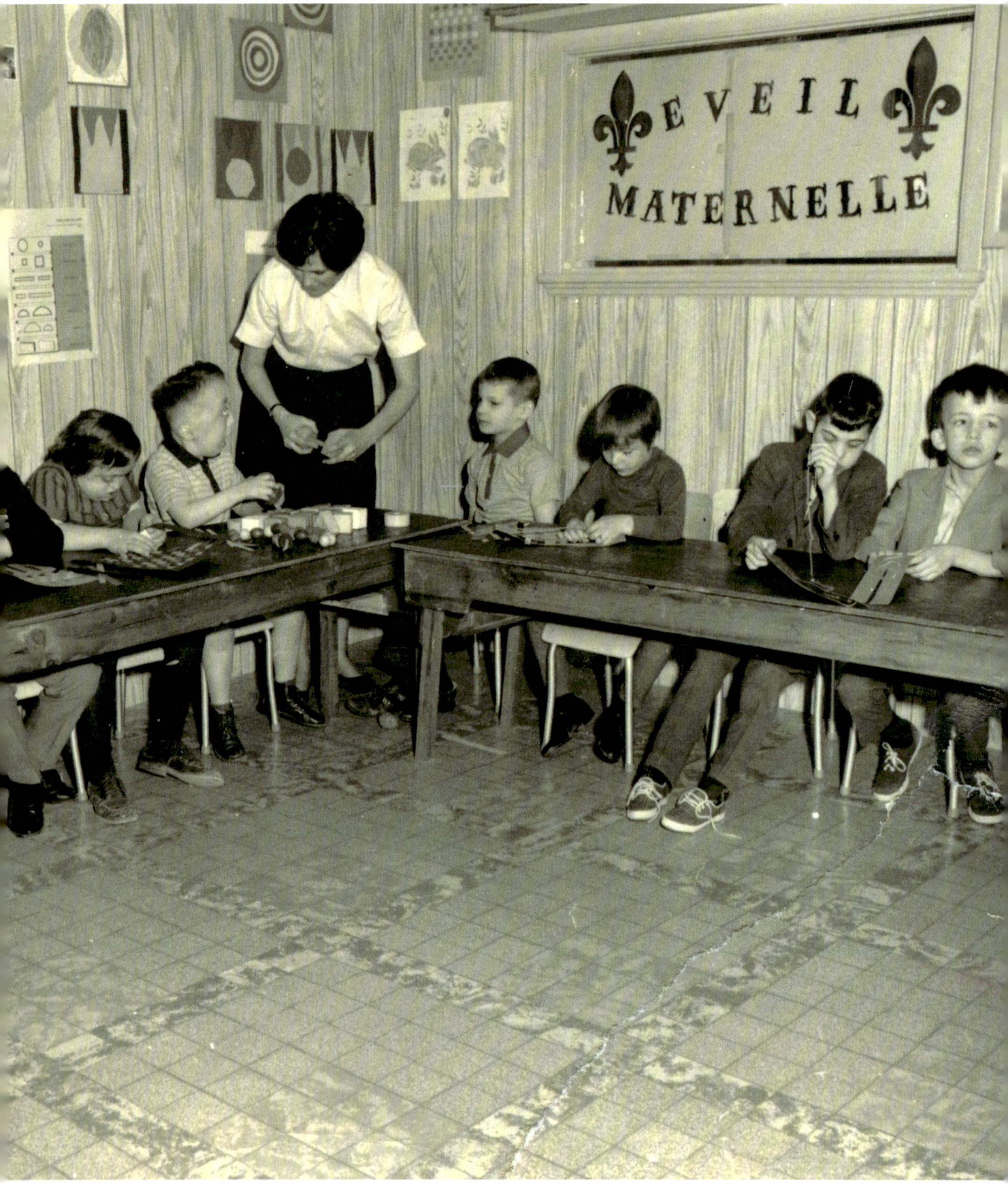

En maternelle vers 1967. Source : APFM.

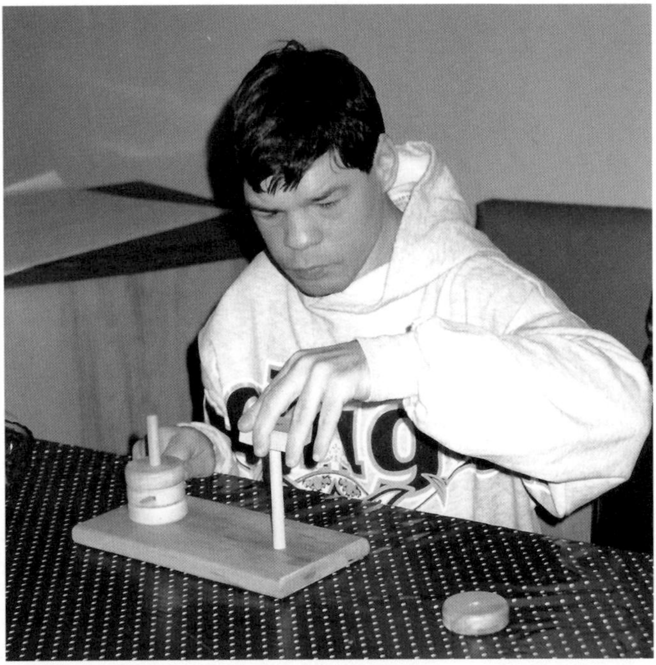

Motricité fine. Source : AHBSP.

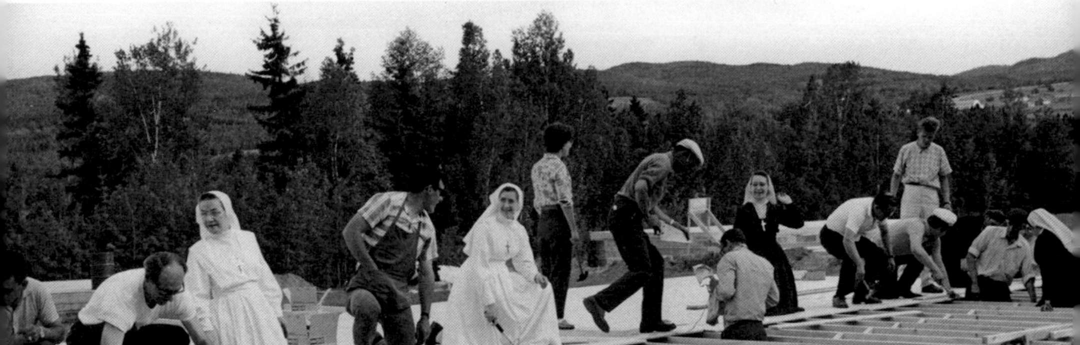

Construction des chalets du camp des cimes. « Peut-être ne retrouvera-t-on jamais plus cette force de solidarité et cette saveur de gratuité. Pour remplacer les tentes militaires des deux premières années, s'organise en 1967 la grande corvée de construction » (ch. 17). Source : APFM.

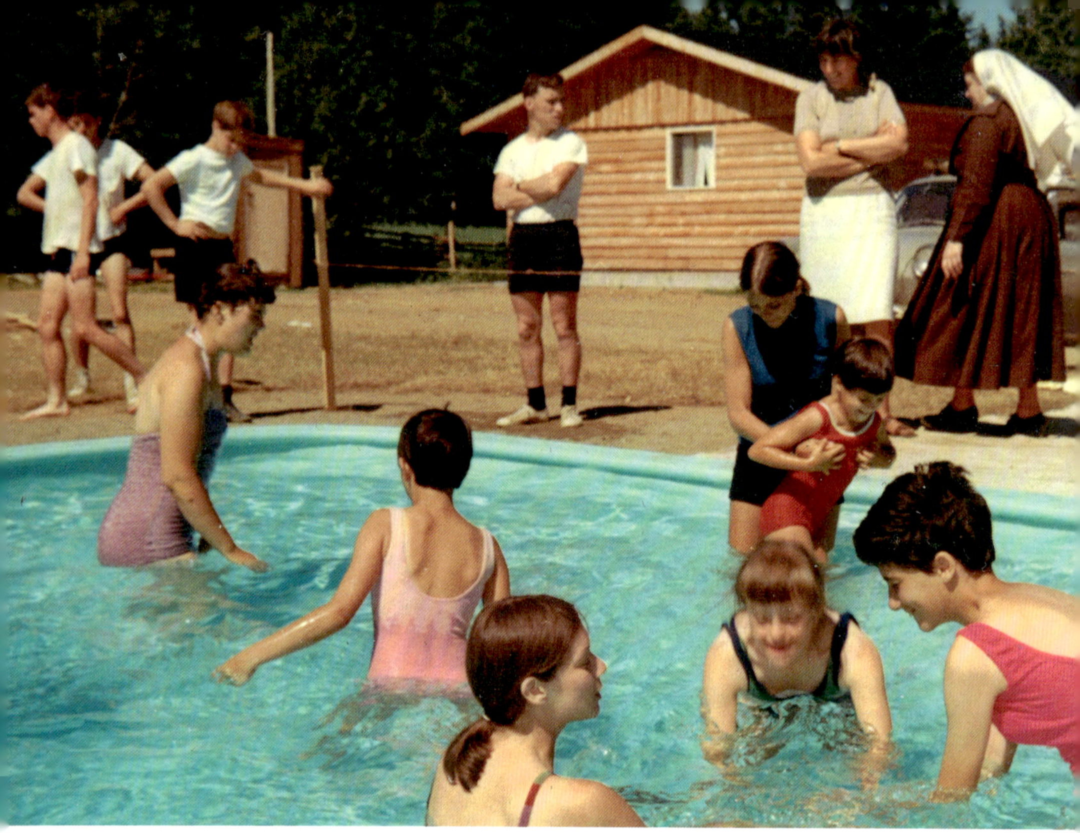

La piscine au camp des cimes à l'heure de la baignade des filles. Source : APFM.

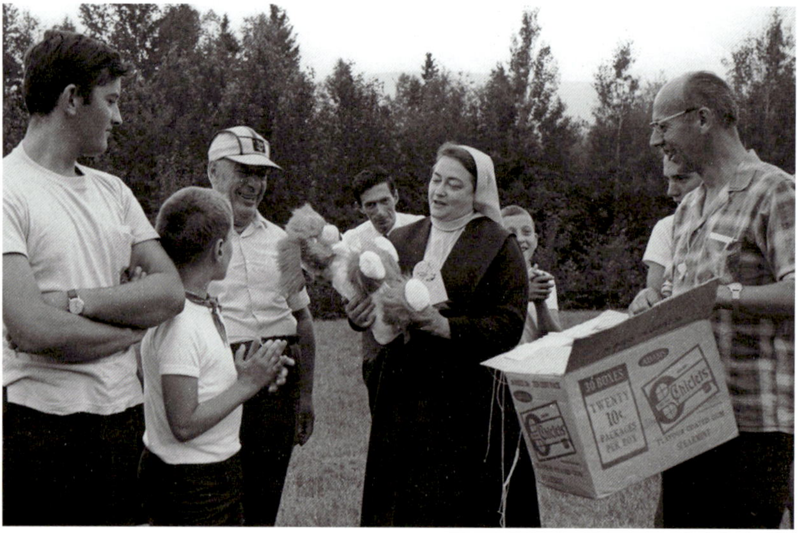

Sœur Margaret Porter, l'auteure de ce livre, choyée par les campeurs au camp des cimes à l'été 1967. Derrière elle, le docteur Bernard Jean, surintendant. À droite, monsieur Eudore Fortin, assistant de sœur Porter. Source : APFM.

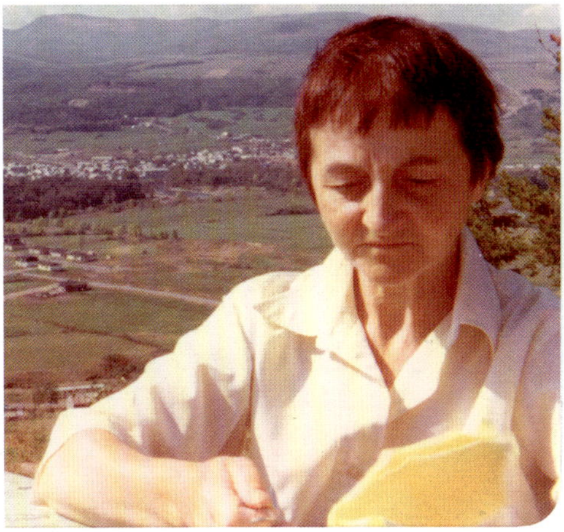

Sœur Gisèle Brunet, responsable du Service des foyers à partir de 1965. Cette photo est plus tardive. Source : APFM.

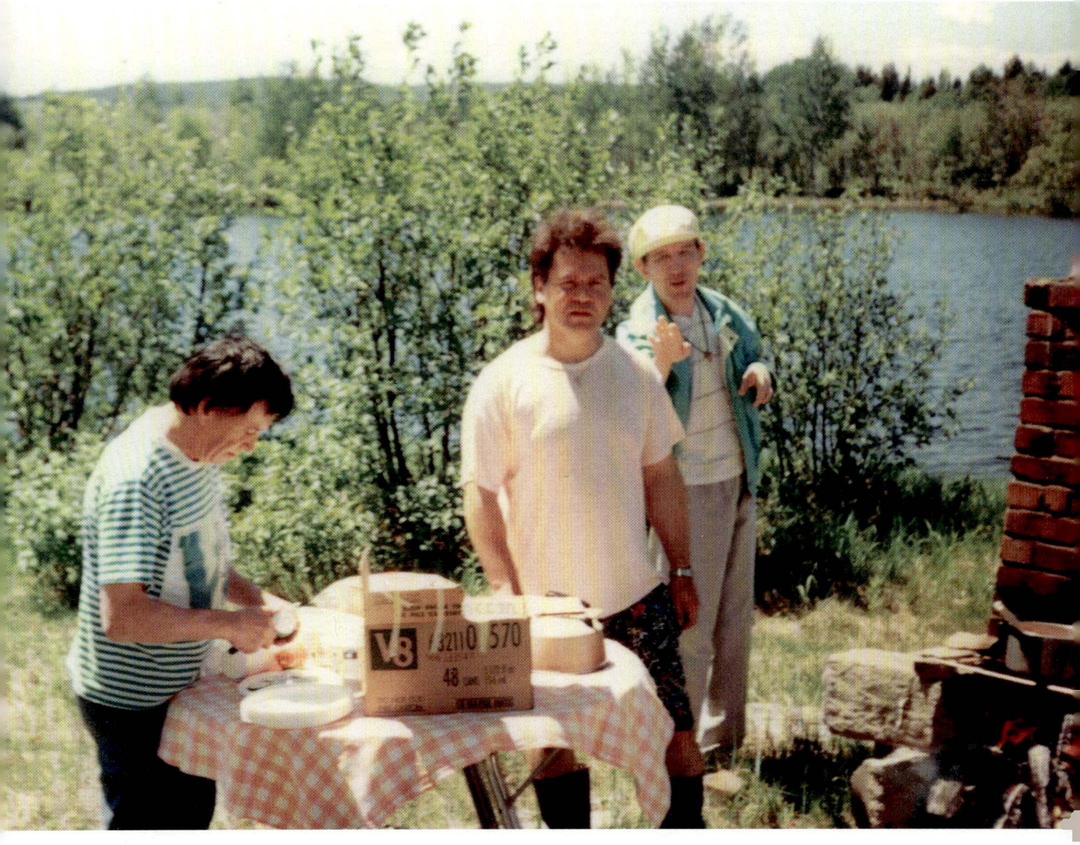

La tradition des pique-niques se poursuit dans les années 1960. Ici, près de la rivière du Gouffre. Source : AHBSP.

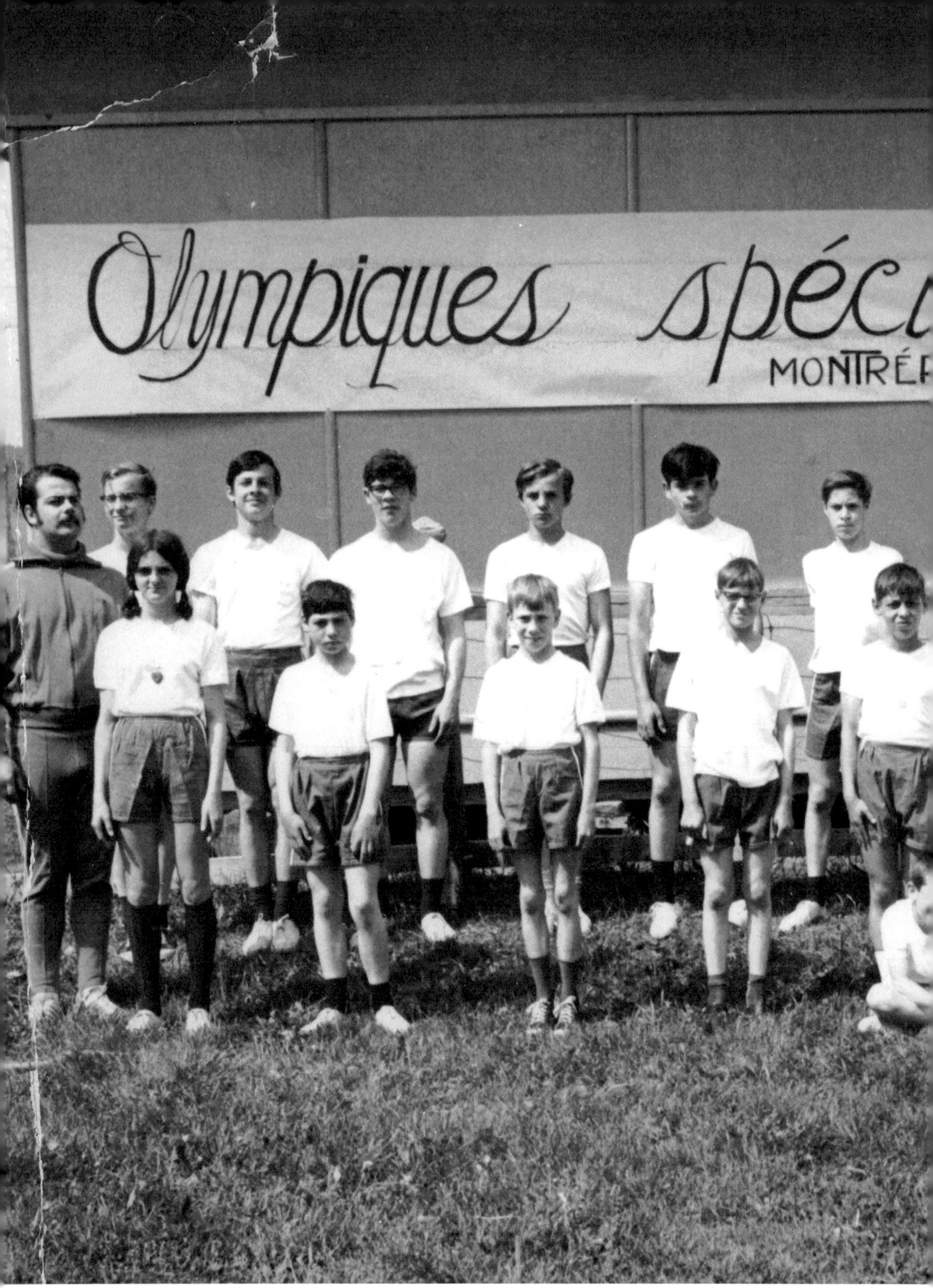

La délégation de l'Hôpital Sainte-Anne aux Olympiques spéciales du Québec, en 1969. Source : AHBSP.

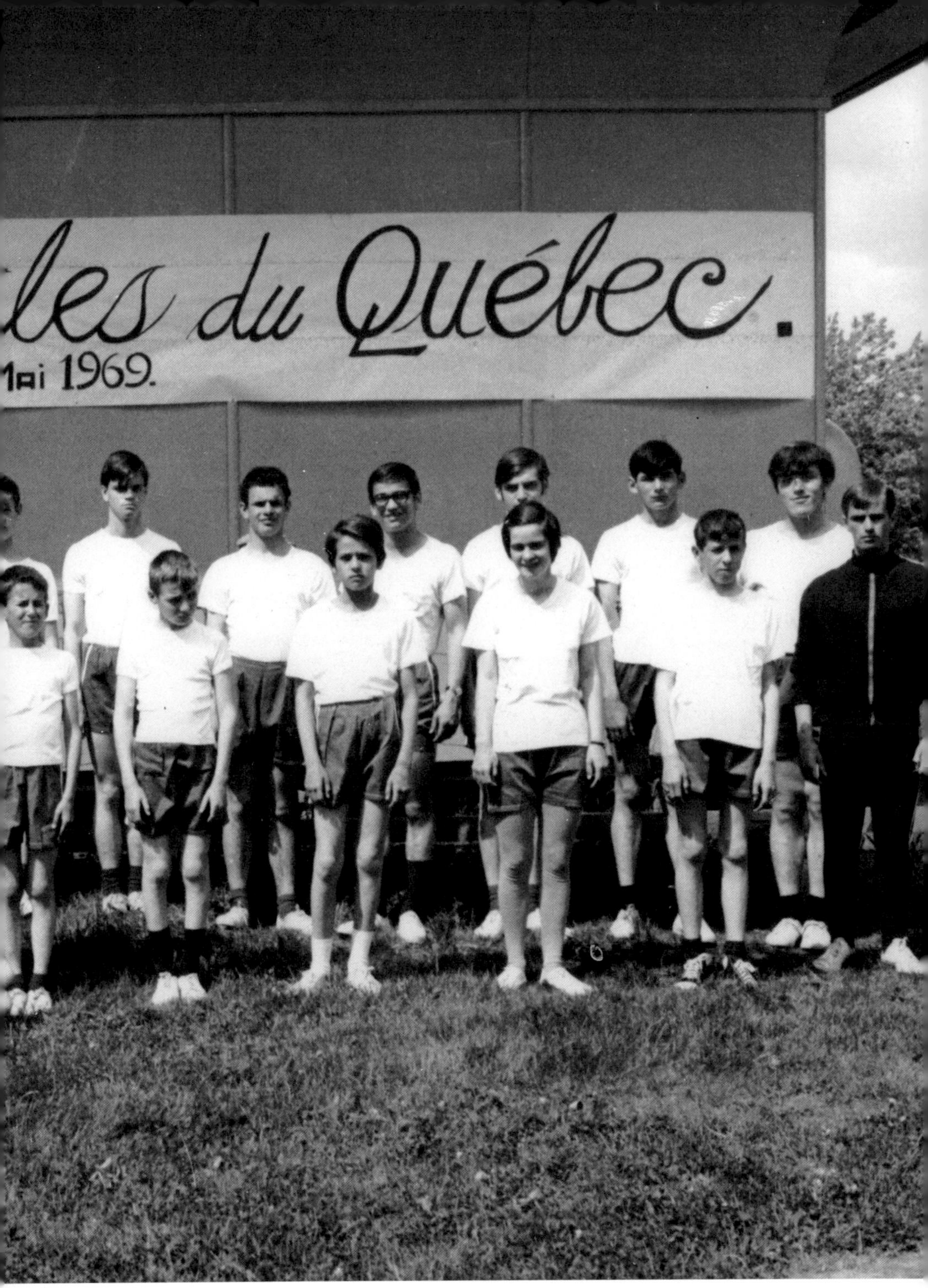
les du Québec.
Mai 1969.

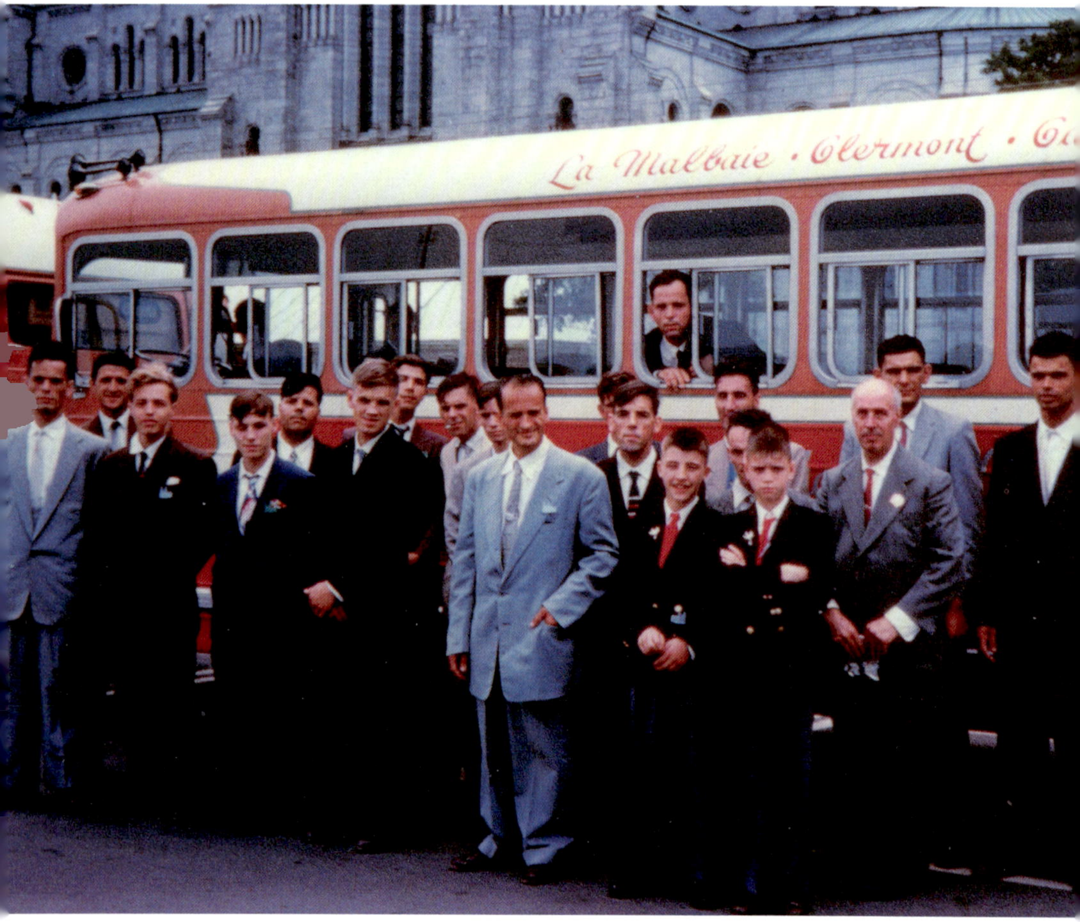

Le secteur Kennedy est responsable des activités parascolaires. En voici un exemple : le pèlerinage annuel à Sainte-Anne-de-Beaupré. Source : APFM.

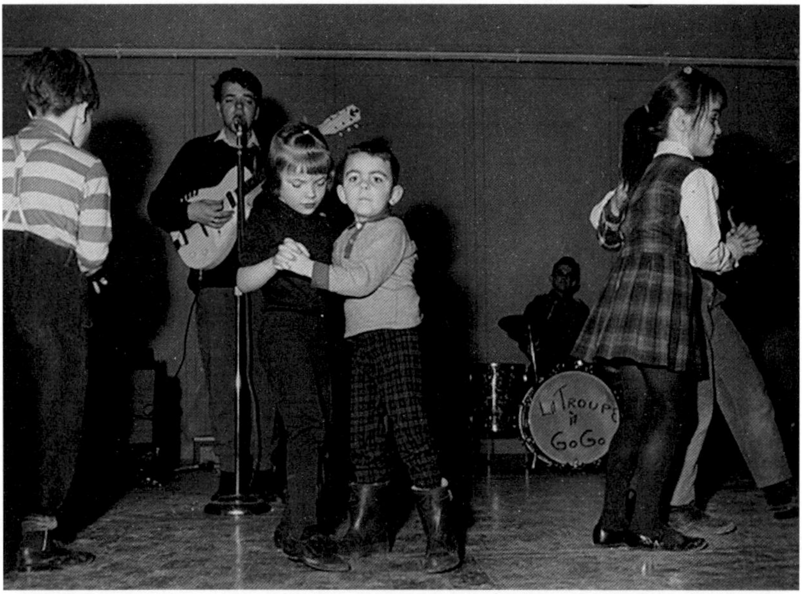

Autre exemple d'activité parascolaire, pour favoriser la socialisation : la danse ! Source : APFM.

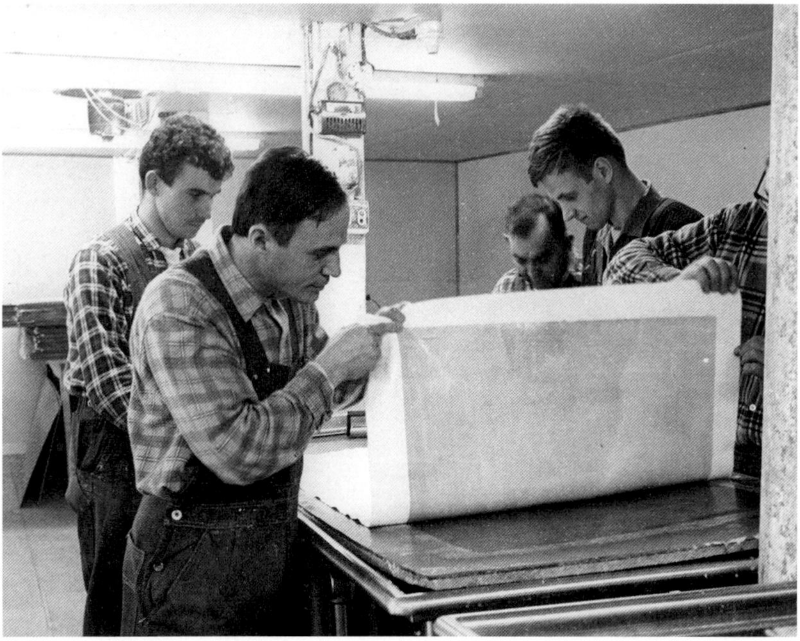

À l'atelier protégé de sérigraphie. Extrait de la pellicule ayant absorbé le tableau. Source : AHBSP.

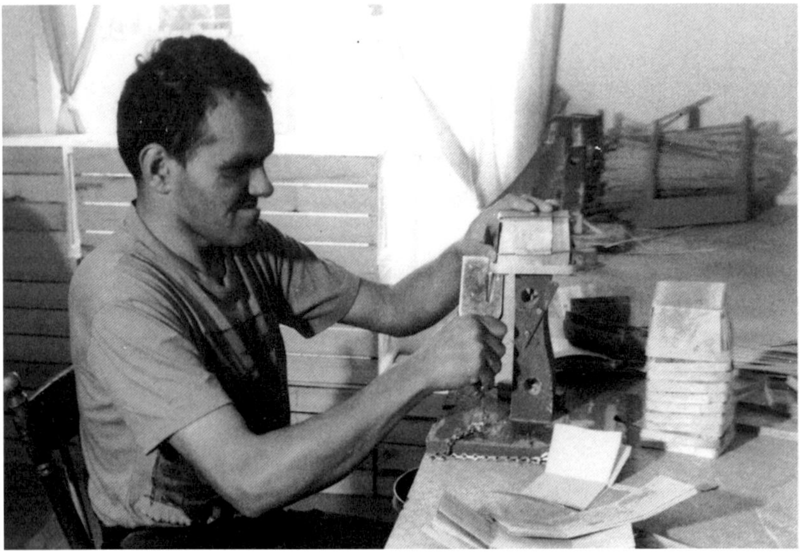

Fabrication des casseaux de fraises. Source : AHBSP.

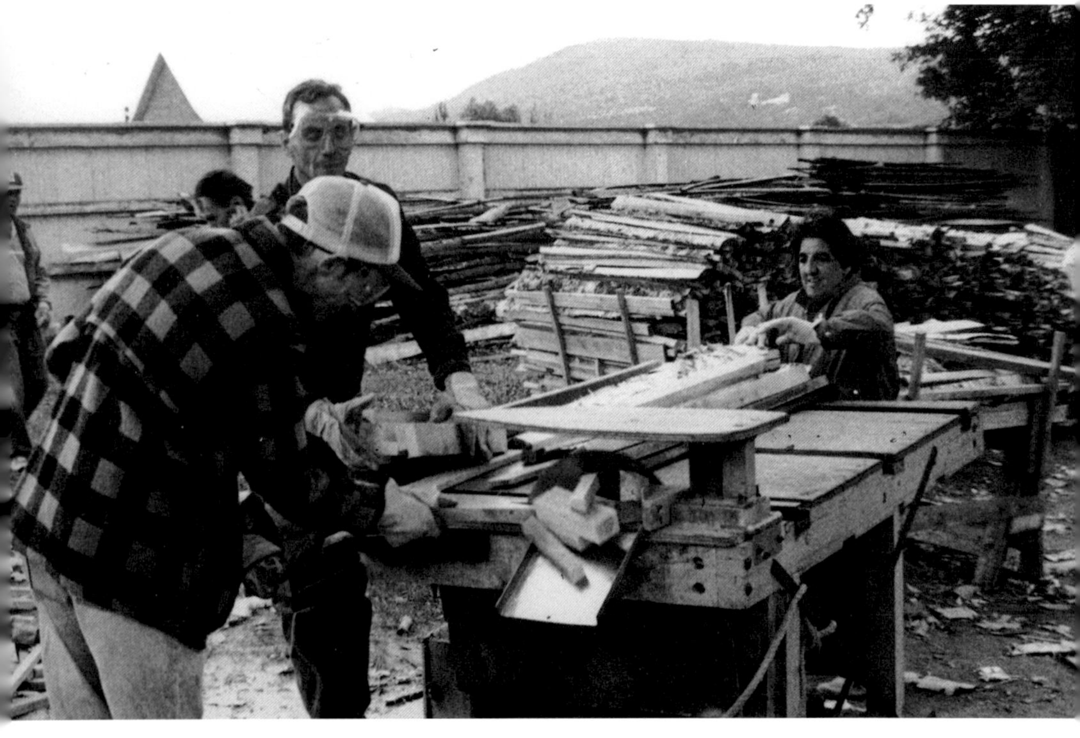

Scierie où l'on prépare le bois pour le centre de travail adapté. Source : AHBSP.

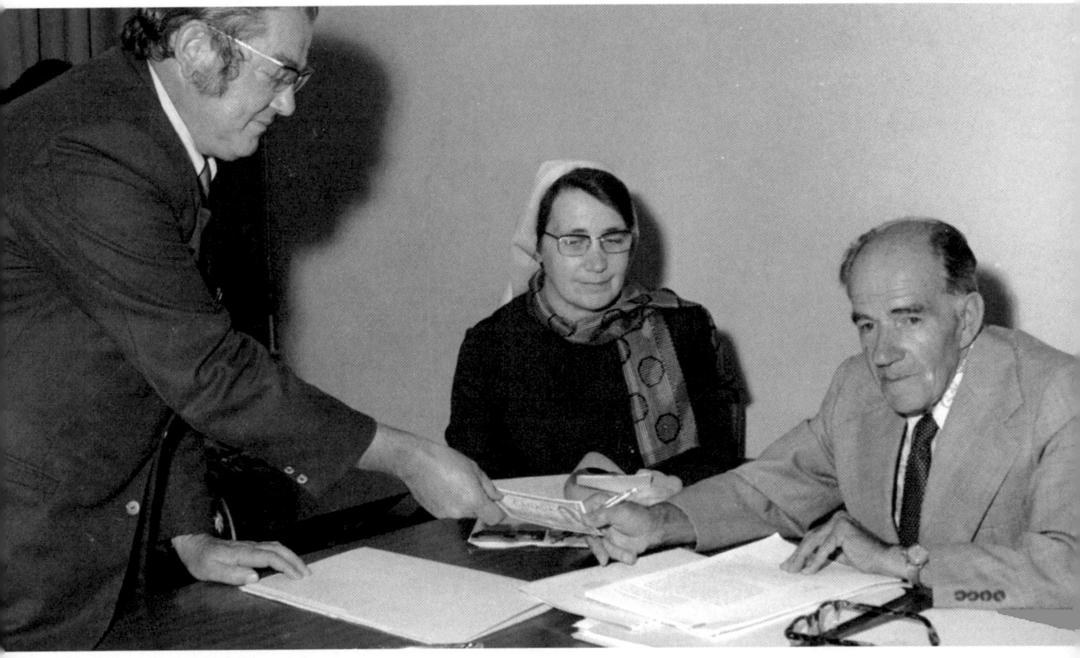

Cession de l'Hôpital Sainte-Anne en 1973. Sœur Gisèle Fortier assiste à la remise du billet de 1 $ contre lequel les religieuses vendent l'hôpital à l'État québécois. Source : AHBSP.

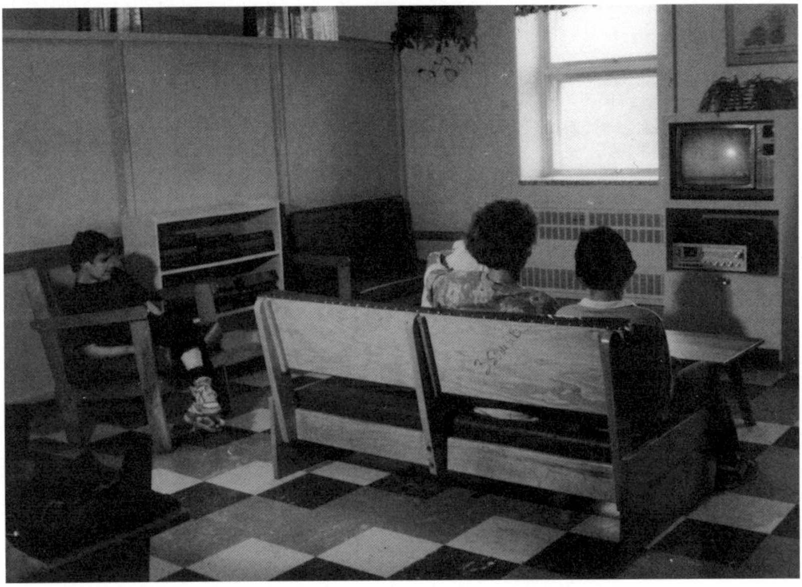

Boudoir aménagé dans l'unité résidentielle. Source : AHBSP.

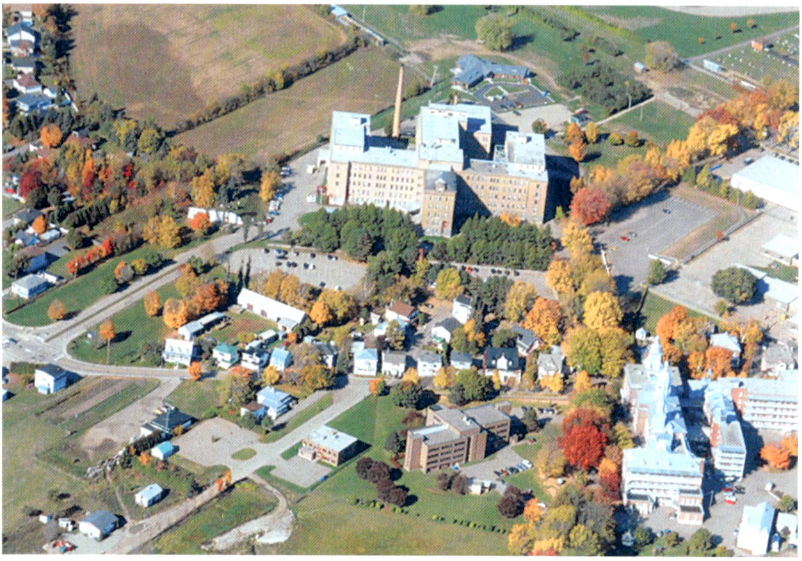

L'Hôpital de Baie-Saint-Paul en 2010. À l'avant-plan, le complexe de la maison mère. Source : APFM

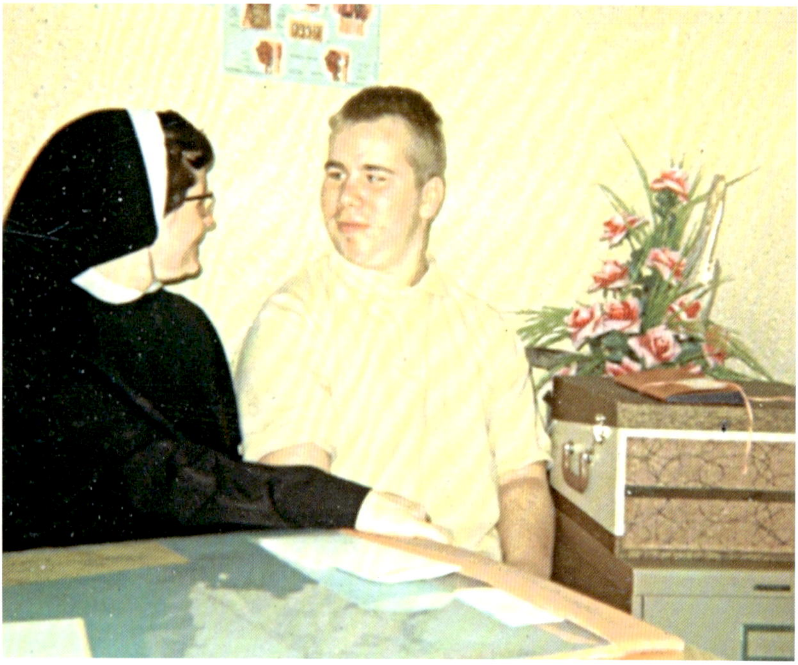

Deux amis dans les années 1960 : sœur Madeleine Bertrand et Pierre-Paul Malenfant. Source : APFM.

découlent de toute cette expérience, les Petites Franciscaines de Marie doivent être considérées comme des acteurs de premier plan dans l'émergence et le déploiement du paradigme de l'intégration sociale au Québec.]

Comme il est écrit dans le livre des Proverbes (30, 16) : « Le feu ne dit jamais : c'est assez ! » Il en est ainsi de l'amour et de tout ce qu'il inspire. Né du cœur d'un Ambroise Fafard, le modeste Hospice Sainte-Anne n'a jamais cessé de gagner, étape par étape, le droit de servir, de mieux servir, de toujours servir. Et c'est au fond du creuset que l'on peut lire le meilleur de son histoire, dans les traces de ce que le feu a purifié, de ce que l'amour a consumé.

Assomption de Marie, 15 août 1980

Pour une conversion du regard[18]

Ce livre ne se laisse pas saisir entièrement d'un seul coup. Il m'a fallu quelques relectures pour en extraire toutes les richesses sur le plan historique ; par ailleurs, il est l'œuvre d'une femme animée d'une vie spirituelle si intense et si radicale, qui y exprime une conception du sens de la vie si « à l'envers » de celles qui ont été privilégiées d'une époque à l'autre, qu'il invite à la réflexion.

C'est d'abord pour m'aider à ressaisir le propos de sœur Porter que j'ai entrepris l'analyse de son ouvrage. J'avais plusieurs questions en tête, qui forment autant de sous-sections dans mon texte. Pour y répondre, j'ai réorganisé l'information disséminée au gré des pages, je l'ai mise en contexte et, le cas échéant, je l'ai complétée. De plus, on doit reconnaître que ce livre est captivant : sœur Porter fait entrer les lecteurs dans sa vision de l'histoire de l'Hôpital Sainte-Anne. Un processus de mise à distance s'imposait donc pour saisir en quoi, comme toute grande œuvre, celle-ci est à la fois tout à fait « vraie » et profondément personnelle.

Livre d'histoire, livre de spiritualité : c'est selon ces deux axes que j'ai organisé ma lecture de cet ouvrage unique en son genre.

---

18. Lucia Ferretti remercie Marise Bachand, Gisèle Fortier p.f.m., Guy Laperrière, Diane Milliard et Jean Roy pour leurs commentaires critiques sur la première version de ce texte. De plus, sœur Gisèle Fortier a recensé et numérisé les dizaines de photographies parmi lesquelles ont été choisies celles qui illustrent le livre. Dans le dernier droit, sœur Annette Castonguay, archiviste, et sœur Claire Morin ont aussi contribué à ce dossier de photographies.

Regarder l'hôpital de l'intérieur et dans son contexte

Une congrégation religieuse « sauvée par les personnes vivant avec des incapacités intellectuelles »

Dans le dernier tiers du XIXe siècle, une foule de congrégations religieuses sont fondées pour le service du clergé, l'enseignement dans les petites écoles ou l'assistance aux démunis dans les milieux éloignés tels que les petits Canadas des États-Unis, les zones de colonisation et les villages reculés. Plusieurs sont quasiment des congrégations paroissiales, formées de jeunes filles recrutées par un curé désireux de les charger au plus vite de l'œuvre charitable dont il a eu l'idée. Ces curés, assez souvent, se préoccupent peu de ménager aux « sœurs » le temps et les conditions d'une réelle formation à la vie religieuse ; d'où la prudence des évêques, qui vont parfois jusqu'à refuser de reconnaître ces fondations. C'est précisément ce qui arrive aux tertiaires franciscaines de Worcester[19].

À des centaines de kilomètres de là, quand il achète une maison afin d'y loger un hospice pour vieillards, le curé Ambroise Fafard de Baie-Saint-Paul connaît la précarité d'une œuvre qui repose uniquement sur le travail gratuit ou presque de deux vieilles femmes et sur la solidarité communautaire d'une population pauvre. Aussi saute-t-il sur l'occasion de signer un contrat avec le gouvernement pour la garde de cinquante « idiots », qui se joindront aux premiers pensionnaires. Du coup, il a d'autant plus besoin des services d'une congrégation religieuse.

Dès qu'elle a connaissance de l'œuvre, la jeune communauté franco-américaine offre de s'en charger. Les sœurs consentent à travailler gratuitement en échange d'une espérance raisonnable d'être reconnues comme institut religieux. L'évêque de Chicoutimi hésite, puis il se rend à l'évidence : aucune congrégation un peu

19. Marguerite JEAN, s.c.i.m., *Évolution des communautés religieuses de femmes au Canada de 1639 à nos jours*, Montréal, Fides, 1977, p. 111-113 et 121-124 ; Michelle GARCEAU, p.f.m., *Par ce signe tu vivras : histoire de la congrégation des Petites Franciscaines de Marie (1889-1955)*, 4e édition, Baie-Saint-Paul, 1989 ; Micheline DUMONT, « BIBEAU (Bibeault), MARIE (Mary), dite Marie-Anne-de-Jésus », *Dictionnaire biographique du Canada*, http://www.biographi.ca/fr/bio/bibeau_marie_15F.html, consulté le 27 février 2014.

stable ne s'est proposée pour cette œuvre ingrate. Jusqu'à nos jours, les Petites Franciscaines de Marie se sentent redevables aux personnes vivant avec des incapacités intellectuelles, par qui, disent-elles, la survie de leur congrégation fut assurée. Leur engagement envers elles, qui dure depuis cent vingt-cinq ans, découle de cette lecture.

Les sœurs dépendent de l'abbé Fafard : elles sont SES religieuses. Qu'un prêtre fondateur, voire qu'un simple aumônier s'arroge le droit de gouverner les sœurs et leurs œuvres, c'est monnaie courante au XIXe siècle et jusqu'au milieu du XXe. Les histoires de communautés laissent souvent comprendre que bien des prêtres ont vraiment abusé du pouvoir que l'Église leur confère sur les religieuses. Heureusement pour les Petites Franciscaines de Marie, Ambroise Fafard est un homme équilibré dont l'énergie trouve à se déployer plus largement. C'est un prêtre de son temps, sans doute. Mais il est heureux de les avoir trouvées, il apprécie sincèrement ce qu'elles font, il les aide tant qu'il peut ; entre lui et mère Marie-Anne-de-Jésus, une femme d'une grande finesse, la bonne entente durera jusqu'à la mort. Et c'est tout naturellement qu'il lègue ses biens à la congrégation pour consolider et poursuivre l'œuvre entreprise.

Jusqu'en 1918 : un hospice et des religieuses au cœur de la solidarité communautaire en Charlevoix

Cet Ambroise Fafard est un autre curé Labelle. L'espèce est alors assez courante de ces prêtres développeurs qui jouent le rôle de maire avant que leurs villages soient érigés en municipalités et parfois même après, y apportent l'électricité et le téléphone et travaillent à relier leur coin de pays au reste du territoire.

Car Charlevoix est encore une région que l'hiver coupe du monde plusieurs mois par année et dont l'essor économique est entravé par son manque relatif de ressources naturelles. Une partie de la population doit s'exiler pour survivre. Cet isolement durable, l'entrecroisement serré des familles, la pauvreté générale des habitants, tout favorise le partage d'un fort sentiment d'appartenance régionale et la nécessité de la solidarité communautaire. Dans ce milieu où le filet de protection sociale se résume à l'entraide, que s'implante une congrégation religieuse vouée en priorité à l'assistance et on n'a pas fini de la soutenir, ni d'exiger d'elle des services.

L'établissement de Baie-Saint-Paul doit se faire polyvalent, les sœurs aussi. Hospice, asile, orphelinat, hôpital, maison de convalescence à l'occasion : l'œuvre doit satisfaire tous les besoins. Car les Charlevoisiens ne peuvent compter sur une aucune autre congrégation pour ce genre de missions et d'ailleurs ils n'auraient pas les moyens d'en soutenir plus d'une. Des sœurs, on attend aussi qu'elles ramènent chez elles les cas de misère les plus flagrants lorsqu'elles font leurs tournées de quête semestrielles ; ou qu'elles visitent les malades à domicile, y compris en temps d'épidémie – sur ce point, le livre de sœur Porter fait bien voir la fragilité générale d'une population qui résiste mal à la tuberculose, à la vérole, aux fièvres typhoïdes ou à la grippe espagnole. Mère Anne-de-Jésus, surtout, est connue partout et appréciée : elle écoute, conseille, accueille sans juger, apaise bien des souffrances morales, guérit parfois des maux physiques, puis encore elle envoie quelques filles de famille étudier au couvent américain de sa congrégation.

En retour de toute cette disponibilité, de leur travail constant et dur, de leur réel dévouement pour les hospitalisés et de leur grande pauvreté personnelle, la population de Charlevoix devient un partenaire indéfectible des religieuses. Sœur Margaret Porter témoigne avec gratitude de la mobilisation communautaire permanente en faveur de l'Hospice Sainte-Anne et des Petites Franciscaines de Marie. Les Charlevoisiens multiplient les dons de toutes sortes. C'est elles-mêmes que plusieurs jeunes filles viennent offrir. Mais attention, les sœurs n'ont pas beaucoup de marge. On murmure si mère Anne-de-Jésus s'absente trop longtemps, si l'on pense que la congrégation tarde volontairement à s'entendre avec le gouvernement ou lorsqu'elle décide de construire en grand !

Comment maintenir un établissement d'hébergement quand l'État s'engage peu ?

Ce soutien communautaire, les Petites Franciscaines de Marie en ont vraiment besoin. L'auteure fait voir comment une congrégation se débrouille pour maintenir une œuvre d'hébergement alors que le gouvernement ne paie encore rien pour les infrastructures et pas grand-chose pour le fonctionnement.

Le curé Fafard puis les religieuses achètent des terrains et des bâtiments ou font construire les nouveaux pavillons à leurs frais, quitte à emprunter. Pour faire diminuer les salaires et les autres coûts, les sœurs contribuent aux travaux : elles hébergent et nourrissent les ouvriers, se constituent elles-mêmes en main-d'œuvre d'appoint, tandis que mère Anne-de-Jésus et ses successeures prennent la tête des chantiers et surveillent les dépenses. Les agrandissements et les nouvelles constructions ne s'élèvent que lorsque les négociations avec le gouvernement ont abouti au renouvellement des contrats et qu'on a une idée, du moins en principe, du nouveau nombre de pensionnaires à héberger. Voilà pour les infrastructures.

Maintenant, les sœurs. La pauvreté personnelle est un vœu religieux pratiqué radicalement à l'époque dans toutes les congrégations et d'autant plus par des franciscaines, cela va sans dire ! Margaret Porter approuve avec humour leurs robes vingt fois reprisées et leurs étrennes de rien du tout. Mais cela ne suffit pas. Pour assurer leur subsistance et rembourser leurs emprunts, les Petites Franciscaines de Marie doivent multiplier les à-côtés. Elles louent des chambres aux estivants et leur salle communautaire pour des rencontres et des congrès. Surtout, elles exploitent longtemps une mini-centrale électrique qui alimente non seulement l'hospice, mais aussi la municipalité de Baie-Saint-Paul. À vrai dire, congrégation et hospice ne faisant qu'un, ces apports servent aussi à améliorer l'ordinaire des hospitalisés.

Car c'est de la charité, on l'a dit, des contrats du gouvernement et des sommes versées par les pensionnaires privés que sont tirés l'essentiel des revenus, auxquels contribuent aussi en cas d'urgence des familles des sœurs et le frère d'Ambroise Fafard, lui-même curé. Or, ces revenus sont insuffisants, ce qui s'explique aisément. Les familles de certains résidents sont trop pauvres pour payer quoi que ce soit ; les pensionnaires privés ne roulent pas tous sur l'or eux non plus ; quant au gouvernement, il calcule la pension au plus juste, il ne commence à verser une subvention pour les médicaments qu'en 1910, et c'est sans compter qu'il ne fournit jamais, et ce pendant plus de vingt ans, les nombres prévus aux contrats. À nouveau, donc, les sœurs sont mises à contribution. Production maximale, consommation minimale : confection de vêtements et sous-vêtements pour les internés, tissage de catalognes et de tapis pour l'hospice, pas d'employés pour aider aux soins ou aux tâches ménagères, vente du surplus des produits de la ferme, apport des religieuses enseignantes pour qui les commissions scolaires versent des salaires à la congrégation et, au moins pendant la guerre, recours aux résidents, hommes et femmes, qui peuvent travailler.

Bref, l'hospice ne peut se passer du travail des sœurs, de l'aide apportée pendant la guerre par un certain nombre d'hospitalisés, des services assez souvent gratuits du médecin et du dentiste, des corvées et des dons de la population, de la générosité du marchand général, ni des libéralités du député Rodolphe Forget, un des hommes d'affaires les plus riches du pays. Cela en fait du monde avec qui maintenir de bonnes relations !

C'est dans les hôpitaux psychiatriques qu'est née, au Québec, la réadaptation en déficience intellectuelle

Mise sur pied en 1887, la Commission royale sur les asiles d'aliénés (commission Duchesneau) produit son rapport l'année suivante et le gouvernement du Québec commence aussitôt à en mettre en œuvre quelques recommandations. Sur la base d'une distinction entre les « aliénés », susceptibles d'être traités, et les « arriérés », incurables, l'une de ces recommandations propose de désengorger les deux grands asiles de Beauport et de Longue-Pointe en envoyant ailleurs une partie de leurs résidents. Rien ne s'oppose du reste à ce que les hôpitaux déversoirs soient situés en région éloignée puisque ce genre de résidents ne nécessite pas de soins spécialisés. Il suffit de les garder. Ce qui peut se faire à bas coût[20].

Mais les Petites Franciscaines de Marie ne l'entendent pas ainsi. Dès que les enfants et les adolescents qui présentent des incapacités intellectuelles se mettent à y résider en grand nombre, à partir des

20. Jean-Yves DUFORT, *La déficience intellectuelle au Québec entre 1867 et 1921 : de l'idiotie à l'arriération mentale*, mémoire (M.A. histoire), Université de Sherbrooke, 1999, p. 31-33.

années 1910 et surtout après la Première Guerre mondiale, elles veulent leur offrir des services de réadaptation. Sans doute, depuis le début du siècle, offrent-elles un programme pédagogique aux orphelins. Mais désormais il s'agit d'autre chose. Pour se donner des modèles, quelques sœurs et le surintendant Euloge Tremblay vont visiter des établissements phares aux États-Unis. Le livre de sœur Porter apporte à l'historiographie une information inédite : il y a eu, dans les années 1920, les débuts d'une école de réadaptation à l'Hôpital Sainte-Anne. Tests du Binet-Simon révisé pour le classement, motricité et gymnastique, musique et peinture, travaux d'aiguille et auprès des animaux, sans oublier la scolarisation. Jusqu'à maintenant, pour cette époque, on connaissait seulement les prémices de l'école Gamelin à l'Hôpital Saint-Jean-de-Dieu ainsi que l'école La Jemmerais de l'Hôpital Saint-Michel-Archange.

L'ouverture de celle-ci, en 1928, sonne d'ailleurs le glas pour l'asile-école de Baie-Saint-Paul : désormais, le surintendant général et l'inspecteur général des asiles sortent de Charlevoix les jeunes les plus capables pour les envoyer à Beauport et les font remplacer par d'autres, plus atteints, pour qui personne ne sait encore quoi faire à part du gardiennage. L'auteure évoque avec sensibilité le traumatisme subi par tous ces enfants qu'on déracine et dont on coupe les liens qu'ils avaient pu établir, dans les deux établissements, avec les religieuses et les autres jeunes résidents.

Dans la mémoire collective des intervenants en déficience intellectuelle, les associations de parents anglophones de Montréal sont encore assez souvent considérées comme les pionnières de la réadaptation en ce domaine au Québec[21]. L'historiographie a pourtant démontré depuis longtemps que celle-ci s'est développée d'abord dans les hôpitaux psychiatriques tenus par les congrégations féminines, dès les années 1920[22]. Le livre de sœur Porter, c'est l'un de ses apports, témoigne à son tour en ce sens.

---

21. Voir notamment : ASSOCIATION DE MONTRÉAL POUR LES DÉFICIENTS MENTAUX, *50 ans : Rapport sur les 50 ans de l'AMDM*, Montréal, 1993, 208 p. ; ASSOCIATION QUÉBÉCOISE POUR L'INTÉGRATION SCOLAIRE, *60 ans d'engagement au cœur de nos vies, 1951-2011*, Montréal, AQIS, 2011, 90 p.

22. Pour quelques exemples très souvent cités, répartis sur une quarantaine d'années : *Un exposé sur la déficience mentale au Québec, préparé pour la Conférence fédérale-provinciale*

1918-1964 : Comment expliquer l'augmentation continuelle du nombre d'internés ?

Tout d'abord, une précision. Même si l'association entre déficience intellectuelle et dégénérescence a été défendue par certains médecins canadiens-français à l'époque où cette idée dominait dans les sociétés de culture protestante, le gouvernement du Québec, contrairement à ceux des États-Unis ou des provinces anglophones du Canada, n'a jamais encouragé l'internement pour des raisons liées à la crainte de la dégénérescence de la nation. De même, au contraire de l'Alberta par exemple, le Québec n'a jamais voté de loi favorisant l'eugénisme par la stérilisation forcée car il s'agit là d'une pratique absolument réprouvée par l'Église catholique.

Tant que la région a été difficile d'accès, l'hospice est resté de petite taille. Les acquisitions et les constructions continuelles de bâtiments ont permis d'y éviter tant le surpeuplement que la dépersonnalisation. L'arrivée du train en 1918 accélère cependant la croissance en cours depuis quelques années et fait entrer l'hospice puis l'Hôpital Sainte-Anne dans l'ère du gigantisme. Il en sera ainsi pendant plus de quarante ans.

C'est que pour décongestionner les hôpitaux Saint-Jean-de-Dieu à Montréal, Saint-Michel-Archange à Québec, et même le Verdun Protestant Hospital, le gouvernement a recours désormais massivement aux hôpitaux déversoirs : les femmes et les filles sont envoyées le plus souvent à l'Hôpital Saint-Julien de Saint-Ferdinand-d'Halifax, tandis qu'à Baie-Saint-Paul arrivent principalement des garçons et des hommes. L'hôpital continue par ailleurs d'admettre directement des jeunes en provenance non seulement du Québec, mais de toutes les parties francophones de l'est du continent. Les familles s'adressent à leur maire, leur curé, leur député et jusqu'au secrétaire de la province s'il le faut. À leur tour, ceux-ci font des pressions sur les sœurs pour qu'elles acceptent toujours plus de résidents.

---

sur l'arriération mentale, Ottawa, 19-22 octobre 1964, imprimé, 51 p. et annexes, notamment p. 10-16 ; Pierre FOUCAULT, *Aider… malgré tout. Essai sur l'historique des centres de réadaptation au Québec*, Cap-Saint-Ignace, Éditions de l'Association des centres d'accueil du Québec et Éditions Yvon Blais, 1984, 151 p. ; Marie-Paule MALOUIN (dir.), *L'univers des enfants en difficulté au Québec de 1940 à 1960*, Montréal, Bellarmin, 1996, 458 p.

Oui, mais d'où vient qu'on veuille à ce point se décharger des handicapés, physiques ou mentaux?

Un début d'explication est à chercher du côté de l'urbanisation: s'installer en ville comme le font de plus en plus de familles rurales, cela veut souvent dire, d'une part, s'entasser dans des logements exigus et, d'autre part, être privé du soutien de son réseau de parenté en cas de coup dur. Le placement des membres atteints de maladie mentale ou de handicap devient dès lors une nécessité, surtout dans les milieux populaires.

D'autant qu'avant les années 1960 la seule politique sociale en laquelle les gouvernements québécois rouges comme bleus croient vraiment et en laquelle ils investissent de bon gré, quoique chichement, c'est justement le placement, et ce pour toutes les catégories d'individus fragiles. Les mesures de soutien qui permettraient aux familles des milieux populaires de les garder sont en comparaison franchement dérisoires. Une telle politique d'hébergement, du reste, cadre bien avec les valeurs culturelles et les pratiques des Canadiens français, façonnées par une offre institutionnelle abondante: jusqu'après la Deuxième Guerre mondiale, c'est la norme et l'usage de compter sur les différents types d'établissements pour désengorger un tant soit peu les maisons, soulager les familles quand la mère est malade ou le père en chômage, soigner la vieillesse et éduquer la jeunesse. Le placement des infirmes s'inscrit dans ce recours normal aux institutions. La différence, c'est qu'eux y sont le plus souvent pour toujours, puisque les conditions qui les y ont conduits ne changent pas.

Autre important facteur d'explication, qui vaut davantage après la guerre: les nouvelles obligations très contraignantes imposées aux épouses et aux mères de la classe moyenne. Alors que le discours public se met à valoriser la famille nucléaire et l'importance pour les jeunes de vivre auprès de leurs parents, les femmes se voient assigner plus impérativement que jamais le devoir de soutenir moralement leur mari et de veiller à l'épanouissement de leurs enfants. Du coup, alors même que l'espérance de vie des bébés et des enfants handicapés commence à augmenter, médecins, travailleurs sociaux, prêtres et politiciens n'hésitent pas à recommander leur placement. Il ne faudrait pas, dit-on, qu'ils absorbent leurs mères au détriment du reste de la famille. On entre alors plus nettement dans l'époque du rejet. Les chiffres autorisent toutefois la remise en question de distorsions trop ancrées dans la mémoire collective : de l'après-guerre au milieu des années 1960, c'est environ 15 % des personnes vivant avec une déficience intellectuelle qui sont institutionnalisées au Québec, et non pas toutes[23].

Enfin, sœur Margaret Porter mentionne la présence à l'Hôpital Sainte-Anne d'enfants nés hors mariage et n'ayant pas eu la chance d'être adoptés. Un certain nombre d'entre eux aboutissent en effet dans les hôpitaux psychiatriques après 1940. Il convient néanmoins de dire qu'en raison du faible taux de naissances « illégitimes » au Québec, y compris durant la Seconde Guerre mondiale, combiné à un très fort taux d'adoption, les enfants nés hors mariage non adoptés et non déficients de naissance ne forment à toute époque qu'une petite proportion des pensionnés des hôpitaux psychiatriques[24].

---

23. Voir entre autres : Jacques ROUSSEAU, *La réinsertion sociale des personnes déficientes intellectuelles ayant vécu en institution : bilan des expériences québécoises et évaluation de la qualité de vie*, UQTR, juin 1988, dact., p. 8. On estime à 3 % le taux de prévalence de la déficience intellectuelle au sein d'une population donnée, et à 1 % celui de la déficience moyenne à profonde. C'est sur cette base que nous avons calculé les taux d'internement. Entre la fin du XIXe siècle et la Deuxième Guerre mondiale, celui-ci s'établissait globalement à 10 %. D'une part, l'espérance de vie était courte, surtout pour les plus grands infirmes, qui pouvaient mourir avant d'être placés. D'autre part, plusieurs familles n'avaient pas les moyens de payer la pension ; car sauf pour les épileptiques et les personnes jugées dangereuses, le gouvernement se faisait rembourser par celles-ci une partie des *per diem* versés aux établissements. Enfin, la plupart des personnes présentant une déficience intellectuelle légère n'étaient tout simplement pas diagnostiquées et passaient relativement inaperçues dans une société opposant moins d'obstacles que par la suite. Le taux d'internement croît après la Deuxième Guerre mondiale, en raison de l'augmentation de l'espérance de vie, de l'aisance des familles et de la complexification de la société. Bref, les pourcentages globaux de 10 ou 15 % reflètent mal une double réalité. Peu de personnes avec une déficience légère ont été internées, or elles constituaient les deux tiers des cas. En revanche, la plupart des grands handicapés mentaux ou physiques ayant survécu l'ont été.

24. Sœur Porter est morte une dizaine d'années avant l'affaire des « orphelins de Duplessis » comme on a appelé ces enfants au moment où leur triste destin a refait surface, dans les années 1990. Comme on sait, la déficience intellectuelle diagnostiquée chez ces enfants était due au manque de stimulation lié à leur vie en institution. On a d'ailleurs plus tard parlé de tous ces enfants comme des « pseudo-déficients ». En 1963, ils comptaient pour environ 200 des plus de 1 400 résidents de l'Hôpital Sainte-Anne. La proportion était bien sûr beaucoup moins élevée dans les établissements qui accueillaient aussi des patients psychiatriques.

À l'Hôpital Sainte-Anne, chaque agrandissement ou construction, entre 1918 et 1964, entraîne l'entrée de plusieurs dizaines, voire de centaines de nouveaux patients. Certes, les Petites Franciscaines de Marie souhaitent rentabiliser tout l'espace disponible, toutefois elles s'opposent au surpeuplement, sans que pourtant le gouvernement s'en émeuve. Dans ce contexte, sauf exception négligeable, ne logent plus désormais à l'hôpital ni pauvres assumés par les sœurs, ni retraités privés.

Un hôpital psychiatrique pour déficients

Après l'incendie de 1923, il faut l'intervention du surintendant qui est aussi maire, du député, de l'évêque et jusqu'à celle de l'archevêque pour faire renoncer le gouvernement à l'idée de reconstruire l'asile en banlieue de Québec plutôt que sur place. Sans tous ces appuis masculins, les religieuses seules n'y seraient pas parvenues. (Sœur Porter accorde néanmoins le plus grand rôle à mère Marie-Anne-de-Jésus dans cette affaire.)

Le gouvernement, d'ailleurs, joue désormais un rôle plus actif. Dans sa volonté de dessiner les contours d'une sorte de système psychiatrique, il fixe la vocation de certains établissements. À Baie-Saint-Paul, il envoie généralement des patients jugés « irrécupérables » : épileptiques à l'époque où l'on n'a pas de médicaments contre ce mal, handicapés physiques graves, handicapés mentaux ; de plus en plus souvent des jeunes, aussi, au point qu'au début des années 1960 la moitié des internés n'ont pas dix-sept ans. L'Hôpital Sainte-Anne devient ainsi un « terminus », analyse sœur Porter avec une empathie qu'elle sait rendre communicative.

Québec, en outre, assure désormais la presque totalité du financement : prêts pour les infrastructures, prix de journée (*per diem*) pour le fonctionnement, et bientôt subventions spéciales pour l'aménagement des premiers laboratoires.

Justement, parlons des *per diem*. Dans les années 1920, le gouvernement les augmente assez pour que les Petites Franciscaines de Marie puissent embaucher les premiers employés, y compris des gardiens. Il en retient en revanche de quoi se rembourser le prêt consenti pour la construction de la nouvelle maison Saint-Joseph, inaugurée en 1927 – cette partie de l'hôpital et tous les terrains, c'est ce que les sœurs lui céderont pour un dollar en 1973. Il reste ensuite seulement de quoi couvrir les besoins essentiels des internés, mais rien pour stimuler leur développement intellectuel.

Un des effets de l'alourdissement du profil des patients et de leur provenance essentiellement extrarégionale est le repliement de l'hôpital sur lui-même. Après la grande guerre et jusqu'aux années 1960, les liens se desserrent entre les sœurs et le milieu. Les gardiens et les Chevaliers de Colomb semblent désormais constituer les seuls contacts des pensionnés avec le monde extérieur ; ajoutons les employés de la ferme pour les résidents qui y travaillent.

Du sous-financement chronique découle évidemment la pauvreté. Certes, même pendant la crise économique puis la guerre, les patients mangent leurs trois repas par jour, ils sont soignés en cas de maladie, opérés si nécessaire et ils vivent au chaud dans des locaux propres. On ne peut alors en dire autant de tous les Charlevoisiens. Les religieuses travaillent énormément pour suffire aux besoins, les médecins tirent de leurs poches de quoi acheter quelques appareils médicaux. Cependant, pour tout le reste, quelle pauvreté ! C'est avec beaucoup de pudeur que l'auteure évoque ce temps de misère. Il faut être attentif et avoir lu ailleurs pour percevoir ce que cela signifie de vivre dans un univers d'autant plus concentrationnaire, et dépersonnalisant, que la privation y règne. Manque de toute liberté, de choix, d'intimité, de sorties, pas même de vêtements personnels, soumission sans échappatoire à l'autorité sévère des gardiens, et à des règlements où tout est prévu et codifié, c'est le lot quotidien. L'enfermement : dans l'hôpital, dans la salle, en soi-même et dans un destin sur lequel ils n'ont aucune prise, voilà la vie d'immobilité dans laquelle la pauvreté emprisonne les internés, jour après jour jusqu'à la mort.

Le travail des hospitalisés : sa nécessité, sa valeur

Si l'on ne tient pas compte des contraintes de l'époque, on a tendance à voir dans le travail gratuit des internés d'autrefois une exploitation pure et simple. N'aurait-on pas pu à la place leur fournir instruction et réadaptation ? Les Petites Franciscaines de Marie l'ont désiré. On a vu qu'après 1928 les choix gouvernementaux rendent impossible la poursuite des activités de leur asile-école.

Par ailleurs, les gouvernements libéraux ou unionistes sont indifférents jusqu'au début des années 1960 au sort des internés. Pour compenser l'insuffisance des *per diem*, l'hôpital doit limiter ses dépenses et faire avec les moyens du bord. D'où la nécessité de recourir au travail des hospitalisés qui peuvent aider. Une aide que les sœurs essaient de récompenser comme elles peuvent : par des friandises, l'organisation d'une excursion annuelle ou encore l'appel à leurs propres familles pour offrir à certains, en été, des vacances de l'hôpital[25].

Que des adolescents aient été dégoûtés de devoir laver, changer ou faire manger les enfants grandement handicapés, c'est certain. Les nécrologies des religieuses font bien voir la répugnance et parfois la peur qui freinent aussi postulantes, novices et jeunes professes ; au point qu'on leur épargne les tâches les plus pénibles ou les plus repoussantes, notamment celles auprès des hommes âgés. Certains parents ne comprennent pas que leur fille soit entrée pour une telle œuvre. Hors des salles, heureusement, les emplois sont moins rebutants. À la buanderie, à la cuisine, à l'entretien ménager, à la ferme ou ailleurs, les hospitalisés aident dans la mesure de leurs capacités.

Margaret Porter, pour sa part, veut faire valoir la portée thérapeutique, humanisante, socialisante, éducative et même spirituelle de ce travail.

Le travail, dit-elle, calme les résidents, il leur apporte la paix. Il les fait bouger, dépenser leur énergie de manière utile. Il favorise la socialisation en petits groupes. Il fait d'eux des gens comme tout le monde, puisque le travail est l'activité la plus valorisée dans la société. « La meilleure façon de tuer un homme, c'est de l'empêcher

25. APFM, *Cahiers des nécrologies*. Une trentaine des sœurs ayant vécu à l'Hôpital Sainte-Anne autour de 1960 sont maintenant décédées. Cette section et la suivante ont été rédigées en partie grâce aux informations contenues dans leurs nécrologies. Ces documents, qui ne sont pas destinés à la publication, ont pour fonction de conserver la mémoire de chacune au sein de la congrégation ; plusieurs contiennent des passages écrits par la religieuse concernée elle-même ; en général, soit par le propos, soit par le ton, soit par la réflexion introspective qui y est exprimée, ou pour tous ces éléments à la fois, ces textes sonnent vrai.

de travailler », chantait Félix Leclerc ; sœur Porter est d'accord, elle selon qui « le travail entretient le goût de vivre ». Par le travail, on acquiert un savoir-faire et une discipline qui s'avéreront fort utiles lors de la déshospitalisation des années 1960, que personne encore ne prévoit. Le travail enseigne aussi la protection du faible, humain ou animal. Quant aux tâches manuelles en plein air, elles donnent aux aides-fermiers l'occasion d'un contact bienfaisant avec la nature et les animaux, ce qui d'ailleurs est reconnu de nos jours dans plusieurs programmes de réadaptation. Pour l'auteure, cette proximité avec la vie peut ouvrir le cœur à l'émerveillement et à la louange. Le travail, dit-elle, est « un droit de l'homme en quête d'expression et d'épanouissement ».

La vie ensemble

Sœur Porter ne cache pas que l'hôpital psychiatrique des années 1918-1964 est un milieu déshumanisant. Mais disons qu'elle veut surtout montrer autre chose : comment ses devancières y insufflent la vie malgré tout.

À vivre ensemble, dit-elle, tout se normalise. Les sœurs prennent la vie telle qu'elle se présente. Le livre met en évidence leur acceptation de toutes les infirmités, leur capacité à voir la personne au-delà des apparences et à voir le Christ en chacun. Les sœurs ont à s'apprivoiser à la mort d'enfants qu'elles ont soignés, à reconnaître et à recevoir la souffrance d'être et le type de courage que leur offrent les hospitalisés, à partager avec eux le sens que propose la religion catholique d'une telle épreuve et les secours qu'elle fournit pour l'alléger. Pour avoir lu pratiquement toute la documentation disponible en déficience intellectuelle au Québec parue des années 1920 aux années 1980, j'ai pu constater que seules les religieuses semblent conscientes de la souffrance morale des personnes vivant avec de telles infirmités. Durant toutes ces années, aucun des médecins, des éducateurs ou des autres professionnels qui s'expriment n'y fait même une fois référence[26]. Il faut dire qu'elles seules

26. Pour quelques jalons dans une littérature abondante : Irénée LUSSIER, prêtre : « Orientation professionnelle des anormaux », *La Revue dominicaine*, septembre 1939 ;

vivent avec les internés. Oui, il en faut du temps pour reconnaître l'humain en chacun, commencer par parler d'eux comme de « nos grands enfants » puis pouvoir enfin dire « nos frères déficients[27] ». La chose ne va pas de soi, mais c'est l'horizon vers lequel chacune tend. Leur souci de personnalisation se heurte à des obstacles dont l'auteure donne une idée quand elle rend compte des moyens pris pour déjouer les risques de confusion d'identité des nouveaux venus. Il se révèle par ailleurs presque malgré les sœurs, dans le fait par exemple qu'elles consignent dans les *Annales* ce qui se rapporte à Pierre ou à Paul ; cette attention contribue à rendre le récit de notre auteure si vivant et si riche.

Vivre ensemble, c'est aussi pour les Petites Franciscaines de Marie se donner le moyen d'apprécier les talents des hospitalisés, de jauger leur potentiel, de découvrir leurs goûts et leurs intérêts. Les tests sont utiles certes, les experts aussi ; mais pour connaître véritablement quelqu'un, il faut vivre avec lui. Cette idée, Margaret Porter la martèle. Les professionnels des années 1960 à 1980, du haut de leurs savoirs et de leurs diplômes, ont regardé les religieuses avec beaucoup de condescendance. Sœur Porter ne s'en laisse pas imposer. D'abord, ses compagnes n'étaient pas si ignorantes que cela : elles n'ont pu arborer une collection de diplômes, c'est vrai, elles ont néanmoins saisi toutes les occasions de se doter d'une formation d'infirmières ou d'hospitalières. Par ailleurs, rien ne qualifie autant pour se prononcer sur des questions d'aptitudes et de personnalité qu'une autre collection, celle des années vécues ensemble.

Il faut toute une spiritualité de l'accueil, de la présence et du don de soi pour passer vingt-quatre heures par jour pendant cinq, dix, trente ou quarante-cinq ans dans une salle bruyante de plus de cent pensionnaires, et n'avoir à opposer à des conditions de vie

---

Enquête sur les services de santé (Enquête Sylvestre), 1948, Province de Québec, tome 1, chapitre 5, « Les maladies mentales » ; Caritas-Canada (section française), *Le problème social de la déficience mentale*, troisième congrès général, Montréal, Secrétariat national, 1955 ; *L'arriération mentale au Canada*. Rapport de la Conférence fédérale-provinciale, Ottawa, 19-22 octobre 1964, ministère de la Santé nationale et du Bien-être social, Ottawa, 323 p. ; Wolf WOLFENSBERGER, *The principle of normalization in human services*, Toronto, National Institute on Mental Retardation, 1972 ; *L'enfant exceptionnel*, Revue du Conseil du Québec de l'enfance exceptionnelle, 1964-1977.

27. *Cahiers des nécrologies*.

dépersonnalisantes qu'une voix et des gestes doux, des petites attentions et le désir de donner un peu de joie. Plusieurs se disent heureuses d'avoir accompagné ainsi ceux que tous ont abandonnés. Et certaines, en effet, ont accompli ces « miracles de femmes » qu'évoque sœur Porter. D'autres, les nécrologies le disent bien, ont dû pour leur propre équilibre être envoyées ailleurs. Les Petites Franciscaines de Marie ne manquaient pas d'œuvres où employer ces religieuses qui ne pouvaient plus être utiles dans les salles.

Dévouement et patience, l'auteure n'est pas seule à faire valoir ces qualités des religieuses ; l'historiographie ne dit pas autre chose[28], non plus que les anciens ayant témoigné et ceux qui reviennent au jour des funérailles[29]. Leur foi, leur espérance, leur charité, la respiration de la prière personnelle et communautaire, voilà les appuis des sœurs à une époque où elles ne sont soutenues ni par une vraie préparation professionnelle, ni par un personnel spécialisé, ni par les psychiatres et autres médecins, qui se désintéressent de la déficience intellectuelle.

Tout de même, à l'Hôpital Sainte-Anne, on sait jouir du moment présent, transformer en souvenir une virée en camion vers le champ à semer à Saint-Irénée, les crêpes au terrain de jeu, les séjours au P'tit Bois, la procession de la Fête-Dieu, le pique-nique de l'été, les parties de dames entre les sœurs et les aides, le pèlerinage annuel à Sainte-Anne-de-Beaupré, la préparation des saynètes et des morceaux choraux présentés lors de la fête de la supérieure, et même la confection des milliers de pâtés et des dizaines de milliers de beignes sans lesquels les fêtes ne sont plus les fêtes. L'hôpital, parfois, tente de se métamorphoser en famille.

Pour les Petites Franciscaines de Marie, il est toujours au moins le refuge de ceux que leurs familles ont dû ou voulu éloigner et que la société rejette. Cette vie ensemble, dans un monde retourné

28. Bernard COURTEAU, *De Saint-Jean-de-Dieu à Louis-H.-Lafontaine. Évolution historique de l'hôpital psychiatrique de Montréal*, Méridien, 1989, 210 p. ; Hubert WALLOT, *La danse autour du fou. Survol de l'histoire organisationnelle de la prise en charge de la folie au Québec depuis les origines jusqu'à nos jours*. Tome I : *La chorégraphie globale*, Beauport, Les Publications MNH, 1997, 456 p.

29. Rose DUFOUR, *Naître rien. Des orphelins de Duplessis, de la crèche à l'asile*. Montréal, Multimondes, 2002, p. 35 ; *Cahiers des nécrologies*.

par l'idéal de charité fraternelle qui en est le socle et le souffle en symbole et préfiguration du Royaume, c'est elle qui s'apprête à nourrir l'engagement de ces religieuses envers la réadaptation, même celle des hospitalisés très atteints, à laquelle personne ne s'intéresse encore.

La Commission d'étude des hôpitaux psychiatriques et ses suites

La modernisation de l'Hôpital Sainte-Anne commence avant 1960. Le gouvernement québécois se remet à dépenser pour les infrastructures : des locaux plus fonctionnels sont aménagés lors de l'agrandissement de 1958-1961 et de l'ouverture du pavillon à Saint-Irénée, des équipements garnissent enfin le terrain de jeu. La découverte de médicaments psychotropes améliore la condition des malades et l'atmosphère dans les salles ; les médicaments rendent aussi possible la libération de plusieurs épileptiques. Des évaluations psychologiques sont pratiquées plus systématiquement.

La Commission d'étude des hôpitaux psychiatriques (commission Bédard) vient à Baie-Saint-Paul en 1961. On dit toujours qu'elle a été mise sur pied en réaction au scandale provoqué par le livre de Jean-Charles Pagé, *Les fous crient au secours*. En fait, au moins autant qu'au sort des « fous », la commission est chargée de réfléchir aux conséquences de l'entrée du Québec dans le régime d'assurance hospitalisation mis sur pied par Ottawa en 1957. Celui-ci ne finance ni les hôpitaux psychiatriques ni les lits occupés par des patients en soins de garde. Québec n'a pas le choix. Pour obtenir le financement prévu par l'entente, le ministère de la Santé doit en quelques années désintégrer ces établissements et désinstitutionnaliser leurs patients. Pour les personnes vivant avec des incapacités intellectuelles, en revanche, le rapport Bédard recommande le maintien de l'institutionnalisation. Non plus chez les sœurs toutefois, sauf pour les cas les plus lourds, mais dans un réseau public à créer, à bien financer cette fois, et à placer sous le contrôle de la profession médicale.

Sur le coup, les Petites Franciscaines de Marie encaissent mal les recommandations de la commission Bédard concernant leur hôpital. Le conseil général ne consent pas d'emblée à l'ouverture d'une section générale. Or, le gouvernement n'entend pas leur laisser le choix. Et pour être plus certain qu'elles vont céder, il fait intervenir l'archevêché de Québec! La Révolution tranquille s'est en partie faite ainsi : hommes d'Église et hommes d'État s'entendant pour faire plier les sœurs[30]. Celles-ci refusent aussi cette recommandation du rapport Bédard qui voudrait encore confiner l'hôpital à des soins de garde. Elles veulent mieux pour leurs hospitalisés. Et cette fois sera la bonne, d'autant que le surintendant médical pousse aussi dans ce sens.

Puisque le ministère de la Santé veut une section générale et que pour cela il faut libérer de l'espace, les religieuses réussissent à lui faire financer largement les programmes de réadaptation qu'elles offrent à leurs résidents avant de les déshospitaliser. L'Hôpital Sainte-Anne devient entre 1964 et 1975 un modèle d'internat pédagogique. En même temps, parce que l'action des sœurs s'inscrit d'emblée dans une visée d'intégration sociale, c'est de leur établissement que naissent les structures pour aider leurs anciens pensionnaires à vivre dans la communauté. Les services mis sur pied marquent donc à la fois l'apogée de l'époque de la pédagogie spécialisée en internat et les prémices de celle de la normalisation. Une normalisation que n'a pas du tout envisagée le rapport Bédard. C'est cette dernière option que finira par privilégier l'État québécois, à la fois pour ses propres raisons et sous la pression des associations de parents les plus militantes, que la direction du centre hospitalier encourage dans les années 1970.

De l'internement à l'intégration sociale

La métamorphose de l'hôpital s'effectue au moment où le monde de la déficience intellectuelle entre dans une période de profonde transformation. Tout ne change pas du jour au lendemain bien sûr, il faudra une bonne vingtaine d'années avant que le paradigme de l'intégration sociale modèle véritablement les lois, les structures,

30. La chose n'était pas nouvelle. Qu'on pense au sort réservé au Mont-Providence dans les années 1950. Marie-Paule MALOUIN, *op. cit.*

les approches, et c'est sans parler des mentalités; mais somme toute un mouvement se met en branle.

La déficience intellectuelle était conçue comme une pathologie stationnaire dont le niveau pouvait être déterminé par un test de quotient intellectuel (Q.I.) et dont les causes, biologiques ou socioculturelles, étaient toujours relatives à la personne concernée. Elle devient un état évolutif, donc susceptible d'amélioration grâce à la réadaptation. Elle ne se caractérise plus seulement par l'insuffisance mentale, selon les experts, mais aussi par des limitations de l'adaptation sociale: cela signifie que quelqu'un manifestant des capacités sociales peut éviter un diagnostic de déficience intellectuelle en dépit d'un Q.I. défavorable. Du reste, ces limitations sont imputées en partie à la société elle-même, dont les exigences sont analysées désormais comme productrices de handicap.

De quelqu'un appréhendé seulement à partir de ce qui lui manque au point parfois de presque se faire dénier le statut d'être humain, le déficient intellectuel devient par ailleurs une personne dont on apprend à voir aussi les capacités et à qui l'on reconnaît de plus en plus de droits.

Au début des années 1960, la réadaptation ne s'adresse encore qu'aux jeunes «éducables»; effectuée en internat, elle est conçue comme un moment de préparation intensive à leur vie adulte en société. Mais, au milieu des années 1970, la réadaptation est en voie d'être repensée comme l'ensemble des mesures destinées à soutenir en tout temps les jeunes et les adultes présentant une déficience, y compris profonde, dans leur vie au sein de la communauté.

Ce livre montre bien à quel point, au Québec, les Petites Franciscaines de Marie ont contribué au remplacement du paradigme de l'internement par celui de l'intégration sociale pour tous.

Résumons en quelques points l'ensemble de leur contribution: création de *programmes de réadaptation*, et selon des approches développementales y compris pour les très grands infirmes, participation active à la *hausse de l'expertise* en déficience intellectuelle au Québec, mise sur pied de nombreuses *structures de soutien dans la communauté* et transfert de celles qui ont été créées à l'Hôpital Sainte-Anne, *éducation du ministère* de la Santé puis des Affaires sociales à la valeur de l'intégration sociale.

Donner le goût de vivre et un élan confiant

L'argent qui arrive subitement, fait remarquer Margaret Porter, ne peut compenser en un instant les effets de nombreuses années d'abandon. D'ailleurs, en éducation spécialisée comme plus largement en réadaptation, il faut sans doute de l'argent, mais surtout du temps, de la confiance et de l'amour.

L'auteure attire l'attention sur ce qui fait l'originalité et la valeur de l'expérience de réadaptation faite à l'hôpital après 1964.

D'abord, la volonté de donner une chance à tout le monde. Cela se traduit par la décision d'offrir de la scolarisation adaptée même à ceux dont le Q.I. marque 35, un seuil bas, par l'ouverture des ateliers protégés aux adolescents et adultes affectés d'une déficience moyenne, ce qui ne se fait pas ailleurs à l'époque, et par la création de programmes de réadaptation fondés sur des approches développementales pour les internés avec déficience profonde, quitte à aller chercher l'expertise, encore très rare, aux États-Unis ou en France.

Aussi, sœur Porter veut du temps : la pression à la déshospitalisation rapide, elle la ressent comme une agression. On ne comptait pas le temps quand il s'agissait de parquer les individus à bas coût. Mais, maintenant, il semble n'y avoir rien de plus pressé que de les sortir, sans leur laisser le temps de s'outiller suffisamment !

Les éducateurs et autres professionnels doivent développer leur sollicitude, leur patience – une patience infinie – et leur capacité de s'émerveiller de chaque progrès. « Il n'y a pas de petites victoires », dit-elle. Ils doivent être convaincus non seulement qu'il y a quelque chose à faire pour chacun, mais que c'est en chacun que se trouvent les ressources pour y arriver. Il s'agit de faire émerger leur potentiel enfoui, de désentraver les chemins qui conduisent à l'intelligence, de réveiller le goût de vivre, celui de se mettre en mouvement, et d'infuser la confiance et l'estime de soi qui donnent l'élan de partir et de prendre sa place dans la société.

On se souviendra des belles pages où l'auteure lie le développement intellectuel au milieu d'amour dans lequel devrait grandir chaque enfant. C'est cet amour qui fait, selon elle, la qualité d'un vrai éducateur.

Du modèle européen au modèle américain : les nouvelles orientations de l'éducation spécialisée

Au moment même où le Centre médico-psycho-pédagogique de l'Hôpital Sainte-Anne se déploie, entre 1965 et 1975, l'éducation spécialisée entre dans une ère nouvelle. On assiste à la remise en question de la tradition élaborée en Europe, tradition qui a misé beaucoup, depuis le début du XXe siècle, sur le développement de l'intelligence et l'acquisition de comportements fonctionnels, en vue de l'insertion en emploi notamment. L'heure n'est presque plus à Decroly, Claparède, Montessori ni même Piaget.

C'est qu'à partir de 1959, pour tenter d'éviter les abus d'un diagnostic reposant presque seulement sur des résultats à des tests de quotient intellectuel, des chercheurs américains proposent d'inclure un nouveau critère dans la définition de la déficience intellectuelle : celui de l'adaptation sociale, considérée comme relativement indépendante de l'intelligence. Ils entendent par là un ensemble d'habiletés de communication, de socialisation et d'autonomie dans la vie quotidienne. Ce critère finit par être officiellement reconnu en 1973 par l'American Association for Mental Deficiency, l'une sinon la principale référence internationale en la matière.

Cela contribue à réorienter l'intervention vers un modèle éducatif visant l'amélioration du comportement adaptatif. Au tournant des années 1970, ce modèle devient prépondérant, d'autant que la désinstitutionnalisation s'apprête à concerner aussi des personnes plus atteintes : il faut qu'elles apprennent à bien se nourrir, à gérer leur argent, à tenir leur logement et qu'elles adoptent des comportements conformes aux usages sociaux, y compris dans les relations interpersonnelles. Dans les centres d'entraînement à la vie, dans les foyers de groupes, même ceux qui relèvent de l'Hôpital Sainte-Anne, et bientôt dans les centres d'accueil de réadaptation, les éducateurs font désormais surtout de l'accompagnement. Même s'il se fait encore de la stimulation psychomotrice, motrice, sensorimotrice et cognitive surtout auprès des plus jeunes, ce style d'éducation spécialisée à l'européenne, très prisé par sœur Porter, tend à être délaissé par les nouveaux éducateurs, qui en viennent même à remettre en question la valeur du travail manuel et des exercices sensori-moteurs dans la rééducation de l'intelligence et l'amélioration de l'estime de soi[31].

Cette insistance sur l'éducation à l'adaptation sociale doit en outre beaucoup à la généralisation rapide, à partir des années 1970, de l'idéologie de la normalisation. Une idéologie qui fait se hérisser notre auteure. Le nouveau sous-titre de son livre, *Dans Charlevoix tout se berce*, est tiré d'un passage du chapitre 8 dans lequel Margaret Porter, avec un humour piquant, dit ce qu'elle pense de ce courant qui a tant critiqué les chaises berçantes des hôpitaux psychiatriques.

L'hôpital s'ouvre de nouveau

Après son long repli, l'Hôpital Sainte-Anne retisse ses liens avec Charlevoix, et en crée de nouveaux dans la région comprise entre Baie-Saint-Paul et Québec.

Certains de ces liens rappellent les temps anciens : le don de monsieur Simard pour l'achat du terrain destiné à la colonie de vacances du Domaine des cimes, par exemple. Avec les moyens du jour, beaucoup plus considérables, on reprend aussi l'habitude de convier la population à des expositions et des spectacles mettant en valeur les talents des résidents. Plusieurs d'entre eux sortent d'ailleurs plus souvent ; les adultes ont un compte à la caisse populaire, les jeunes participent à des joutes sportives avec ceux des autres écoles, des excursions sont organisées et chaque Olympiade spéciale accueille une délégation de l'hôpital.

En ces années 1960 à 1980 marquées par l'expansion des services publics, l'hôpital devient de loin le principal employeur de Charlevoix, et aussi le pourvoyeur d'un revenu d'appoint pour plus d'une centaine de familles d'accueil d'un ou de plusieurs ex-résidents. Avec ses bâtiments en chantier permanent, le secteur de la construction s'en

31. Edgar Doll avait créé en 1935 un premier instrument de mesure du comportement adaptatif, la Vineland Social Maturity Scale. Cet instrument est révisé en 1965 ; Jean-Luc LAMBERT, *Déficiences intellectuelles : actualités et défis*, Fribourg (Suisse), Éditions universitaires, 2002, p. 16-22 ; Serban IONESCU et Colette JOURDAN-IONESCU, « Éducation sociale », dans Serban Ionescu, dir., *L'intervention en déficience mentale. Manuel de méthodes et de techniques*, Bruxelles, Pierre Mardaga éditeur, vol. 2, p. 175-206.

trouve stimulé. La préparation puis l'ouverture de la section générale, la nouvelle vocation en réadaptation, l'implantation de nouvelles normes dans la section des malades chroniques, ces transformations créent en dix ans des centaines de nouveaux postes syndiqués et bien payés dans une grande variété de catégories d'emplois. D'où une vitalité économique sans précédent dans la ville, dans tout l'ouest de Charlevoix et même sur la Côte-de-Beaupré. Il en ira bien autrement dans les années 1990 et 2000 à Saint-Ferdinand-d'Halifax et à Dixville : n'ayant pas bénéficié d'investissements gouvernementaux massifs dans la désinstitutionnalisation, ces deux villages et leurs environs sortiront dévastés des fermetures de l'Hôpital Saint-Julien et du Dixville Home.

L'Hôpital Sainte-Anne s'ouvre sur sa région et au-delà de bien d'autres manières encore. La politique de régionalisation oblige les établissements « à se parler » désormais, elle entraîne des échanges de patients. Sa propre volonté de transférer dans la communauté les structures créées pour accueillir ses ex-pensionnés met l'hôpital en relation avec les diverses agences de services sociaux de la région, avec les commissions scolaires, avec les municipalités pour l'ouverture de foyers de groupes, et avec les entreprises locales pour lesquelles, un temps, sont confectionnés les produits des ateliers protégés. Sa contribution à la hausse de l'expertise en déficience intellectuelle attire en ses murs stagiaires et visiteurs. Bref, l'établissement est dorénavant au centre de tout un réseau de relations diverses.

Une société qui rejette

Sœur Porter n'a pas entièrement tort de s'inquiéter de l'avenir des « mille » qu'on sort de l'Hôpital Sainte-Anne à partir de 1965, autant de personnes fragiles lancées dans une société qu'elle juge sans pitié ni compassion. Les témoignages dont on dispose disent la réaction hostile de la population devant la déshospitalisation massive, ils disent aussi l'exploitation et les humiliations subies par les adolescents et les jeunes adultes dans plusieurs des fermes où ils ont été placés[32].

32. Rose DUFOUR, *op. cit.* ; Charles-Auguste LAVOIE, *C'est notre histoire aussi*, Québec, éditions GID, 2011, p. 103-109.

Mais, en même temps, elle veut faire confiance. D'ailleurs on a pu montrer que, dans les débuts du mouvement, les enfants pas trop atteints sont quasiment considérés comme faisant partie de la famille, surtout lorsqu'ils sont placés chez un gardien ou un autre employé de l'hôpital ; des années après, plusieurs habitent encore dans le même foyer. C'est moins vrai à mesure que sortent des personnes plus marquées : alors, les femmes voient davantage leur foyer d'accueil comme une source de revenus autonomes et un emploi[33].

Sœur Porter, surtout, n'accepte pas l'idée que le meilleur déficient, ce soit le déficient invisible, c'est-à-dire soit celui qu'on a oublié depuis des décennies dans un hôpital, soit, désormais, celui à qui l'on impose d'être conforme aux normes sociales.

De là sa critique virulente de l'idéologie de normalisation, popularisée et infléchie par Wolf Wolfensberger. La fondatrice du CMPP s'insurge contre la part disproportionnée de l'effort d'adaptation sociale que ce théoricien américain très influent remet sur les épaules des personnes vivant avec des incapacités intellectuelles, contre une définition de la normalité qui ne sait pas composer avec la différence et contre ce qui lui semble un abandon des efforts pour activer l'intelligence au profit de l'acquisition ou du maintien de comportements aussi culturellement normaux que possible.

Elle plaide pour le droit à ne pas être normal, le droit à la différence. Cette différence, dit-elle, pourquoi ne pas simplement la reconnaître et l'accepter puisqu'elle ouvre sur le vrai sens de la vie : être ensemble, prendre soin avec tendresse les uns des autres. De toute façon, obliger la ressemblance, c'est trop leur demander ; et affirmer la ressemblance, c'est exiger de nous l'adhésion à ce que l'évidence refuse. Il n'y a pas de ressemblance, mais il y a égalité, dit sœur Porter ; égalité de statut, égalité de dignité. Tous, nous sommes des enfants de Dieu.

Et c'est ici qu'on rejoint la dimension proprement spirituelle de ce livre.

---

33. Carolle BOUCHARD, *Les familles d'accueil pour déficients mentaux à Baie-Saint-Paul*, mémoire (M.A. anthropologie), Université Laval, 1988, 189 p.

Voir au-delà

La spiritualité et la vie

L'auteure, on en conviendra aisément, est une femme animée d'une profonde spiritualité. Mais qu'entend-on par ce mot?

Dans la Genèse, le premier livre de la bible, Dieu, être spirituel, est vu comme celui qui, par son souffle, est à l'origine de toute vie. De là vient que, dans son sens le plus ancien, l'adjectif «spirituel» exprime l'idée d'un rapport nécessaire, concret, entre l'esprit et la vie. Des siècles et des siècles plus tard, dans l'Occident médiéval, le nom «spiritualité» apparaît pour signifier l'ensemble des principes et des préceptes qui guident la sensibilité, la volonté et, de là, l'action et la vie[34]. Par spiritualité chrétienne, par exemple, on entend tantôt le corps de doctrine qui distingue le christianisme des autres religions, tantôt, et sans qu'un sens exclue l'autre, les valeurs essentielles qui nourrissent et orientent la vie des chrétiens. C'est clairement dans cette dernière acception que le mot s'applique à Margaret Porter[35].

Sa spiritualité est enracinée dans celle de Jésus et dans son message: «aimez-vous les uns les autres». Dieu réside précisément dans cette relation de sollicitude mutuelle tissée à même nos fragilités et nos gestes de vie. Aimer, afin qu'advienne son Royaume, dont l'évangile dit qu'il est à la fois déjà là et à venir, ici-bas et au-delà. Heureux les pauvres, les humiliés, les souffrants, annonce Jésus dans son Sermon sur la montagne, c'est-à-dire chaque être humain dès que nous avons besoin des autres; heureux les doux, les miséricordieux, les purs, les paisibles, à nouveau chacun de nous quand nous allons vers les autres. Car c'est dans cette rencontre des besoins et des dons qu'advient le salut, c'est-à-dire la vie, et que se tient Dieu.

---

34. *Dictionnaire historique de la langue française*, Alain REY éditeur, Paris, Dictionnaire Le Robert, 1992 (entrée: «spirituel») et Henri BÉNAC, *Dictionnaire des synonymes*, Hachette, 1956 (entrée «âme»).

35. Une petite parenthèse ici, simplement pour parcourir l'évolution jusqu'à nos jours. Au XXe siècle, par extension de sens, le mot entre dans la sphère séculière. Si bien qu'on peut parler désormais de «spiritualité laïque», au sens d'un code de valeurs guidant la vie bonne.

L'apôtre Paul poursuit : certes, dans la société il y a des hiérarchies et des exclusions, en revanche « dans le Christ, il n'y a plus ni Juif ni Grec, ni esclave ni homme libre, ni homme ni femme », tous les humains sont un, égaux en dignité. François d'Assise a témoigné en acte qu'il n'y a plus ni lépreux ni bien portant. Et sœur Porter, ni intelligent ni déficient. L'humanité peut être fraternité, égalité dans la différence.

La contemplation à la manière franciscaine

Au XIIIe siècle, François d'Assise est retourné par le message de Jésus. Scandalisé par le pouvoir, la richesse, la superbe de l'Église, l'orgueil de la noblesse et la cupidité de la bourgeoisie, il souhaite qu'elles se convertissent. Aucun discours moralisateur toutefois. Mais aux grands maux, les grands remèdes : il se met à vivre l'évangile de la manière la plus radicale. Il se dépouille de tout et jusque du souci de sa propre conservation, de tout sauf de sa volonté d'être toujours en accord profond avec lui-même. Exactement comme Jésus. Il se libère afin de laisser la place à l'amour et à la fraternité, à la joie de ressentir la présence aimante de Dieu et d'en témoigner, à la simplicité qui convainc et qui ouvre les cœurs.

La spiritualité franciscaine est centrée sur le Christ comme personne concrète, vivante, présente en chacun et spécialement dans les pauvres, ceux que l'évangéliste Matthieu désigne comme « ces plus petits de mes frères ». Se faire pauvre soi-même pour « être avec », c'est d'ailleurs le sens du mot « communier ». Les Petites Franciscaines de Marie ont vécu avec des femmes et des hommes atteints dans leur corps et dans leur esprit et qui en souffraient moralement. Elles les ont reconnus dans leur individualité en dépit de conditions adverses. Elles ont porté sur eux un regard de foi. À son tour, Margaret Porter parle des hospitalisés d'une manière si aimante et personnelle qu'elle les rend à leur pleine humanité. En eux et grâce à eux, c'est le Christ lui-même, dit-elle, qui peut être servi, aimé, contemplé.

Communier avec la nature, c'est une autre des dimensions, bien connue, de la spiritualité de François. Il désire ré-enchanter le cœur humain en l'ouvrant non seulement à la détresse des humiliés, mais à la beauté de la nature[36]. Son *Cantique de frère soleil* est considéré comme un des sommets de la poésie de tous les temps. Frère soleil, sœur lune et les étoiles, frère vent, sœur eau, sœur notre mère la terre, c'est avec tout ce qui existe et vit et même avec la mort que François veut réconcilier les humains. Sœur Porter célèbre les paysages de Charlevoix entourant l'hôpital, la montagne, la batture, la terre. Le contact avec la nature apporte la paix intérieure, il dispose à un état que certains assimilent à la contemplation de Dieu dans sa Création : « Le grand livre de la nature, dit-elle, est l'unique dont on peut dire qu'il convient à tous, tant aux hommes fatigués d'avoir tout lu qu'à ceux qui n'ont jamais su et ne sauront jamais lire ailleurs. »

Je viens d'évoquer le *Cantique de frère soleil.* La poésie caractérise l'écriture de sœur Porter. La spiritualité franciscaine s'adresse directement au cœur, dans des mots simples, quotidiens, accessibles. Elle ouvre à l'émerveillement, à la gratitude, et pour certains à la louange. François a écrit son poème en italien « moderne », c'est même le premier grand poème écrit dans cette langue du peuple, méprisée des savants de l'époque. Sœur Porter aussi écrit dans une langue belle, touchante, naturelle, ponctuée des dits des hospitalisés, de ceux des sœurs et des Charlevoisiens. Elle rédige une histoire documentée, rigoureuse, utile y compris aux historiens professionnels, mais sans vocabulaire spécialisé ni méthodologie sophistiquée. Comme celle de François, sa poésie met les lecteurs dans un état de grâce.

« Les artisanes du jour après jour »

Voilà comment l'auteure définit ses compagnes. Elles sont venues un jour se donner au Christ dans la personne des handicapés, physiques et intellectuels. Depuis, la vie des Petites Franciscaines de Marie de l'Hôpital Sainte-Anne est d'aider ceux-ci à porter la leur afin d'en alléger le poids. Nourrir, s'assurer que tous soient au chaud et au sec, soigner en cas de maladie, fêter au moins à

36. Éloi LECLERC, *Le soleil se lève sur Assise*, Paris, Desclée de Brouwer, 1999, 131 p.

l'occasion, insérer dans la culture commune en faisant connaître Dieu, encourager, aimer et, non moins important, se laisser aimer, accepter d'être transformées par ces personnes. Bref, entretenir la vie et cultiver le goût de vivre. Ces humbles tâches du quotidien, au ras de la vie, voilà véritablement l'essentiel. Quel renversement des priorités ! Donner la vie et en prendre soin, ce que les femmes ont toujours fait et qu'on ne se donne jamais la peine d'apprécier pour vrai, c'est cela pourtant qui a le plus de valeur. Il faudrait, pense Margaret Porter si fort qu'on l'entend penser, que nos cultures se mettent enfin à valoriser la vie, les gestes qui la soutiennent et les femmes qui les accomplissent.

Enfin, sœur Porter aurait pu ajouter une strophe au poème de François et louer Dieu pour « frère temps ». Dans notre monde, le temps est un ennemi, nous vivons sans arrêt contre lui. Soit nous en manquons pour réaliser nos desseins, soit il devient fardeau dans l'ennui d'une vie sans projets ou sans moyens pour les réaliser. Mais dès qu'on ne vise qu'à vivre et aider à vivre, on a toujours ce qu'il faut de temps, et dans cette coïncidence on échappe à son emprise. Pour elle, le temps n'est pas un ennemi, mais un don. Elle ne vit pas contre le temps, mais avec lui. Il faut savoir prendre du temps, dit-elle, un temps sans limite, pour que progressent les personnes ayant des incapacités intellectuelles et, à son époque, pour rendre la vie à ceux qui n'existent plus aux yeux de leurs familles ni de la société. Prendre le temps simplement pour être, sans toujours courir pour avoir ou pour faire. Prendre le temps de voir la beauté autour de soi, celui de s'ouvrir à Dieu. Prendre le temps de se bercer. L'éternité, dans la conception chrétienne, n'est pas une durée sans fin, mais plutôt un état de contemplation et d'amour dans lequel le temps est aboli.

Vivre et aider à vivre, pour sœur Porter, c'est donc déjà voir au-delà.

Et maintenant ?

N'est-ce pas que de telles valeurs sont « à l'envers » de toutes celles qui, bien concrètement, ont depuis toujours et partout autorité sur les humains ? La spiritualité chrétienne propose un idéal, elle est une des réponses parmi les plus achevées que l'humanité ait apportée à son aspiration essentielle, mais jamais comblée : faire de la vie un absolu et non pas un bien dont la valeur peut être fixée et comparée. C'est d'ailleurs pourquoi elle continue d'avoir un écho, y compris dans nos sociétés en voie de déchristianisation.

À l'époque du déploiement de l'État-providence, les sociétés occidentales, dont le Québec, ont aménagé des solutions pour permettre aux personnes ayant des incapacités intellectuelles de vivre dans la communauté. Ce fut d'abord, dans les années 1950 et 1960, par une combinaison des premiers programmes sociaux, de salaires masculins suffisants et de l'enfermement domestique sans précédent des femmes. Puis, quand ce modèle fut épuisé au début des années 1970 (à la suite du féminisme et au moins autant d'une culture consumériste exigeant un double revenu familial), l'État s'est mis à financer un grand nombre de services de soutien ; parallèlement, la désinstitutionnalisation a été progressivement menée à son terme. Certes, cette époque est loin d'être close, mais les parents et leurs associations doivent désormais se mobiliser avec encore plus de détermination qu'auparavant puisque, depuis au moins vingt-cinq ans, l'État tend à se désengager.

Les défis sont grands pour les familles. D'autant que rien dans la culture ne valorise le temps patient consacré à leurs membres fragiles. En outre, la dignité a été redéfinie. Plutôt qu'un attribut intrinsèque de tout être humain, quelle que soit sa condition, elle est désormais considérée comme un bien, tributaire d'une qualité de vie dont l'autonomie est un élément primordial. Du coup, le manque ou la perte d'autonomie amoindrit la dignité de la personne et même la valeur de sa vie, y compris à ses propres yeux. Enfin, et quelle que soit par ailleurs la position que l'on défende à ce sujet, les développements des technologies bioéthiques rendent désormais possible la détection précoce de certaines infirmités, ce qui peut conduire à mettre un terme à la grossesse.

Pour que les personnes vulnérables aient une place dans la société, et pas seulement celles qui vivent avec des incapacités intellectuelles, il faut aujourd'hui comme pratiquement toujours aller à l'encontre des valeurs dominantes. Relancer la lutte politique pour maintenir les dispositifs sociaux de l'État providence. Réaffirmer l'importance et l'égale valeur de toutes les vies humaines, prendre le temps de la relation, ne pas renoncer à la protection au nom de l'autodétermination, apporter de nouveau collectivement un vrai soutien aux familles, et décider qu'avec ou sans fondement en Dieu tous les humains sont frères. Bref, comme sœur Margaret Porter l'a mis en évidence de manière si émouvante dans ce livre, il faut reconnaître que la fragilité, la confiance et la bienveillance sont le souffle même de la vie. Et parier que l'humanité est à vivre ensemble.

Bibliographie[37]

Se documenter, c'est savoir
utiliser le Troisième Œil.
Claude ROLAND

1. Principales sources premières

1.1 Archives de la maison-mère des Petites Franciscaines de Marie

Album Souvenir des noces d'argent de l'Hospice Sainte-Anne, 1914.
Annales de la fondation des Petites Franciscaines de Marie, 1889-1999 (*AFPFM*).
[Cahiers des nécrologies].
Correspondance entre la communauté de Baie-Saint-Paul et celle de Worcester, années 1890.
[Dossier « Évolution de l'œuvre »].
[Dossier « Rapports d'études »].
Livre de raison de messire Ambroise Fafard, 1889-1891 (*LR*).
[Procès-verbaux des réunions du conseil d'administration. 3 volumes, 1963-1973].
SIMARD, Paul-Étienne, et Gilles BOUCHARD, *L'opinion de la population de Baie-Saint-Paul vis-à-vis une possibilité d'intégration du malade mental*, rapport préliminaire, 15 septembre 1968, dact.

1.2 Archives de l'Hôpital de Baie-Saint-Paul (CHDC ou AHBSP)

[Centre d'accueil de réadaptation, boîtes 2b, 3a, 6, 11a, 18].
[Direction générale, boîte « Documents à conserver pour l'histoire »].
[Direction générale, boîte « Foyers de groupes »].
Hôpital Sainte-Anne, Baie-Saint-Paul, *École Marie-Bibeau (CMPP)*, 1965.
Rapports annuels du Centre hospitalier de Charlevoix, 1965-1975.

37. La bibliographie compilée dans la version imprimée de *Mille en moins* comporte une plus grande liste de fonds d'archives et de titres. Ont été retenus ici ceux auxquels il est fait référence dans cette édition. Par ailleurs, les références complètes aux documents sur lesquels se fonde l'histoire de la période 1964-1980 peuvent être trouvées dans L. FERRETTI, *loc. cit.* Ils sont ici entre crochets.

1.3 *Centre d'archives régional de Charlevoix*

Annales de la Maison Saint-Joseph, 1927-1936 (*AMSJ*).

Annales de l'Hôpital Sainte-Anne, 1936-1971 (*AHSA*).

1.4 *Archives paroissiales de Baie-Saint-Paul*

Cahiers des annonces, 1889-1899.

2. Sources imprimées et ouvrages généraux cités par sœur Margaret Porter

GARCEAU, Michelle, p.f.m., *Par ce signe tu vivras*, Montréal, Presses Élite, 2e édition, 1972.

KOHLER, Claude, *Les déficiences intellectuelles chez l'enfant*, Paris, Presses universitaires de France, 1953.

LANGELIER, Charles, *La question des aliénés, discours sur l'adresse en réponse au discours du trône*, Québec, Assemblée législative, 1890.

LEGENDRE, Napoléon, *Nos asiles d'aliénés*, Québec, Belleau et cie, 1890.

MAHÉ, André, *L'École heureuse*, Paris, Denoël, 1964.

MOREL, Jules, *Manuel des garde-malades, y compris le soin à donner dans les maladies mentales*, Paris, A. Maloine, 1913.

PAUL VI, *Encyclique Populorum Progressio sur le développement des peuples*, Paris, Office général du livre, 1967.

Rapport de la Commission d'étude des hôpitaux psychiatriques au ministère de la Santé, Québec, ministère de la Santé, 1962.

Rapport des inspecteurs des asiles d'aliénés de la province de Québec pour l'année... [Divers titres et éditeurs. 3 séries : 1892 à 1897 ; 1898 à 1908 ; 1909 à 1916]

SIMON, Thomas, *L'Aliéné, l'asile, l'infirmier*, Paris, Berthier-Bourgault, 1911.

VILLENEUVE, Georges, *Aliénés méconnus et condamnés*, Montréal, Senecal et cie, 1899.

VINCQ, Charles, et M. CHICANDARD, *Manuel des hospitalières et des garde-malades*, Paris, éditions de Gigord, nouvelle édition 1934.

The White House Conference on Mental Retardation, Washington, D.C., Department of Health, Education and Welfare, 1963.

ZAZZO, René, et l'équipe de l'Hôpital Henri-Rousselle, *Les débilités mentales*, Paris, Armand Colin, 1969.

3. Ouvrages cités dans l'analyse

« Les maladies mentales », *Enquête sur les services de santé* (enquête Sylvestre), tome 1, chapitre 5, province de Québec, 1948.

ASSOCIATION DE MONTRÉAL POUR LES DÉFICIENTS MENTAUX, *50 ans : Rapport sur les 50 ans de l'AMDM*, Montréal, 1993, 208 p.

ASSOCIATION QUÉBÉCOISE POUR L'INTÉGRATION SCOLAIRE, *60 ans d'engagement au cœur de nos vies, 1951-2011*, Montréal, AQIS, 2011, 90 p.

BOUCHARD, Carolle, *Les familles d'accueil pour déficients mentaux à Baie-Saint-Paul*, mémoire (M.A. anthropologie), Université Laval, 1988, 189 p.

Caritas-Canada (section française), *Le problème social de la déficience mentale*, troisième congrès général, Montréal, Secrétariat national, 1955, 121 p.

COURTEAU, Bernard, *De Saint-Jean-de-Dieu à Louis-H.-Lafontaine. Évolution historique de l'hôpital psychiatrique de Montréal*, Méridien, 1989, 210 p.

DUFORT, Jean-Yves, *La déficience intellectuelle au Québec entre 1867 et 1921 : de l'idiotie à l'arriération mentale*, mémoire (M.A. histoire), Université de Sherbrooke, 1999, 122 p.

DUFOUR, Rose, *Naître rien. Des orphelins de Duplessis, de la crèche à l'asile*. Montréal, Multimondes, 2002, 324 p.

DUMONT, Micheline, « BIBEAU (Bibeault), MARIE (Mary), dite Marie-Anne-de-Jésus », *Dictionnaire biographique du Canada*, http ://www.biographi.ca/fr/bio/bibeau_marie_15F.html, consulté le 27 février 2014.

FERRETTI, Lucia, « De l'internement à l'intégration sociale. L'Hôpital Sainte-Anne de Baie-Saint-Paul et l'émergence d'un nouveau paradigme en déficience intellectuelle, 1964-1975 », *Revue d'histoire de l'Amérique française*, 65, 2-3, automne 2011, p. 329-359.

FOUCAULT, Pierre, *Aider … malgré tout. Essai sur l'historique des centres de réadaptation au Québec*, Cap-Saint-Ignace, Éditions de l'Association des centres d'accueil du Québec et Éditions Yvon Blais, 1984, 151 p.

GARCEAU, Michelle, p.f.m., *Par ce signe tu vivras : histoire de la congrégation des Petites Franciscaines de Marie (1889–1955)*, 4e édition, Baie-Saint-Paul, 1989, 539 p.

IONESCU, Serban, et Colette JOURDAN-IONESCU, « Éducation sociale », dans Serban Ionescu, dir., *L'intervention en déficience mentale. Manuel de méthodes et de techniques*, Bruxelles, Pierre Mardaga éditeur, vol. 2, 817 p.

JEAN, Marguerite, s.c.i.m., *Évolution des communautés religieuses de femmes au Canada de 1639 à nos jours*, Montréal, Fides, 1977, 324 p.

L'arriération mentale au Canada. Rapport de la Conférence fédérale-provinciale, Ottawa, 19-22 octobre 1964, Ottawa, ministère de la Santé nationale et du Bien-être social, 1964, 323 p.

L'enfant exceptionnel, Revue du Conseil du Québec de l'enfance exceptionnelle, 1964-1977.

LAMBERT, Jean-Luc, *Déficiences intellectuelles : actualités et défis*, Fribourg (Suisse), Éditions universitaires, 2002, 232 p.

LAVOIE, Charles-Auguste, *C'est notre histoire aussi*, Québec, éditions GID, 2011, 192 p.

LUSSIER, Irénée prêtre : « Orientation professionnelle des anormaux », *La Revue dominicaine*, septembre 1939, p. 72-86.

MALOUIN, Marie-Paule (dir.), *L'univers des enfants en difficulté au Québec de 1940 à 1960*, Montréal, Bellarmin, 1996, 458 p.

PORTER, Margaret, p.f.m., *Mille en moins. Histoire du Centre hospitalier de Charlevoix (1889-1980)*, Baie-Saint-Paul, [Petites Franciscaines de Marie], imprimé, 1984, 263 p.

ROUSSEAU, Jacques, *La réinsertion sociale des personnes déficientes intellectuelles ayant vécu en institution : bilan des expériences québécoises et évaluation de la qualité de vie*, UQTR, juin 1988, dact., 121 p.

Un exposé sur la déficience mentale au Québec, préparé pour la Conférence fédérale-provinciale sur l'arriération mentale, Ottawa, 19-22 octobre 1964, imprimé, 51 p.

WALLOT, Hubert, *La danse autour du fou. Survol de l'histoire organisationnelle de la prise en charge de la folie au Québec depuis les origines jusqu'à nos jours.* Tome I : *La chorégraphie globale*, Beauport, Les publications MNH, 1997, 456 p.

WOLFENSBERGER, Wolf, *The principle of normalization in human services*, Toronto, National Institute on Mental Retardation, 1972, 258 p.

Table des matières

CET OUVRAGE EST COMPOSÉ EN ADOBE GARAMOND PRO CORPS 12
SELON UNE MAQUETTE DE PIERRE-LOUIS CAUCHON
ET ACHEVÉ D'IMPRIMER EN OCTOBRE 2014
SUR LES PRESSES DE L'IMPRIMERIE MARQUIS
À MONTMAGNY
POUR LE COMPTE DE GILLES HERMAN
ÉDITEUR À L'ENSEIGNE DU SEPTENTRION